JN029112

看護学テキスト NiCE

地域・在宅看護論Ⅰ 総論

地域における暮らしと健康の理解を深める

|改訂第3版|

編集　石垣和子　上野まり　徳田真由美　辻村真由子

南江堂

執筆者一覧

◆ 編 集

石垣　和子　いしがき　かずこ　　石川県立看護大学名誉教授
上野　まり　うえの　まり　　　　日本在宅ケア教育研究センター
徳田真由美　とくだ　まゆみ　　　公立小松大学保健医療学部看護学科
辻村真由子　つじむら　まゆこ　　滋賀医科大学医学部看護学科

◆ 執 筆 （執筆順）

上野　まり　うえの　まり　　　　日本在宅ケア教育研究センター
石垣　和子　いしがき　かずこ　　石川県立看護大学名誉教授
小林　宏光　こばやし　ひろみつ　石川県立看護大学看護学部
米澤　洋美　よねざわ　ひろみ　　石川県立看護大学看護学部
金子　紀子　かねこ　のりこ　　　石川県立看護大学看護学部
山﨑　智可　やまざき　ちか　　　富山県立大学看護学部
阿川　啓子　あがわ　けいこ　　　島根県立大学看護栄養学部看護学科
菱田　一恵　ひしだ　かずえ　　　順天堂大学医療看護学部
藤田　淳子　ふじた　じゅんこ　　国立看護大学校研究課程部看護学研究科
室野奈緒子　むろの　なおこ　　　石川県立看護大学看護学部
千原　裕香　ちはら　ゆか　　　　石川県立看護大学看護学部
桜井志保美　さくらい　しほみ　　石川県立看護大学看護学部
辻村真由子　つじむら　まゆこ　　滋賀医科大学医学部看護学科
徳田真由美　とくだ　まゆみ　　　公立小松大学保健医療学部看護学科
山﨑　潤子　やまざき　じゅんこ　緑が丘訪問看護ステーション
池崎　澄江　いけざき　すみえ　　千葉大学大学院看護学研究院
飯田貴映子　いいだ　きえこ　　　千葉大学大学院看護学研究院
伊藤　隆子　いとう　りゅうこ　　順天堂大学大学院医療看護学研究科
津田　知子　つだ　ともこ　　　　滋賀医科大学医学部看護学科
岡田　忍　　おかだ　しのぶ　　　千葉大学大学院看護学研究院

はじめに

　今日，在宅看護の発展は目覚ましく，訪問看護利用者数はここ10年で3倍になり，その年齢幅や重症度および対象疾患の多様性も大幅に増しています．訪問看護師への期待はますます大きなものとなっています．

　2020年に，保健師助産師看護師学校養成所指定規則上の「在宅看護論」という科目は名称が「地域・在宅看護論」に変更され，学ぶ順番が早まって基礎看護学の次に位置づけられました．単位数も4単位から6単位に増加しました．それを受けてこのテキストは，2011年の『NiCE在宅看護論』初版，2016年の同改訂第2版を土台にしながら2名の新編集者を加え，書名を『NiCE地域・在宅看護論I 総論／II 支援論』の2分冊に改めて発刊するものです．

　本書『NiCE地域・在宅看護論I 総論』は大変盛りだくさんの内容で構成されています．

　盛りだくさんになった理由の一つ目は，テキストの名称に「地域・」がついたことに象徴されます．在宅看護の広がりや地域包括ケア時代の到来によって，看護師に地域社会や人の暮らしへの基本的な理解が求められているのです．そこで，このテキストでは一般教養科目（基礎分野）における学びとのつながりや，看護に必要な地域の理解を重視し，人の暮らしと保健・医療・福祉施策との関係の理解などを盛り込みました．

　二つ目は，在宅看護の提供方法や体制が多様な対象に合わせて充実・発展してきたことです．介護保険や行政によるサービスの開発，保健師をはじめ多様な専門職や地域包括ケアシステムに関する諸団体の理解・連携など，在宅看護をとりまく諸制度や訪問看護制度と関連させて学ぶ内容が膨らんでいます．臨地実習前にしっかり学び，実習の機会を生かして理解を深めてください．

　三つ目に，在宅看護において考慮すべき事柄が増えたことです．本書では性や結婚に関する価値観の多様化，いわゆる終活や死の準備，頻発する災害対応も含めたリスクマネジメント，ICT技術の発達などを取り上げました．これらを通して地域社会に生じているさまざまな事象に対する視野を広め，より対象の心に届く看護の提供や新たな在宅看護の追究，そして安全で安心な在宅看護の提供に資する学習ができると考えています．

　在宅看護が信頼され発展してきた背景には，困難に立ち向かい暮らしの場での医療・看護を育て，大きくしてきた先人たちの努力があります．これから看護職となる皆さんには，どのような場で働こうとも在宅で療養することの意義を忘れず，連携に努めていただきたいと思います．そしてその中から先人の後を追って在宅看護に進む方が出てくれたならうれしく思います．

　2023年12月

石垣　　和子
上野　　まり
徳田　真由美
辻村　真由子

初版の序

　日本は，家で病気を治すことが多くの庶民の唯一の選択肢であった戦後の一時期から，経済復興と医学の進歩により多くの人が病院で医療を受けるようになり，最後まで治療を受けつつ病院で亡くなることが当たり前とされる一時代があった．しかし，平成に入って行き過ぎが見直され，在宅で療養する意義が再認識されるようになった．

　その原動力となったのが高齢化とそれに付随する要介護高齢者の増加への危惧であったにせよ，それをきっかけに高齢者に限局しない在宅療養の制度や仕組みができあがってきている．そして今日までのその発展を支えてきたのは，訪問看護の先駆者たちである．彼女たちの素晴らしい活躍によって，困難な疾患を抱える人たちの在宅での安心や安楽，虚弱な高齢者の再入院の予防，その人らしい在宅での看取りなどが得られている．

　しかし今日，社会からの期待にこたえるには訪問看護の基盤が不足しているという現実がある．もっとたくさんの訪問看護ステーション，もっとたくさんの訪問看護師が必要なのである．

　このテキストは，看護を勉強する学生の皆さんが，訪問看護のもたらす在宅療養者・家族の安寧と満足を知り，将来の訪問看護師をめざしてくれることを願って，訪問看護の先駆者や訪問看護の熟達者，そして教育者たちによって執筆された．また，たとえ訪問看護師にはならなくとも，病院や施設から訪問看護師と連携できるだけの理解と知識は身につけてほしいという思いも込められている．訪問看護師は療養者・家族の何を大切にしているのか，どのようなレベル・種類のケアまで在宅でできるようになっているのか，今後に向けてどのような可能性があるのか，このテキストを使ってよく知って考えていただきたい．皆さんには訪問看護の意義と素晴らしさを身につけて，今後の日本の在宅療養をもっと発展させる人材となっていただきたいと思っている．そのための材料をこのテキストに込めたつもりである．

　日本の在宅療養環境は，社会資源やそれらが連携できるシステムなどの改革中であり，さまざまな課題に気づかされる．しかし，療養者・家族の身になって考える訪問看護師たちによってこれまでも改革されてきており，今後もそうであるに違いないと考えている．

　最後に，わかりやすいテキスト作りのために多大なご協力をいただいた執筆者の皆様，そして発行にこぎつけるまで辛抱強く支えてくださった畑﨑さんをはじめ南江堂の皆様に感謝して序文とする．

2011 年 12 月

石垣　和子
上野　まり

目　次

| 序章 | 地域・在宅看護とは | 上野まり | 1 |

A．地域包括ケアシステムの中の在宅看護 ······· 2
B．地域・在宅看護 ······· 2
C．家族のとらえ方 ······· 3

第1部　地域で暮らす人々の理解と支援

第Ⅰ章　人々の営みの移り変わりと医療・看護の現在 ······· 7

1 自然界におけるヒトという存在　石垣和子, 小林宏光 ······· 8

A．ヒトはどうしてここにいるのか ······· 8
B．ヒトの進化の概略 ······· 8
　1●進化の足取り ······· 8
　2●文化的進化 ······· 9
C．ヒトの形態的特徴 ······· 9
　1●直立2足歩行である ······· 9
　2●毛皮がない ······· 10
D．ヒトのライフサイクルの特徴 ······· 11
E．ヒトの生活の移り変わりと健康課題 ······· 11
　1●狩猟採集生活から定住生活への変化と感染症 ······· 11
　2●文化的進化によるライフスタイルの変化とミスマッチ病 ······· 12
　3●疫学転換と現代の健康課題への視座 ······· 13

2 暮らしの知恵と専門職の誕生　石垣和子 ······· 15

A．江戸時代の暮らしと病 ······· 15
B．専門職の誕生 ······· 16
　1●医師の誕生：江戸時代から明治初期 ······· 16
　2●産婆（現在の助産師）の職業化 ······· 16
　3●看護（現在の看護師）の職業化 ······· 16
　4●保健婦（現在の保健師）の誕生 ······· 17
C．まとめ ······· 17

3 在宅医療・在宅看護・地域保健活動の発展　米澤洋美 ······· 19

A．明治時代の在宅医療・在宅看護・地域保健活動 ······· 19
B．大正時代～昭和初期の在宅医療・在宅看護・地域保健活動 ······· 21
C．第二次世界大戦後～高度経済成長期の在宅医療・在宅看護・地域保健活動 ······· 22

　　　1●自治体の訪問看護 ……………………………………………………… 22

　　　2●医療としての訪問看護 ………………………………………………… 22

　　　3●在宅医療の活動 ………………………………………………………… 23

　　D.　老人保健法制定以降：訪問看護制度の確立 ………………………… 24

　　E.　介護保険法施行以降：在宅看護の発展 ……………………………… 24

　　　　ⓒⓞⓛⓤⓜ 訪問看護の誕生と発展にかかわった２人の先駆者　石垣和子　26

第Ⅱ章　人々の暮らしの成り立ちと健康 ……………………………… 29

1　人々の暮らしをとりまく社会　石垣和子 ……………………………… 30

　　A.　人々の日々の暮らしと世の中とのつながり ………………………… 30

　　B.　「暮らし」とは何か：暮らしを構成する要素 ……………………… 30

　　C.　暮らしのストーリー性 ………………………………………………… 31

　　D.　人の一生と社会 ………………………………………………………… 31

　　E.　俯瞰的にみた社会 ……………………………………………………… 32

　　F.　社会と文化 ……………………………………………………………… 32

　　G.　人々の暮らしをとりまく社会 ………………………………………… 33

　　　　ⓒⓞⓛⓤⓜ 子どもの心理的・精神的発達と脳の関係　34

2　個人の暮らしと健康　金子紀子 ……………………………………… 36

　　A.　暮らしと心身の健康 …………………………………………………… 36

　　　1●暮らしにおけるADLとBADL，IADL ……………………………… 36

　　　2●暮らしの要素とQOL ………………………………………………… 36

　　B.　暮らし方や生活習慣と健康レベル …………………………………… 38

　　　1●生活習慣の健康への影響 …………………………………………… 38

　　　2●健康のとらえ方と健康への影響要因 ……………………………… 39

　　　3●国際生活機能分類（ICF）の考え方 ……………………………… 40

3　社会集団が暮らしに与える影響 …………………………………… 43

　　A.　家族と個人　石垣和子 ………………………………………………… 43

　　　1●家族とは何か：社会学的なとらえ方から ………………………… 43

　　　2●日本の家族の歩み：近年に焦点を当てて ………………………… 43

　　　3●現代の家族と個人化 ………………………………………………… 46

　　　4●家族の暮らしと行政サービスとの関係 …………………………… 46

　　B.　さまざまな集団・組織と個人　山﨑智可 …………………………… 47

　　　1●暮らしと集団 ………………………………………………………… 47

　　　2●組織と暮らし ………………………………………………………… 47

　　C.　地域社会と助け合い　山﨑智可 ……………………………………… 50

　　　1●地域社会の中での自助・互助・共助・公助 ……………………… 50

　　2●ソーシャル・キャピタル ──────────────────── 50
　D．人が社会・集団と交わって生きる意味　　山﨑智可 ──────── 51
　　1●社会・集団と交わって生きる意味・生きがい ──────── 51
　　2●生きがいと役割 ────────────────────── 51
　　3●地域社会で生きがいをもって生きる ──────────── 51

4 地域の環境が暮らしに与える影響　　阿川啓子，石垣和子 ── 53
　A．地理的特徴に基づく自然環境が暮らしに与える影響 ─────── 53
　B．地域社会の歴史，文化，産業などが暮らしに与える影響 ───── 53
　　1●農山村の暮らしの変遷と環境からの影響 ──────────── 54
　　2●都市の暮らしと環境からの影響 ────────────── 54
　　3●工業地帯の暮らしと環境からの影響 ──────────── 55
　　4●特徴のある地域社会の暮らしと環境からの影響 ───────── 56

5 社会経済が暮らしに与える影響　　石垣和子 ────────── 58
　A．社会経済に影響される暮らしの実態 ─────────────── 58
　　1●戦後の経済復興，それに続く経済成長の停滞にみる暮らしへの影響 ── 58
　　2●所得の再分配による格差の是正 ────────────── 59
　B．所得と健康との関連性 ──────────────────── 60
　C．少子高齢化社会における社会経済と暮らし ────────────── 61

第Ⅲ章　地域の暮らしを支える保健・医療・福祉と専門職 ───── 63

1 日本の保健・医療・福祉制度の変遷　　石垣和子 ─────── 64
　A．人口動態からみた社会基盤の変化 ──────────────── 64
　　1●人口総数の年次推移（人口動態） ───────────── 64
　　2●年齢区分別人口の推移 ─────────────────── 64
　　3●死因別死亡率と疾病構造の変化 ────────────── 68
　B．保健・医療・福祉の変遷の概況 ───────────────── 70
　C．健康をめぐる保健施策の変遷 ───────────────── 71
　　1●主な保健施策とその変遷 ────────────────── 72
　　2●地域保健体制の再構築：保健所と市町村の役割の整理 ──── 73
　　3●労働者の健康確保対策 ─────────────────── 73
　D．さまざまな対象に対する福祉施策の変遷 ─────────────── 74
　　1●高度経済成長を背景とした福祉元年の到来とその後の在宅サービス充実施策 ── 74
　　2●福祉8法の改正 ────────────────────── 74
　　3●1990年以降の福祉施策の変遷 ───────────────── 74
　　4●障害者支援の変遷 ─────────────────────── 77
　E．医療施策の変遷 ──────────────────────── 77

　　　1●現在の医療提供体制の概略 ……………………………………………… 77
　　　2●医療提供体制の変遷 ……………………………………………………… 78
　　　3●療養型病床群の課題と介護医療院の創設 …………………………… 79
　　　4●地域医療構想による2025年に向けた医療体制の改革 …………… 80

2　日本の保健・医療・福祉制度の現状 ……………………… 81

　A．健康の動向と疾病構造　　石垣和子 …………………………………… 81
　　　1●健康の動向の現状 ………………………………………………………… 81
　　　2●今日の疾病構造と人々の受診行動 …………………………………… 82
　　　3●死亡場所の変遷 …………………………………………………………… 86
　B．保健に関する制度・施策　　金子紀子 ………………………………… 88
　　　1●現在の地域保健の基盤となる法律と自治体保健師 ……………… 88
　　　2●母子保健 …………………………………………………………………… 90
　　　3●成人保健・高齢者保健 ………………………………………………… 90
　　　4●精神保健 …………………………………………………………………… 93
　　　5●自殺対策 …………………………………………………………………… 93
　　　6●感染症対策 ………………………………………………………………… 93
　　　7●難病対策 …………………………………………………………………… 94
　　　8●学校保健 …………………………………………………………………… 94
　C．公的医療保険制度と診療報酬制度　　山﨑智可 …………………… 95
　　　1●公的医療保険制度の概要 ……………………………………………… 95
　D．介護保険制度 …………………………………………………………………… 99
　　　1●介護保険制度の目的　　菱田一恵 …………………………………… 99
　　　2●介護保険制度のしくみ　　菱田一恵 ………………………………… 99
　　　3●介護保険制度のあゆみ　　菱田一恵 ……………………………… 101
　　　4●要介護状態等区分　　菱田一恵 …………………………………… 102
　　　5●介護保険の対象となる疾病　　菱田一恵 ………………………… 104
　　　6●介護保険制度の課題　　菱田一恵 ………………………………… 105
　　　7●介護保険サービス　　藤田淳子 …………………………………… 106
　　　　コラム　要介護認定の結果が出る前に，介護保険サービスは利用できるか？　107
　　　8●総合事業（介護予防・日常生活支援総合事業）　　藤田淳子 … 110
　　　9●介護保険サービスの利用状況　　藤田淳子 ……………………… 110
　E．社会福祉に関する制度　　石垣和子 ……………………………………… 114
　　　1●社会福祉の柱とその内容 …………………………………………… 114
　　　2●社会福祉に関する主な相談機関 …………………………………… 116
　　　3●社会福祉の担い手 …………………………………………………… 117
　F．子どもの成育環境をとりまく法制度　　石垣和子 ………………… 119
　　　1●子どもの成育環境をとりまく社会の動き ………………………… 119
　　　2●子どもの成育環境の近年の状況 …………………………………… 119
　　　　コラム　子どもの集団での遊びがもつ重要性　120

　　　3●日本における子どもの成育環境に関連する法と施策 ……………………… 120
　　　4●健やかな子育て環境の整備のための施策 ……………………………………… 121
　　G．保健・予防活動の実際 ……………………………………………………………… 124
　　　1●生活習慣病予防　金子紀子 ………………………………………………………… 124
　　　2●基本チェックリスト，後期高齢者の質問票と介護予防　金子紀子 ………… 124
　　　3●介護予防と地域支援事業　石垣和子 …………………………………………… 126
　　　4●メンタルヘルス活動（学校・職場）　室野奈緒子 …………………………… 127
　　　5●健診・検診と二次予防（学校・職場）　室野奈緒子 ………………………… 129
　　　6●児童虐待予防　千原裕香 ………………………………………………………… 130

3　地域包括ケアシステムと地域包括支援センター　桜井志保美 ………… 132

　　A．地域包括ケアシステム ……………………………………………………………… 132
　　　1●地域包括ケアシステムの背景 …………………………………………………… 132
　　　2●医療介護総合確保推進法 ………………………………………………………… 132
　　　3●地域包括ケアシステムの構築と地域ケア会議 ……………………………… 133
　　B．地域包括支援センター ……………………………………………………………… 135
　　　1●設置目的，設置体制 ……………………………………………………………… 135
　　　2●職員体制と設置基準，設置状況 ………………………………………………… 136
　　　3●業　　務 …………………………………………………………………………… 136

4　在宅医療　辻村真由子 ……………………………………………………………… 138

　　A．在宅医療の提供体制 ………………………………………………………………… 138
　　　1●在宅医療に関連するサービス …………………………………………………… 138
　　　2●地域連携クリニカルパス ………………………………………………………… 138
　　　3●在宅医療の体制構築 ……………………………………………………………… 139
　　　4●在宅医療・在宅介護の連携推進 ………………………………………………… 139
　　B．在宅医療で活用されているICT ………………………………………………… 140
　　　1●遠隔医療の推進 …………………………………………………………………… 140
　　　2●介護ロボットの活用 ……………………………………………………………… 141

5　保健・医療・福祉の専門職　徳田真由美 …………………………………… 144

　　A．在宅ケアに携わる保健・医療・福祉の専門職とその業務 ……………………… 144
　　B．在宅ケアに携わる保健・医療・福祉の専門職が働く機関 ……………………… 146

第Ⅳ章　生命（いのち）と暮らしを地域で見守る看護 …………… 149

1　地域包括ケアシステムにおける看護職の役割　上野まり ……… 150

　　A．地域包括ケアシステムにおける看護職 ………………………………………… 150
　　　1●地域包括支援センター …………………………………………………………… 150

　　　2●医　療 ……………………………………………………………………………… 150
　　　3●介　護 ……………………………………………………………………………… 150
　　　4●生活支援・介護予防 …………………………………………………………… 151
　　B．地域包括ケアシステムにおける多職種との連携 ……………………………… 151
　　C．社会情勢と地域で暮らす人々に合わせた看護サービスの提供体制 ………… 151

2　地域共生社会における看護職の役割 …………………………………………… 153
　　A．地域社会における健康・生活上の課題　　石垣和子 ………………………… 153
　　B．地域共生社会づくりと看護職の役割　　石垣和子 …………………………… 154
　　C．暮らしの身近で看護職者が提供するさまざまなサービス　　阿川啓子 …… 155
　　　1●暮らしの身近にある看護サービスの始まり ………………………………… 156
　　　2●多様で自然発生的なサービスの数々 ………………………………………… 156

第2部　生活の場における看護の基盤となる知識

第Ⅴ章　日本の訪問看護の現状と諸外国の在宅看護 …………………… 161

1　訪問看護制度のしくみ　　上野まり ……………………………………………… 162
　　A．訪問看護制度とは …………………………………………………………………… 162
　　B．医療保険制度による訪問看護 …………………………………………………… 162
　　　1●年　齢 ……………………………………………………………………………… 162
　　　2●精神科訪問看護 …………………………………………………………………… 165
　　　3●厚生労働大臣が定める疾病等に該当する者 ………………………………… 167
　　　4●小児への訪問看護 ………………………………………………………………… 167
　　　5●特別訪問看護指示書の交付 …………………………………………………… 169
　　C．介護保険制度による訪問看護 …………………………………………………… 169
　　　1●ケアプランに位置づく訪問看護 ……………………………………………… 169
　　　2●訪問看護の展開 …………………………………………………………………… 169
　　D．他のサービスや支援者との連携 ………………………………………………… 169
　　E．訪問看護サービスを提供する機関 ……………………………………………… 170
　　　1●訪問看護ステーション …………………………………………………………… 170
　　　2●医療機関 …………………………………………………………………………… 171
　　　3●看護小規模多機能型居宅介護 ………………………………………………… 171
　　　4●定期巡回・随時対応型訪問介護看護を行う事業所 ………………………… 171
　　F．訪問看護を提供する場 …………………………………………………………… 171
　　　1●自　宅 ……………………………………………………………………………… 171
　　　2●サービス付き高齢者向け住宅 ………………………………………………… 172
　　　3●認知症対応型共同生活介護 …………………………………………………… 172
　　　4●有料老人ホーム …………………………………………………………………… 172

5●介護老人福祉施設 172
6●学　校 173
G. 診療報酬，介護報酬 173

2 **訪問看護を提供する施設や利用者の状況**　　上野まり 175

A. 訪問看護ステーションからの訪問看護の状況 175
1●訪問看護ステーションに勤務する看護職 175
2●訪問看護ステーションの設置主体 175
3●訪問看護の利用者の状況 176
B. その他の機関・施設からの訪問看護の状況 181
1●医療機関からの訪問看護の状況 181
2●看護小規模多機能型居宅介護サービス事業所からの訪問看護の状況 181

3 **訪問看護ステーションの運営と管理**　　山﨑潤子 183

A. 訪問看護ステーションの運営 183
1●方針の明確化 183
2●理　念 183
3●経営戦略と経営計画 184
B. 訪問看護ステーションの管理 184
1●訪問看護ステーションの人員 185
2●管理者 185
3●設備・備品 185
4●連　携 185
5●記　録 186
6●利用者 186
7●安全管理 187
8●教　育 187
9●経営管理 188
C. 訪問看護ステーションの業務の流れ 188
1●利用申し込みと受け入れ準備 188
2●訪問看護の実施 189
3●実績報告と保険請求 189

4 **居宅等における医行為の特徴と課題**　　辻村真由子 191

A. 医行為とは 191
1●居宅とは 191
2●医行為とは 191
3●介護職の業務 191
B. 居宅等における医行為の特徴と課題 193
1●居宅における医行為は基本的には療養者本人や家族が行っている 193

2 ● 在宅医療に必要な薬剤・医療材料・衛生材料の調達の問題 ……………… 193
3 ● 訪問看護師と医師との連携上の課題 ……………………………………………… 193
　C. 居宅等における安全で確実な医行為の実施に向けて ……………………………… 194
　　　コラム 看護師の役割拡大　195

5 諸外国の在宅医療・訪問看護制度 ……………………………………………… 197
　A. 米 国　　　池崎澄江 ……………………………………………………………………… 197
　1 ● 米国の医療保障制度, 医療提供体制 ………………………………………………… 197
　2 ● 米国の訪問看護の特徴 ………………………………………………………………… 198
　B. 英 国　　　飯田貴映子 …………………………………………………………………… 199
　1 ● 英国の医療保障制度, 医療提供体制 ………………………………………………… 199
　2 ● 英国の看護職の教育背景と役割 ……………………………………………………… 200
　3 ● 英国の訪問看護の特徴 ………………………………………………………………… 201
　C. オランダ　　　伊藤隆子 …………………………………………………………………… 203
　1 ● オランダの医療保障制度, 医療提供体制 …………………………………………… 203
　2 ● オランダの訪問看護の特徴 …………………………………………………………… 204
　D. フィンランド　　　辻村真由子 ………………………………………………………… 207
　1 ● フィンランドの医療保障制度, 医療提供体制 ……………………………………… 207
　2 ● フィンランドの訪問看護の特徴 ……………………………………………………… 208
　　　コラム 実際の在宅ケアチームの活動　210

第Ⅵ章　在宅看護の姿勢・考え方 ………………………………………………… 213

1 在宅という場の特徴　　　徳田真由美 ………………………………………………… 214
　A. 在宅という場 …………………………………………………………………………… 214
　B. 自宅に代わる地域の住まい …………………………………………………………… 215

2 対象者との支援関係の構築　　　上野まり ……………………………………………… 216
　A. 対象者と看護職の関係の理解 ………………………………………………………… 216
　B. 対象者との関係に必要とされる姿勢と態度 ………………………………………… 217
　C. 生活の場で展開する看護の特性 ……………………………………………………… 217

3 病状・病態変化の予測と予防　　　徳田真由美 ………………………………………… 219
　A. 訪問看護における訪問頻度と滞在時間 ……………………………………………… 219
　B. 病状・病態の予測と予防 ……………………………………………………………… 219
　C. 家族の介護力 …………………………………………………………………………… 220

4 自立支援（セルフケア）　　　徳田真由美 ……………………………………………… 221
　A. 自立支援（本人・家族によるセルフケアの支援）とは …………………………… 221

　　B．急変時の対応における自立支援 …………………………………………… 222

⑤　**活動・参加の促進**　　徳田真由美 ……………………………………… 223

　A．活動・参加とは ………………………………………………………… 223
　B．活動・参加の促進 ……………………………………………………… 224
　C．リハビリテーションとは ……………………………………………… 225

⑥　**人々の尊厳と権利の擁護**　　石垣和子 ………………………………… 227

　A．基本的人権と個人の尊重 ……………………………………………… 227
　B．多様な文化・価値観とその尊重 ……………………………………… 227
　　1●時代性や生活背景が影響する価値観 ……………………………… 228
　　2●医療に対する価値観 ………………………………………………… 228
　C．権利擁護とは …………………………………………………………… 228
　D．権利擁護のために重要な視点 ………………………………………… 229
　E．高齢者の虐待予防 ……………………………………………………… 229
　F．尊厳や権利擁護のために設けられている諸制度 …………………… 229
　　1●成年後見制度 ………………………………………………………… 229
　　2●高齢者虐待防止法 …………………………………………………… 230
　　3●高齢者虐待への対応と養護者支援に関するマニュアル ………… 231

⑦　**意思決定の支援**　　伊藤隆子 ……………………………………………… 232

　A．自己決定権とは ………………………………………………………… 232
　B．意思決定支援に関するガイドライン ………………………………… 232
　C．意思決定支援の基本的原則 …………………………………………… 233
　D．アドバンスケアプランニング（ACP）とは ……………………… 233

⑧　**多職種連携・協働**　　徳田真由美 ……………………………………… 235

　A．地域包括ケアシステムにおける多職種連携・協働の特徴 ………… 235
　B．在宅看護における多職種連携・協働の目指すこと ………………… 235
　　1●個別支援のための多職種連携・協働 ……………………………… 235
　　2●地域の課題解決に向けた多職種連携・協働 ……………………… 236

第Ⅶ章　地域・在宅看護における家族の理解と支援 ……………… 239

①　**家族の概念・家族規範**　　石垣和子 …………………………………… 240

　A．家族の概念の移り変わり ……………………………………………… 240
　B．家族規範 ………………………………………………………………… 240
　C．現代のさまざまな家族像 ……………………………………………… 241
　　1●ひとり親家庭（シングルマザー，シングルファーザー） ……… 241

2●ステップファミリー ……………………………………………………………… 241

3●事実婚 ……………………………………………………………………………… 241

4●里親と養子縁組 …………………………………………………………………… 242

5●LGBTQ＋カップル ……………………………………………………………… 243

　　コラム　家族化するペットやロボット　243

2　家族を理解する　　徳田真由美 …………………………………………… 245

A．家族の特性 ………………………………………………………………………… 245

B．健康な家族とは …………………………………………………………………… 246

C．家族の機能 ………………………………………………………………………… 246

1●家族は発達する：家族発達理論 ……………………………………………… 246

2●家族は健康を維持しようとする：家族のセルフケア機能 ………………… 246

3●家族はシステムである：家族システム論 …………………………………… 248

4●家族はストレスに対処する：家族ストレス対処理論 ……………………… 248

D．介護が家族にもたらす影響 ……………………………………………………… 249

1●家族介護者の状況 ……………………………………………………………… 249

2●介護・ケアにより家族が得られるもの ……………………………………… 249

3　家族への支援　　徳田真由美 ………………………………………………… 252

A．家族を支援する看護職の姿勢 …………………………………………………… 252

1●家族成員を含んだ一単位としての家族との関係 …………………………… 252

2●看護者に求められる基本的な援助姿勢 ……………………………………… 252

B．家族アセスメント ………………………………………………………………… 253

C．家族援助方法 ……………………………………………………………………… 253

　　コラム　ヤングケアラー　　千原裕香　255

第Ⅷ章　療養の場の移行支援　　津田知子 …………………………………… 257

1　療養の場の移行とその支援 …………………………………………………… 258

A．療養の場所の変化 ………………………………………………………………… 258

B．継続看護とは ……………………………………………………………………… 258

C．切れ目のない医療・療養の提供 ………………………………………………… 259

D．療養の場の主な移行パターン …………………………………………………… 259

E．移行パターン別の支援 …………………………………………………………… 259

1●介護保険における移行支援 …………………………………………………… 259

2●転棟，転院および施設から在宅，病院への移行支援 ……………………… 260

3●施設や自宅から病院への移行支援 …………………………………………… 261

F．療養の場の移行における意思決定支援 ………………………………………… 261

2 入退院支援 ･･････････････････････････････ 263

A．入退院支援の必要性 ･････････････････････ 263

B．入退院支援の流れ ･･･････････････････････ 263

　1●入院前 ･････････････････････････････････ 263

　2●入院時 ･････････････････････････････････ 265

　3●入院中 ･････････････････････････････････ 266

　4●退院前 ･････････････････････････････････ 268

　5●退院後 ･････････････････････････････････ 269

第IX章　地域・在宅でのエンドオブライフケアと看取り　上野まり･･271

1 さまざまな死生観と死の迎え方 ･･････････ 272

A．日常の暮らしの中で遭遇する「死」の場面 ････ 272

　1●「暮らしの場」「治療の場」と死のイメージ ･･ 272

　2●日常の中で訪れる死 ･･･････････････････ 272

B．死の判定と訪問看護のかかわり ･････････ 273

C．葬儀，墓所の多様化 ･･･････････････････ 273

D．死生観の変容と死の質（QOD） ･･･････ 274

E．最期まで自分らしく生きるための工夫とその変遷 ･･ 274

　1●事前指示（AD） ･････････････････････ 275

　2●リビング・ウィル ･･･････････････････ 275

2 人生の最終段階にある人々へのケア ･････ 277

A．人生の最終段階にある療養者 ･････････ 277

　1●長い人生を生き抜いてきた高齢者 ････ 277

　2●治療法のない疾患や進行性の疾患に罹患した患者 ･･ 277

　3●突然急性期疾患などに襲われ命の危険を感じる人 ･･ 277

B．地域・在宅におけるエンドオブライフケア ･･ 278

　1●終末期ケアからエンドオブライフケアへ ･･ 278

　2●高齢者のエンドオブライフケア ･･･････ 278

　3●終末期にある非高齢者へのエンドオブライフケア ･･ 279

　　コラム　DNARと急変時の対応　280

　　コラム　がん患者の苦痛緩和　280

3 地域・在宅における看取り ･･････････････ 281

A．「看取りの場」の視点でとらえた地域・在宅の特徴 ･･ 281

B．地域・在宅での看取りを実現する在宅医療体制 ･･ 281

C．地域・在宅における看取りケア ･･･････ 282

　　　1●死にゆく人への看護ケア ･･･ 282
　　　2●家族などへのケア ･･･ 282
　D．グリーフケア ･･･ 283
　E．さまざまな場における看取りの実際と多職種連携 ･･･････････････････ 283
　　　1●自宅での看取り ･･･ 283
　　　2●施設での看取り ･･･ 283
　　　3●サービス付き高齢者向け住宅での看取り ･････････････････････････ 284
　　　4●多職種連携による「地域・在宅看取り」の実現 ･･･････････････････ 284

第Ⅹ章　在宅看護におけるリスクマネジメント ････････････････ 285

1　リスクマネジメント　　徳田真由美, 上野まり ･･･････････････････････ 286

　A．リスクマネジメントとは何か ･････････････････････････････････････ 286
　B．リスクマネジメントをめぐる最近の状況 ･･･････････････････････････ 286
　C．在宅療養者や家族にとってのリスク ･･･････････････････････････････ 286
　　　1●転倒・転落のリスク ･･･ 287
　　　2●誤嚥・窒息のリスク ･･･ 287
　　　3●熱傷のリスク ･･･ 287
　　　4●医療処置・機器に関する事故のリスク ･････････････････････････ 287
　　　5●温度差による病状悪化のリスク ･･･････････････････････････････ 288
　　　6●感染のリスク ･･･ 288
　D．在宅看護時に起こりうるリスク ･･･････････････････････････････････ 289
　　　1●看護行為に伴う医療事故のリスク ･････････････････････････････ 289
　　　2●訪問に伴うリスク ･･･ 289
　　　3●情報管理に関するリスク ･････････････････････････････････････ 290
　　　4●事業所の評判に関するリスク ･････････････････････････････････ 290
　　　5●在宅看護における感染のリスク ･･･････････････････････････････ 290
　E．大規模災害のリスク ･･･ 291

2　情報管理　　伊藤隆子 ･･･ 292

　A．個人情報の保護に関する法律 ･････････････････････････････････････ 292
　B．個人情報とは ･･･ 293
　C．個人情報取扱事業者が守るべきルール ･････････････････････････････ 293
　　　1●取得・利用 ･･･ 293
　　　2●保管・管理 ･･･ 294
　　　3●提　供 ･･･ 294
　　　4●開示請求などへの対応 ･･･････････････････････････････････････ 294
　D．指定訪問看護事業者としての情報管理 ･････････････････････････････ 295

③　感染対策　　岡田　忍 ……………………………………………………………………… 296

　A．感染防止の原則 ………………………………………………………………… 296

　　1●感染対策の概要 …………………………………………………………… 296

　　2●標準予防策と経路別予防策 …………………………………………… 297

　　3●その他の感染対策 ………………………………………………………… 299

　B．在宅の高齢者に多い感染症とその感染対策 ………………………… 300

　　1●肺　炎 ………………………………………………………………………… 300

　　2●尿路感染症 …………………………………………………………………… 300

　　3●ウイルス性胃腸炎 ………………………………………………………… 300

　　4●その他の感染症 …………………………………………………………… 300

　　　コラム 新型コロナウイルス感染症をふまえた訪問看護師の役割　　上野まり　300

④　地域・在宅における災害対策と備え ……………………………… 302

　A．地域・在宅療養者への災害対策の必要性　　上野まり …………… 302

　B．地域・在宅における自然災害への備え　　上野まり ……………… 302

　　1●地域のハザードマップを理解する ………………………………… 303

　　2●地域で実施される防災訓練に参加する ………………………… 303

　　3●要支援者への備えの充実を図る …………………………………… 303

　C．保健・医療・福祉サービス事業所の備え　　上野まり ………… 304

　　1●業務継続計画（BCP）の作成 ……………………………………… 304

　　2●避難所における支援体制の整備 …………………………………… 305

　　3●仮設住宅における支援体制の整備 ………………………………… 305

　D．災害サイクルに応じた支援　　石垣和子 ………………………… 305

　　1●災害サイクルに応じた支援 ………………………………………… 305

　E．災害時に発動される体制，法・制度　　石垣和子 ……………… 308

　　1●災害経験を生かした対策の組み立てと関係機関の連携 …… 308

　　2●災害対策基本法 …………………………………………………………… 308

　　3●災害救助法 ………………………………………………………………… 310

　　4●自衛隊の派遣 ……………………………………………………………… 311

　索引 …………………………………………………………………………………… 313

『地域・在宅看護論Ⅱ　支援論(改訂第3版)』主要目次

第Ⅰ章　暮らしの場で実践する生活援助・医療処置技術

1. 食の支援と栄養の管理
2. 排泄の支援・管理
3. 清潔・整容の支援
4. 移動・活動と休息の支援
5. 受診・服薬の支援
6. 呼吸の管理
7. 循環の管理
8. 皮膚・創傷の管理
9. 疼痛の管理

第Ⅱ章　さまざまな対象者への在宅看護

1. 要支援高齢者への在宅看護
2. 要介護高齢者への在宅看護
3. 認知症高齢者への在宅看護
4. 慢性疾患を有する療養者への在宅看護
5. がん療養者への在宅看護
6. 神経系難病の療養者への在宅看護
7. 疾病や障害を有する小児への在宅看護
8. 精神疾患を有する療養者への在宅看護
9. 異文化を背景とする療養者への在宅看護

第Ⅲ章　暮らしの場における看護過程の展開

1. 在宅看護におけるアセスメント
2. 暮らしの場における看護過程の考え方
3. 暮らしの場における看護過程の一例

第Ⅳ章　事例でみる暮らしの場における看護の実際

1. 独居高齢者で要支援1のAさんの療養環境の調整
2. デイサービスを活用しながら,日中の意識状態の改善を目指すBさん
3. レビー小体型認知症により,在宅での療養が難しくなったCさんへの支援
4. COPDにより入退院を繰り返すDさんへの在宅移行支援
5. 糖尿病の血糖コントロール不良が心配されるEさんへの支援
6. 難病を患うFさんの意思表示に戸惑う家族への支援
7. 苦痛の訴えが強いがん末期のGさんへの支援
8. 医療的ケアを必要とするHちゃんの在宅移行および就学への支援
9. 精神科訪問看護とデイケアを活用しながら社会復帰を目指すIさんへの支援

序章

地域・在宅看護とは

A. 地域包括ケアシステムの中の在宅看護

　「**在宅看護**」とは，自分の生活の本拠地となっている場所で暮らす人々への看護を意味している．在宅看護と同義語に，「訪問看護」がある．訪問看護とは，訪問看護制度に基づいて提供される看護を指し，在宅看護の中に包含される概念である．

　在宅看護の対象は，看護援助を必要とする病を患っていたり障害を有していたりしながら自宅で暮らす人と，その家族などである．その暮らしは病気の診断・治療を日常生活よりも優先することを選択して入院し，禁酒・禁煙，食事制限，起床・消灯時間など，医療機関の規定通りの生活を強いられる「患者」としての生活とは明らかに異なるものである．したがって，在宅看護領域ではその対象者を，病を患う「患者」ではなく，在宅看護サービスを利用する「**利用者**」と呼ぶ．そして在宅看護を担う看護師にとってまず大事なのは，「対象者は，看護師である私と同じ生活者である」ことを基本姿勢として認識することである．看護の対象者である利用者とその家族は，それぞれ自分の意思や考え，思いのまま主体的に，住み慣れた家で何の規制もされず自由に日常生活を送る権利をもっている．また，家族は同居・別居を問わず同じ権利を有する．したがって，看護師が医療者として日々の行動を指示したり主導したりする入院患者への対応とは立場が異なり，対象者の主体性を尊重し，それぞれの生活スタイルに合わせ，心身の健康面から助言や提案をしたり見守ったりする役割を担っている．在宅看護を担う看護師とは，利用者や家族の「暮らし」が，その希望に沿い支障なくより豊かになるように，利用者本人や家族の真の思いを理解しようと努力し，その意思や希望を十分に聴きともに考え，そのために効果的な看護サービスを提供しようと努力する専門職業人である．

B. 地域・在宅看護

　次に，「地域・在宅看護」の概念について考えてみる．近年，地域を表す代表的な図として「地域包括ケアシステム」の概念図（p.133，**図Ⅲ-3-1** 参照）がある．この図には，人々が暮らす最小限の地域「日常生活圏域」と呼ばれる徒歩30分圏内（おおむね中学校区とされている）で誰もが暮らしやすいシステムとして示されている．地域には，町内会や小学校区などのような狭いエリアから，地域包括ケアシステムの単位とされる中学校区，市町村，都道府県，国，アジア，地球などに広がる広大な概念もあるが，本書では，「暮らし」を中心に学ぶため，市町村の範囲内の地域を主に考えることとする．

　前述した在宅看護の対象者は，地域の中で自分が「自宅」と認識している場で，毎日暮らしている．暮らしには，食事，排泄，清潔などの日常生活動作（ADL）だけでなく，学校や仕事に行く，買い物や受診に出かける，同居家族とかかわる，別居家族や友人知人，近隣者とかかわる，交流の場に出かけてさまざまな他者とかかわるなど，入院中の患者にはみられない「場面」が多数存在し，そこに医療関係者以外の人々も多くかかわっている．それが在宅看護の対象となる「利用者」の「暮らし」であり，そのような暮らしを豊かにするための看護の提供には，地域という場所の特徴や利用者や家族とかかわっているさまざまな人々を，視野に入れないわけにはいかないことがわかる．

C. 家族のとらえ方

　家族とは，配偶者や血縁関係者である父母，同胞，子ども，孫から，嫁・婿，舅・姑など義理の親族にも及ぶ．またそれ以外の人でも家族とみなすこともあり，近年家族は多様化している．

　家族は，利用者の療養生活を支える介護者であったり，利用者のよりよい暮らしを考えるキーパーソンであったりもする．在宅看護において，家族の健康や家族との関係性は利用者の暮らしに大きな影響力をもっている．したがって利用者を中心にとらえると，家族のもつ介護者の役割や利用者への影響力をもつ人という一面を重視しがちになるが，家族一人ひとりにも守るべき「暮らし」があることを忘れてはいけない．家族の一員が看護サービスを必要とする暮らしを送るようになったことで，周囲の誰もが自分の「暮らし」を諦めることがないように，在宅看護がその機能を発揮する方策を考えることが大切である．

第1部

地域で暮らす人々の理解と支援

第 I 章

人々の営みの移り変わりと
医療・看護の現在

学習目標

1. ヒトがたどってきた生物的・文化的進化によるライフスタイルの変化が，現代人の健康課題に影響を与えてきたことを理解する.
2. 日本において医療職（医師，保健師，助産師，看護師）がどのように誕生し，職業として制度化されてきたのかを理解する.
3. 日本の在宅医療・在宅看護・地域保健活動がどのように発展し，現在にいたったのかを理解する.

1 自然界におけるヒトという存在

この節で学ぶこと

1. 私たちの進化には，遺伝学的な法則による生物的進化と，ヒトが文化を身につけることによる文化的進化があることを学ぶ.
2. 私たちの住む社会にある健康課題やそれに関連する生活面の諸課題を，過去−現在−未来のスパンで多面的にとらえる必要性を理解する.

　地域・在宅看護の学びを進める前に，一歩踏みとどまり，ヒトは自然界の中でどのような存在であるかを学び，人間そして自身を俯瞰的にみつめる経験をしてみよう.

　在宅看護は施設環境での看護とは異なり，人々の暮らしの場である地域が土俵となる. 地域で働く者は他人事を自分事として謙虚な態度で理解しようとする姿勢が大切である. その意味でも，ヒトの悠久の歴史の前で自身がどのような存在であるのか，まずは客観的に感じ取ってみよう.

A. ヒトはどうしてここにいるのか

　地球上にはいろいろな動物がいる. それらが現在存在しているのは，地球が誕生して以来，生命の誕生に続いて何十億年という長い年月のもとに枝分かれしながら進化を重ねてきたからである. 人間もその進化の過程で類人猿から枝分かれしてできた動物であり，生物学上では学名ホモ・サピエンス，和名「ヒト」である. ここからは生物学上の動物として取り上げるときはヒトと呼び，社会的存在として考える場合は人間と呼ぶこととする. 人間は，今日では生物界の頂点に立っているかのような錯覚に陥るが，一皮むけば動物の一種として進化してきた「ヒト」なのである.

　看護職は目の前の人間や人間集団をアセスメントし，課題を認識して計画に基づいてかかわることが多い. その場合，念頭にあるのは近代科学によって明らかにされた生命現象に関する知識であり，その背後にある生き物としてのヒトの歴史にまで思いが及ぶことはまれである. しかし近年，人類学や生物学などの進歩により，人類の歴史の解明が進んでおり，人類のたどった歴史と現代人の健康との関連も検討されてきている.

B. ヒトの進化の概略

1 ● 進化の足取り

　私たちが類人猿から分かれてヒトという生物に向かって進化し始めたのは，2足歩行を

始めた何百万年も前のこととされる（700万年前が現在の通説）．60万年前には，ネアンデルタール人（すでに絶滅）との共通の先祖から分かれて今日のヒトへの進化を歩んできた．長くアフリカで狩猟採集生活をしながら進化してきたヒトの祖先がアフリカを出発して地球上を覆うようになったのは，数万年前ごろからとされている．おおよそ1万年前には，遊動する狩猟採集生活から世界各地に定住して農耕を行うようになった．

2 ● 文化的進化

　ヒトはネアンデルタール人と分かれるころにはすでに現在とほとんど変わらない明瞭な発音ができる音声器官をもっており，コミュニケーションにはたくさんの単語を用いていたと考えられている[1]．このことは複雑な内容でのコミュニケーションを可能とし，文字の発明にもつながっていった．

　また，250万年ほど前から脳の容積が急増大し，側頭葉，頭頂葉，前頭葉が発達したことも知られている[1]．ヒトの脳はほかの生き物に比べて誕生後に長い期間をかけて発達し，25〜30歳くらいまで続く．未熟な状態で生まれたヒトは，生後に出会う環境の刺激によって脳のニューロン間のネットワークを発達させ，それに伴って脳の拡大が生じる．このようにしてヒトは親，その他の人々などから技術や知識を学び，仲間との人間関係を築き，その社会に存在する価値観や文化を学習するのである．また，1〜3万年ほど前の後期旧石器時代以降に洞窟壁画や装飾品，埋葬品が顕著に発見されることから，このころにヒトが想像力と創造力を格段に高めたと考えられている．

C. ヒトの形態的特徴

1 ● 直立2足歩行である

　「ほかの動物と比較した場合のヒトの特徴は何か？」と問うと，知能が高い，言葉を話す，技術文明を発展させるというような答えが出てくる場合が多い．これらの答えはもちろん正しいのであるが，これらばかりがヒトの特徴ではない．生物学的な視点からヒトをほかの哺乳類と比較した場合のもっとも顕著な特徴は，直立した姿勢で2本足で歩行するという直立2足歩行であるといえる．これはほかの動物にはみられない人類特有の特徴である．

　4足歩行の動物と比較して直立歩行には，移動の際のエネルギー効率がよい，視点が高いので見晴らしが利く，暑い環境では直射日光を受ける面積が小さくなるなどのメリットがある．その一方で，直立姿勢にはさまざまなデメリットもある．まず第一に心臓への負担が大きいという点があげられる．ほかの4足歩行の動物であれば血液はほぼ横方向に循環させればよいのであるが，ヒトの場合は血液を縦方向に循環させなければならない．このためポンプとしての心臓の働きに大きな負担が加わる．

　直立姿勢の問題点としては難産であるという点も重要である．ヒトは直立姿勢をとったがために産道と骨盤の位置関係に無理が生じており，新生児の頭が大きいということも関係して，出産時の危険性がきわめて高い．

　音声器官の発達によりヒトは多様な発声が可能であるが，一方でこの構造により誤嚥が

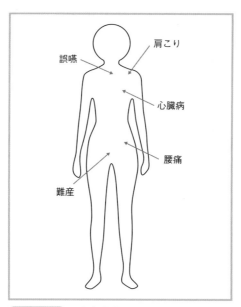

図Ⅰ-1-1　直立姿勢に関係した疾患・障害

生じやすくなっている[2]．ヒト以外の動物ではほとんど誤嚥は生じない構造となっており，ヒトでも乳幼児は喉頭位置が高く呼吸をしながらミルクを飲むことができる[3]．この誤嚥を起こしやすい喉の構造も，ヒトが進化の過程で直立姿勢をとるようになったことの結果であると考えられている．

　その他，腰痛，肩こり，ヘルニアなどの整形外科的疾患も直立姿勢が原因であるといえ，また看護において重要な問題である転倒も，直立しているから転倒の際に大けがをするリスクが高まるといえる．以上のように，心臓疾患，難産，誤嚥，それによって生じる誤嚥性肺炎，腰痛，転倒など，現代の私たちを悩ますさまざまな疾患・障害は直立2足歩行という人類特有の特徴から派生していると考えられる（**図Ⅰ-1-1**）．

2 ● 毛皮がない

　直立2足歩行のほかにヒトがもつ外見的な特徴としては，毛皮がないということがあげられる．動物をケモノと呼ぶことがあるように，ヒト以外の哺乳類は皮膚表面が毛皮で覆われていることが多い．これに対し，ヒトは頭髪や陰部以外はごく薄い体毛しか生えておらず，この特徴からヒトのことを「裸のサル」[4]と呼ぶこともある．

　ヒトは毛皮がないせいで比較的皮膚が弱い．また毛皮がないことと関係して，ヒトは全身的に発汗する．汗を分泌する汗腺にはアポクリン腺とエクリン腺の2種類があるが，全身にエクリン腺が分布していることはヒトの大きな特徴の1つである．全身的に汗をかくことは暑熱環境での体温調節には有利であるが，一方で入浴・清拭などの清潔ケアが定期的に必要となる．また，寝たきりになった際には発汗は褥瘡の悪化要因ともなる．もしヒトがアフリカではなくもっと寒い場所で進化した生き物であったなら，看護における清潔ケアや褥瘡ケアの重要性はもっと低かったであろう．

D. ヒトのライフサイクルの特徴

　　ヒトは哺乳類の中ではかなり長命な動物である．一般的に哺乳類の寿命は体重が大きいほど長い傾向がある．ヒトは哺乳類の中でもかなり大型であるが，ヒトの数倍の体重があるウシ，ウマのほうがヒトより短命であることからも，ヒトの寿命の長さは単に体の大きさだけでは説明できないことがわかる．

　　ヒトは単に寿命が長いというだけでなく，特有のライフサイクルをもっている．その特徴の1つは，老年期がきわめて長いという点である．生物学的にライフサイクルを考える際には，女性の閉経時期以降を後生殖期と定義する．現代日本人女性の平均寿命は90歳に迫っており，閉経時期を50歳とするとほぼ40年ほどの後生殖期を過ごすことになる．これに対し，ほかの動物（哺乳類）では後生殖期はまったくないか，あったとしてもごく短い場合がほとんどである[5]．多くの哺乳類では寿命の直前まで雌は出産可能であり，身体的にも壮健である．これに対し，ヒトはこの後生殖期を通じて生体のさまざまな機能が徐々に低下していき，虚弱な状態で長い高齢期を過ごす[6]．

　　ヒトがこのように長い後生殖期をもつことの1つの説明として，「おばあさん仮説」という考えがある．ヒトの新生児は未成熟な状態で生まれてくるので，母親の育児負担が大きい．原始的な社会においては，この負担の大きさが乳幼児の生存率に直結する．そこで，閉経後の高齢女性が自分の孫やひ孫の世話をすることで母親の育児負担を減らし，人口の再生産率を高めるために，このような後生殖期の延長が生じたのではないかという仮説である．

E. ヒトの生活の移り変わりと健康課題

1 ● 狩猟採集生活から定住生活への変化と感染症

　　アフリカの草原で狩猟採集を行っていた初期のヒトは，動物の糞や糞で汚染された水から野生動物由来の寄生虫リスクにさらされていたが，小規模な人口集団で暮らしていたため，流行は拡大しなかったと考えられている．一方，ヒトがアフリカを出て各大陸に進出し，定住して農耕を開始すると，面積あたりの収穫量が増大したことや定住による出産間隔の短縮から，群れて暮らす集団の人口規模が大きくなり，感染症が流行しやすくなった．さらに約1万年前から野生動物の家畜化が行われ，動物由来の感染症や，余剰食物に群がるネズミを介した感染症がヒト社会に持ち込まれた．結核の痕跡は9,000年前の人骨にみつかり，マラリアはエジプトのミイラから発見されている．紀元後も人類はたびたびペスト，腸チフス，コレラ，エイズ，コロナウイルスなどの感染爆発に襲われ，多くの感染者・死者を出している．今後も新たなウイルスなどの出現や，既存のウイルスなどの変異種の出現などが想定され，感染症は今後も人類にとっての脅威である．

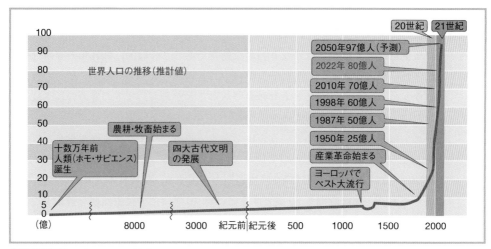

図Ⅰ-1-2　世界人口の推移

［国連人口基金（UNFPA）：資料・統計 人類誕生から 2050 年までの世界人口の推移（推計値）グラフ，〔https://tokyo.unfpa.org/ja/resources/%E8%B3%87%E6%96%99%E3%83%BB%E7%B5%B1%E8%A8%88〕（最終確認：2023 年 11 月 1 日）より許諾を得て転載］

2 ● 文化的進化によるライフスタイルの変化とミスマッチ病[*]

　定住を開始してからのヒトは，建造物をつくり，哲学者や数学者，天文学者などが活躍し，宗教の普及など，紀元前の社会でも今日に残る足跡を残している．これらはほかの動物に大きな差をつけたヒトの文化的進化の現れである．遺伝子のランダムな突然変異に伴って偶発的に生じる身体の進化に対して，文化的進化は遺伝子を介さずに伝わるという性格をもっている．親から子へと伝えられるだけでなくさまざまな情報源から伝達され，時として説得力のある指導者や，近年ではテレビやインターネットなどによっても文化的変容は起こりうる．そのために，文化的進化は遺伝子的進化より急速で強力である場合が多い．

　このような文化的進化は，近年になって農業革命や産業革命をもたらして人々の生活を一段と便利にし，人口の急増にもつながった（**図Ⅰ-1-2**）．それに伴いヒトは生活スタイルを変化させ，現代の私たちの食生活は，かつての炭水化物，繊維質，ビタミンが多い食物から，糖分，油分，塩分が多い食物を摂取するように変化している．また交通インフラの整備や農作業などの機械化によって身体活動量が減少している．

　この状況は，狩猟採集民だった時代に適した身体機能と，現在の生活スタイルとのミスマッチを生じさせている．たとえば，先進国で増えている 2 型糖尿病は，飢餓に備えて余剰栄養分を蓄えるしくみを備えた身体機能[7]に対して，現代のカロリーの高い食事による蓄積量の増加と，身体活動によるエネルギー消費の減少から生じているとされている．ミスマッチによる病気は生活習慣病だけではない．痛風やアレルギー，骨粗鬆症，喘息など多数あり，また靴を履くことは足の異常に，読書をすることは近視に，座っていることは腰痛につながることもミスマッチである．私たちは快適さや便利さ，安楽さを求めてしま

---

[*]ミスマッチ病：ヒトが進化の過程で獲得した身体的特性と，現在社会での私たちの生活スタイルが不一致（ミスマッチ）していることから生じる病気・疾患．

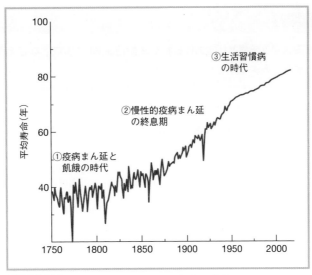

図Ⅰ-1-3　スウェーデンの平均寿命の推移
［金子隆一：長寿革命のもたらす社会—その歴史的展開と課題．人口問題研究 66（3）：11-31，2010 を参考に作成］

うが，度が過ぎればミスマッチが起こりかねない．そのような見方で健康課題をとらえることが重要である．

3 ● 疫学転換と現代の健康課題への視座

　　図Ⅰ-1-3 はスウェーデンの平均寿命の推移である．平均寿命が 40 歳以下で推移する時代①は，死因が主に飢餓や疫病であった．時代②は，疫病が減少し平均寿命が延びていく．その後の時代③では，生活習慣病（糖尿病を含む）が主な死因となる．このように，近代化とともに死因が変化して寿命が延伸する過程を疫学転換という．

　　先に述べたように，ヒトはもともと潜在的には長命であったが，この疫学転換によってヒトの長い寿命が顕在化したといえる．平均寿命が 40 歳程度であった時代であれば，中年期以降の生活習慣病や高齢期の要介護問題などは深刻にはならなかった．現代の看護が直面するこれらの問題は，疫学転換による寿命の延長がもたらした弊害であるといえる．

　　ヒトは数十万年から数百万年かけて進化してきた．私たちの身体はもちろん，基本的な心理特性もこの長い進化の産物である．現代文明の中で暮らす私たちは，ほんの数世代前ともまったく異なった環境で暮らしているが，数十年，数百年という時間は長い進化の過程ではほんの一瞬にすぎない．つまり私たちは原始時代の心と体をもったまま現代文明の中で暮らしているといえる．このミスマッチがさまざまな疾患・障害の根本的原因であるといえる．

　　以上述べたように，ヒトがどのような特徴をもつ生き物なのか，ヒトはこれまでどのように生活してきたかを知ることは，現在の看護の課題を理解する重要な視点になるのではないかと考えられる．

学習課題

1. ミスマッチ病としてあげられた2型糖尿病について，なぜそう呼ばれるのかを詳しく調べてみよう．

‖引用文献‖

1) ヘンリック・J：文化がヒトを進化させた―人類の繁栄と＜文化-遺伝子革命＞（今西康子訳），p.345，白揚社，2019
2) 奈良貴史：人類進化の負の遺産．バイオメカニズム23：1-8，2016
3) 武田憲昭：アンチエイジングへの挑戦　誤嚥．日本耳鼻咽喉科学会会報121（2）：89-96，2018
4) モリス・D：裸のサル―動物学的人間像（日高敏隆訳），角川書店，1999
5) Thomas P：The post-reproductive lifespan：evolutionary perspectives, BioScience Master Review, 2013
6) 小林宏光：介護．生理人類学―人の理解と日常の課題発見のために（安河内朗，岩永光一編著），p.171-182，理工図書，2020
7) 栃内　新：進化から見た病気―「ダーウィン医学」のすすめ，p.95，講談社，2009

2 暮らしの知恵と専門職の誕生

この節で学ぶこと

1. 江戸から明治の人々の暮らしには，医師や看護職の誕生につながる原点が存在したことを学ぶ.
2. 明治から昭和初期にかけて，医師や看護職が専門職として制度化された経緯を学ぶ.

　人間が寿命を全うするには暮らしをとりまく環境が大いに影響する. 衣食住の過不足，寄生虫・細菌・ウイルスなどの感染症，戦争や事故などの危険な環境，そして健康を管理・修復する医療技術の到達度や，医療技術を身につけた専門職の有無など，めぐり合った時代・地域などの状況が大きく影響する. そのような目で歴史をみると，やはり時代が進めば困難点は改善され，とくに近年は格段によくなっていると感じるであろう. その過程で専門性をもった看護職・医療関連職種が誕生し，教育体制が整い，資格制度も形づくられてきた.

　一方，フランスの文化人類学者レヴィ・ストロース（Lévi-Strauss C）は，『野生の思考』などにて自然と共存して暮らす生活から生まれた「具体の科学」を多数紹介している. これは，未開社会に存在する経験から導かれた知が，文明社会の知にも匹敵するほど精緻で合理的な思考であることを論証したものである. たとえば薬草や食用となる草の判別なども含まれている. 近代科学が未発達な社会においても，暮らしから得られたさまざまな知恵があり，その社会に生きる人々に大事にされていたことを頭の片隅に置いておくことが大切である.

　以下に，私たちにも比較的身近な江戸時代以降を例にとって，暮らしの知恵や専門職の発祥過程を概観する.

A. 江戸時代の暮らしと病

　江戸時代，人々は病の原因として神仏の祟りや前世の因果，運命を信じていた. そのため，病と信仰は深く結びつき，年中行事を大切に行うことの背景には，楽しみのためだけでなく，病にかかることを恐れる気持ちがあった[1].

　病にかかったときには，医者にかかるよりも売薬や鍼灸が多く，どこの家にも艾があり，灸をすえていた. 民間療法や加持祈祷も盛んに行われていた. 按摩も盲人の職業として広まった. 一方で，多くの人は病気にならない用心，養生に努め，貝原益軒の『養生訓』では，看病の第一は医者選びであり，医者の良悪を知るには素人でも医術の大意を知ることが必要であるとし，同時に「医者三分，看病七分」と看病を重んじた[1]. 今日の保健師活

動の健康教育や保健指導に通じる考えが存在していたのである.

　売薬は室町時代に寺社でつくって販売したのが始まりとされるが, 江戸時代になると富山, 大和, 佐賀などが売薬の生産地となり, 行商人が全国に配って歩いた. 江戸時代の半ば過ぎには, 都会や街道筋で売薬店の派手な看板が目立ったとのことである[1].

B. 専門職の誕生

1● 医師の誕生：江戸時代から明治初期

　日本では, 江戸時代まで医師として働くのに特別な資格を得る必要はなく, 先輩医師や書物から学んで医師となった. 西洋医学書に触れて刺激を受けた人々が人体解剖を行い, 西洋と東洋の違いに気づき, 西洋医学に強い憧憬を抱くようになった[1]. なかでも杉田玄白らが翻訳した『解体新書』は有名である.

　18世紀中ごろから蘭方医学（オランダ医学）が増えた. 医師の大多数は旧来からの漢方医であったが, 外科医, 産科医, 眼科医, 歯科医, 整骨医などの専門医も登場していた[1].

　体系的な西洋医学教育は, 江戸幕府に招かれて来日したオランダのポンペ（Pompe van Meerdervoort JLC）によって, 1857年に長崎に医学校が開校されたことで始まった[2]. 江戸時代の後期には多くの藩が医学校を開設し, 明治初期には藩の設置した地方の医学校は33校あったが, 1871年の廃藩置県により閉鎖した[2]. 1874年に医事衛生制度を定める医制が公布された. 医学教育課程や医師開業試験などが定められ, 1883年には医師免許規則と医術開業試験規則が布達され, 医師の制度が確立した[2].

2● 産婆（現在の助産師）の職業化

　昔の出産の様子は, 古代からの絵巻物に描かれている. 自宅で介助者や手伝いの者に助けられ, 多くは座った姿勢で出産（座産）していたことが見てとれる. 江戸時代には謝礼をもらって出産介助をする者が現れ, 産婆という職業の始まりととらえられている. なお, 産婆の呼称は取上婆などさまざまであった. 1830年には分娩介助の技術指導書『坐婆必研』が, 1848年には『産育全書』が出され, 江戸時代の中期以降には産婆の技術が向上した. 一方, 貧乏人の子沢山と称されるような状況に困る家族もあり, 産婆が堕胎を手がけることもあり, 1868年には産婆を取り締まる通達が出されている.

　1874年の医制にはじめて産婆に関する条項が盛り込まれ, 40歳以上, 女性と小児の解剖生理などの基礎知識を有すること, 産科医の実務証書のあるものに資格試験を行うことなどが示された. 1876年には産婆教授所が開設され, 1899年に産婆規則が公布され, 産婆の資格, 試験業務範囲などが規定された[3].

3● 看護（現在の看護師）の職業化

　江戸時代のほとんどの病人は家庭での私的な看護を受けることが中心であった. 1722年に養生所が江戸の小石川に設立されて, 貧民を対象とした無料の入院治療が行われ, 幕末まで存続した. そこには男女の看病人が雇われたが, 仕事内容は家事労働に近いものであった.

　　看護を職業とする女性の誕生には，次の3つの説がある．1868年の戊辰戦争のときに雇われた負傷した兵士のための看護人とする説，明治維新当時の大病院に雇われていた看病人とする説，次に述べる正規の看護婦養成所を卒業した者とする説である．

　　ヨーロッパの近代看護教育を取り入れた看護の実習と理論を学ぶ教育機関としての看護婦養成所は，1885〜1888年にかけて相次いで5校が開設された．その背景には，大病院の増加やコレラの流行によって伝染病院で働く看病人が多数必要になったこと，その専門的な知識・技術が求められたことなどがあげられる．看護婦養成所の卒業生からは病院の婦長になる者，派出看護婦会を設立する者など時代の先頭に立つ者を多く輩出したが，入学者の年齢制限，修業年限，外国人教員の導入などはさまざまであった．1915年に内務省が制定した「看護婦規則」によって看護婦の資格が統一された．この規則によると，18歳以上，地方長官の指定した看護婦学校または講習所を卒業した者，もしくは地方長官の行う看護婦試験に合格した者が看護婦免許を取得するとされている[3]．

4 ● 保健婦（現在の保健師）の誕生

　　明治時代に入ると，富国強兵政策による劣悪な環境で働く工業労働者間に結核が流行し，帰郷した患者によって地方にも広まり，またコレラやスペイン風邪が流行した．このような衛生環境の中，保健師の前身となる社会看護婦が誕生した[4]．社会看護婦は，社会的，医務的の2方面から奉仕活動をする看護婦とされ，サービスを提供する場によって「巡回看護婦」「学校看護婦」「工場看護婦」などと呼び分けられた[3]．「巡回看護婦」は，中産以下の患者が，貧しさと病気の二重の苦悩を抱えて自宅療養する状況を改善する目的で，済生会や日本赤十字社が看護婦資格保持者を派遣したものである．日本赤十字社はさらに1922年に生徒向けの教科書に公衆衛生および社会看護婦事業を加え，公衆衛生の担い手としての看護婦の養成を始めた[3]．

　　1926年，乳幼児の保健活動を行う専門職としてはじめて内務省によって「保健婦」の名称が用いられた．1937年に制定された保健所法で，保健婦が公的に位置づけられ，1941年に保健婦規則が制定された[4]．

C. まとめ

　　医師および看護職の誕生と制度の確立は，明治から昭和初期にかけて次々と達成された．もっとも早かったのは医師（1883年），次いで助産師（1899年），そして看護師（1915年）が続き，最後になったのは保健師（1941年）である．その背景には江戸時代の庶民の生活や明治時代の感染症の流行などから顕在化した課題があり，それに対する先駆者の率先した活動，近代科学の進歩などが牽引力となり，今日の専門職の姿につながる基盤がつくり上げられた．

学習課題

1. 看護職の制度化は助産師，看護師，保健師の順番であったが，このような順番になっ
た理由について当時の状況を調べてグループで検討してみよう．

引用文献

1) 酒井シヅ：江戸時代の病い．日本医史学雑誌 59（2）：178-180，2013
2) 坂井建雄，澤井　直，瀧澤利行ほか：我が国の医学教育・医師資格付与制度の歴史的変遷と医学校の発展過程．医学教育 41（5）：337-346，2010
3) 山下麻衣：看護婦の歴史―寄り添う専門職の誕生，吉川弘文館，2017
4) 松本千晴，荒木紀代子：保健師活動の歴的変遷から公衆衛生看護を考える．アドミニストレーション 25（2）：5-16，2019

3 在宅医療・在宅看護・地域保健活動の発展

この節で学ぶこと

1. 日本の在宅医療・在宅看護・地域保健活動が，どのような変遷を経て現在の形にいたったのかを学ぶ.

　古くから患者や家族の要請で医師による往診は行われていた. 当時，人が生まれる場所も死ぬ場所も等しく生活の場にあった. 明治に入ると現在でいう病院の設立が始まり，高度経済成長期にかかる1970年代ごろには医療を受けるためには病院や診療所に出向くという形ができ上がった.

　表I-3-1に訪問看護制度確立にいたる在宅看護の歴史を当時の社会背景とともに示した. 訪問看護制度の確立は，1992年の老人訪問看護ステーション設立時である. しかし遡ること110年あまり前，日本の近代看護の幕明けとともに訪問看護は誕生している. しかも日本の近代看護教育は，明治維新以後形づくられつつあった看病人による病人の世話とはまったく別の流れとして，先進的な指導者たちによって欧米から導入されたものであった[1]. よって在宅看護とは歴史的にみたとき，比較的新しい概念ではなく，むしろ看護の原点であるといえよう.

　ここでは，人々が生活する地域で営まれてきた在宅医療や在宅看護，地域保健活動についてその歴史をひもとく. なお，本節では歴史的記述との理解から，2001年以前については保健婦，助産婦，看護婦の名称を用いた.

A. 明治時代の在宅医療・在宅看護・地域保健活動

　近代看護教育の始まりは，1885年の高木兼寛による「有志共立東京病院看護婦教育所」，続いて新島襄による「京都看病婦学校」と外国人宣教師ツルー（True MT）による「櫻井女学校附属看護婦養成所」の設立である.

　日本にはじめて生まれた訓練を受けた看護婦（トレインドナース）は，特権富裕層の求めに応えて家庭へ出向き，傷病者のベッドサイドケアに従事した[1]. 往診による在宅治療と肉親や使用人による家庭内看護は，江戸時代から人々の生活に深く根を下ろしており，富裕な人ほど在宅看護を望む傾向が強かったためである. すなわち，看護婦の誕生とともに，訪問看護も始まっていたのである.

　しくみとしての訪問看護は，明治時代に病人との個人契約のもとに看護婦が病人のいる家庭や病院に出向いて看病する派出看護に始まる. 1891年に櫻井女学校附属看護婦養成所の卒業生である鈴木まさが国内初の派出看護婦会を設立し，その後多くの派出看護婦が病

表Ⅰ-3-1　在宅看護の変遷と社会背景

1891年	**日本初の派出看護婦会の設立**
1892年	**巡回看護婦制度の発足**
1919年	結核予防法の制定により結核患者に対する訪問看護，指導を行う 東京賛育会の巡回産婆事業が始まるなど，乳幼児の家庭訪問が普及する
1923年	関東大震災で済生会病院が震災被災者の訪問看護を行う
1927年	聖路加国際病院の母子の訪問看護が始まる
1928年	日本赤十字社の日赤社会看護婦の訪問活動が始まる
1930年	大阪朝日新聞社会事業団の公衆衛生訪問婦協会活動が始まる
1937年	「保健所法」の制定 保健婦が結核，母子，寄生虫，精神病などの家庭を訪問
1947年	**「保健所法」の全面改正となり「新保健所法」の制定** **GHQの指導により保健所が公衆衛生活動の拠点となり保健所保健婦が訪問指導を実施**
1948年	「保健婦助産婦看護婦法」「医療法」の制定
1961年	国民皆保険制度開始
1965年	京都堀川病院から訪問看護が開始
1970年	高齢化率が7％を超え高齢化社会に突入
1971年	東京白十字病院が寝たきり老人の訪問看護を開始
1976年	日本看護協会が，診療報酬に「訪問看護料」の新設を要望 死亡場所の割合において病院が自宅を上回る
1982年	国会で訪問看護の参考人陳述 **「老人保健法」の制定**
1983年	**高齢者への退院後の訪問看護に対し，診療報酬が点数化**
1988年	健康保険の対象者への退院後の看護に対し，診療報酬が点数化
1991年	**「老人保健法」の改正により老人訪問看護制度の創設**
1992年	**「医療法」の改正，老人訪問看護ステーションの誕生**
1994年	**「保健所法」が「地域保健法」に変更，「健康保険法」の改正により訪問看護制度の創設** 老人以外の対象者にも訪問看護ステーションからの訪問看護が可能になる 高齢化率が14％を超え，高齢社会に突入
1997年	「介護保険法」の制定，看護基礎教育カリキュラムに「在宅看護論」が追加
2000年	**「介護保険法」の施行，介護保険法に基づく訪問看護が始まる**
2006年	在宅療養支援診療所の創設，訪問看護認定看護師の誕生
2007年	高齢化率が21％を超え，超高齢社会に突入
2012年	定期巡回・随時対応型訪問介護看護（地域密着型サービス）・複合型サービス（現：看護小規模多機能型居宅介護）の実施

院や家庭へ派遣された．会に所属した者はこの組織で1〜2年学科を学び実習も行った．派出看護婦の需要は病院入院者の付添人として，あるいは伝染病で転地療養している人などであり，やはり比較的裕福な階層の患者であった．

　病院を起点に看護婦が家庭などを訪問する巡回看護は，1892年同志社病院がキリスト教精神に基づいて看護婦と婦人伝道師の同伴で貧困家庭の病人のもとを訪問したのが始まりとされる．その後も多様な訪問看護活動がみられるようになっていった．

　一方，明治時代の庶民の暮らしは貧しく，堕胎（だたい）や間引き，捨て子，餓死者は後を絶たなかった．明治政府は子どもを生産力ととらえ，国や家の経済発展のために育児を奨励した．

以降，西洋医学に基づく本格的な産婆教育が展開されるようになっていく．

B. 大正時代〜昭和初期の在宅医療・在宅看護・地域保健活動

　明治時代は，250 年に及んだ鎖国が終わり，外国貿易や人の往来が盛んになったことで，コレラや天然痘などの感染症が国内に持ち込まれて，頻繁な大流行を引き起こした時代でもあった．大正時代に入っても劣悪な労働環境での長時間労働，貧しかった日本の慢性的な栄養不足，加えて劣悪な住環境下で労働者は結核に冒され，しかも病者は農村に帰されたので，全国的に結核がまん延した．結核死亡率低下のためには予防的な看護が必要とされ，保健婦の制度ができる以前から，看護婦には地域で生活する人々の貧困と疾患との悪循環を断ち切り，疾患を予防して住民自ら健康を守る力を身につけることを支援する働きが求められた．

　栄養不足や知識不足，劣悪な環境や貧困が影響し，日本の乳児死亡率は欧米諸国の都市と比較しても非常に高率であったため，1919 年の東京賛育会による巡回産婆事業や，大阪市立本庄病院，堀川乳児院の家庭訪問などがほぼ同時期に誕生し，巡回産婆，妊産婦相談所，産院などの事業，乳幼児に対する乳幼児院，乳幼児健康相談所などの事業が普及した．1920 年代後半からは聖路加国際病院で看護婦が公衆衛生活動として母子の家庭訪問を実施したり，日本赤十字社で日赤社会看護婦が要請され母子の訪問看護を行うなど，先駆的な病院が訪問看護活動を開始した．

　その一方で，乳児死亡率が高く文化的な標準の生活からほど遠い無医・無産婆地区では，公設産婆が町村に設置され訪問による出産介助が行われた．昭和初期の農村漁村で働いた産婆の経験談からは，産婆は出産に関するケアだけでなく，家の事情をよく知り悩みを聞くなど，今でいう保健師やケースワーカーのような役割も果たし，村落共同体の重要な役割を果たしていたと報告されている[2]．

　1936 年には恩賜財団愛育会が，当時，著しく高かった農村漁村の乳児死亡率の低下を目的に全国 5 ヵ村を「愛育村」に指定し，母子衛生地域組織活動（愛育村事業）を通じて農村母子保健事業の普及に努めた．地域の婦人たちが中心となって，自ら新しい保健知識を身につけるとともに近隣の妊産婦や乳幼児の見守りを行った．これら母子保護事業の発展に伴って，乳児死亡は減少傾向に転じたが，妊産婦死亡は改善がみられなかった．

　また，1923 年の関東大震災後は，済生会病院や日本赤十字社によって被災者への訪問看護活動が行われるなど，第一次世界大戦や関東大震災などを要因として発生した大都市の社会需要に産婆・看護婦が積極的に応えようとして保健婦的活動が自然発生した[3]．

　なお，明治時代に誕生した派出看護婦は，1930 年代ごろになると営利追求や人材の粗製乱造が指摘されるようになり，同じような仕事を安く提供する派出婦が登場すると衰退していった[4]．

C. 第二次世界大戦後～高度経済成長期の在宅医療・在宅看護・地域保健活動

　戦後，連合国軍最高司令官総司令部（General Headquarters：GHQ）によって看護婦，保健婦，助産婦の教育制度が整えられ，現在の形となった．

　第二次世界大戦直後は食糧難，外地からの引き揚げによる発疹チフス，痘瘡，コレラなど外来感染症の大流行などで，人々の生活は混乱状態にあった．食糧不足による栄養失調や劣悪な衛生環境のために，現在であれば治癒が期待できる肺炎，気管支炎，下痢性疾患などの感染症のために多くの人や乳児の命が失われた．その後，劣悪な生活環境や乏しい資源のもとで，都市部だけでなく農村や僻地においても活発な地域保健活動が繰り広げられたことで，めざましい衛生指標の改善がみられ，状況は大きく改善された．

　1970年代初頭は日本の高齢化にとって転換点であった．1970年に日本の高齢人口が7%を突破し，国連の基準である「高齢化社会」に到達した．老人医療の無料化政策の導入（1973年）などにより高齢者福祉の充実策が現実化したのもこの時期である．脳卒中などの疾患の救命率が向上した反面，その後遺症などによって家庭で生活する「寝たきり老人」の問題が顕在化し始め，高齢者の医療や介護の問題が社会問題として広く認識されるようになった時期である．

1● 自治体の訪問看護

　戦後，全国の各地域で直接現場の結核対策に貢献してきたのは保健婦であった．保健所が公衆衛生看護活動の拠点となっての結核訪問看護が重視され，結核患者の看護と家族に対する教育が活発に行われた．保健婦は戦後の第一次ベビーブーム，人工妊娠中絶の増加にも対応した．受胎調節指導を含む母子保健対策，戦前に続く母子愛育班活動や母子保健推進員などの住民参加活動などを通して妊産婦・乳幼児の命を守った．

　結核のような慢性感染症が激減すると，その一方で脳卒中後遺症などによる「寝たきり老人」が社会問題となった．1971年に東村山市では「寝たきり老人」の訪問看護事業を医師会へ委託し，すでに訪問看護を始めていた東京都白十字病院がこの訪問看護事業を担当した．1974年には「福祉医療業務」として東京都新宿区で65歳以上の「寝たきり老人」を対象に訪問看護が開始されるなど，自治体が主体となった訪問看護活動が始まった．

2● 医療としての訪問看護

　老人患者が増加しつつあるなか，もっとも早期に「寝たきり老人」の訪問看護を開始したのは京都の堀川病院であった．1965年，堀川病院では，脳卒中患者のリハビリテーションの必要性や高齢者の入院療養のあり方を検討するなかで，家内工業のため，ともすれば放置されがちな西陣地区の高齢者に対して訪問看護を行う必要性があると判断し，往診に加えて訪問看護を開始した．1971年には先述の東村山市の白十字病院でも訪問看護を開始している．これらの活動が皮切りとなり急速に医療機関で訪問看護が広がり始め，とくに自治体病院では退院後，治療を放置する患者や寝たきり老人に対する看護の必要性から訪問看護を実施した．1980年には157ヵ所の病院で訪問看護が行われている[3]．しかしなが

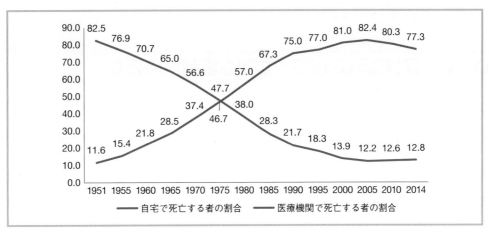

図I-3-1　死亡場所別にみた構成割合の推移
［厚生労働省：平成28年版厚生労働白書—人口高齢化を乗り越える社会モデルを考える，図表1-1-12 死亡場所別に見た，死亡数・構成割合の推移，〔https://www.mhlw.go.jp/wp/hakusyo/kousei/16/backdata/01-01-01-12.html〕（最終確認：2023年11月1日）を参考に作成］

ら，これらの訪問看護は保険制度上の診療報酬の裏づけはなく対象者と病院の間で取り交わされる契約による訪問であって，病院のサービスの一環と位置づけられたものであった．

3 ● 在宅医療の活動

　続いては在宅医療に焦点を当ててみよう．戦後間もないころの地方農村部では農業従事者が多く，「医者にかかるのは一生に一度」といわれるほど住民にとって病院はほど遠い存在でもあった．診療・治療技術が単純な時代は，検査機器も限られ自宅での医療水準は外来診療の水準と大きな遜色なく，患者が急性の疾患などを患うと医師を自宅に呼ぶ往診が広く行われていた．

　在宅医療の第一人者である佐藤 智医師は1950年，長野県塩尻村の診療所で，「村道は病院の廊下，患者の家は病室」という同僚の言葉に励まされ保健婦を伴って回診した．佐藤医師はその経験に基づき一生をかけて在宅医療を身をもって推進するとともに，訪問看護の制度化にも尽力した．佐久総合病院の若槻俊一医師もまた，健康診断のもととなった出張診療を全国に先駆けて行い，自分たちで健康を守り病気を予防することの重要性を説くなど地域に出向いて医療を展開した．

　しかし，1970年代の高度経済成長期以降には救急外来が高水準の医療を提供するようになり，その反面，検査手段の限定された在宅医療は診断力において劣るようになった．そのため臨時往診を行う医師は急速に減少していった．また，国民皆保険が実現し，国民が平等に医療サービスを享受できるようになると，医療需要が急速に拡大し病院・病床数が着実に増加した．多くの医療機関（病院および診療所）が各地に設置され，人々の身近なところに医療が位置づけられてきたのである．このため，1950年代から病院と診療所での死亡率が毎年増え続け，1976年には自宅死亡率を上回り，2005年には82.4%とピークに達した（**図I-3-1**）．これは，高度経済成長期の日本において効率性を重要視して，効率的とはいえない「老病死」を人々の暮らしから切り離したところに隔離しようとした当時の

社会背景とも見てとれよう．

D. 老人保健法制定以降：訪問看護制度の確立

　1980 年代前半より，病院のサロン化や社会的入院などが社会的問題となり，1982 年に成立した老人保健法によって，従来の施設収容型の老人福祉施策から在宅型の保健医療への方向転換が図られた．その後も高齢者数の増加，医療費の高騰，医療依存度の高い高齢者や障害者の増加が認められ，家族介護力の低下や扶養意識も変化した．

　老人保健法制定によって，疾病予防の保健事業の 1 つとして訪問指導が盛り込まれた．保健婦などは在宅の寝たきり老人や健康診断での要観察や要注意者を対象に，家庭における療養指導などを実施した．このような保健婦を中心とした活動は訪問看護制度導入後，介護保険制度施行後も健康づくりや介護予防を目的として展開された．

　老人保健制度の老人診療報酬「退院患者継続看護・指導料」が新設されたことで，病院の退院患者の訪問看護に対して医療保険の診療報酬が認められた．これは病院所属の看護師が，訪問看護を行ったことに対する経済的評価をはじめて得たことを意味する．ただし，この時点では退院後の限られた期間であったため，在宅療養の総合的なコーディネートと家族介護者への指導が訪問看護の主な役割であった．

　その後 1986 年には精神科の訪問看護に診療報酬点数が新設され，さらに 1988 年には「在宅患者訪問看護・指導料」が新設され，在宅で療養するすべての人を対象に訪問看護が実施されるようになった．1991 年の老人保健法の一部改正に伴い老人訪問看護制度が創設され，翌年には地域で暮らす高齢者の看護の拠点ともなる老人訪問看護ステーションが誕生し訪問看護制度が確立した．「居宅」も「医療の場」となり訪問看護の法律的基盤が整理されることとなった．

　その一方で，在宅で過ごしたいと希望する 64 歳までの人は診療所や病院からの訪問看護だけに医療保険が適用される状態であったが，1994 年の健康保険法改正に伴い，指定訪問看護制度（訪問看護ステーション）が創設された．これにより訪問看護対象者の年齢制限が撤廃され，全年齢の人が訪問看護サービスを利用できるようになった．つまり，難病や必要な条件を満たせば乳幼児や妊産婦，精神疾患患者や末期がん患者などの幅広い対象が，医療保険の適用を受けて訪問看護を訪問看護ステーションより受けられるようになった．また，助産婦も従事できるようになり地域における訪問看護提供の拠点として整備されていった．

E. 介護保険法施行以降：在宅看護の発展

　2000 年の介護保険法施行によって，利用者の年齢，疾患などによって医療保険と介護保険双方の制度にまたがった訪問看護が可能となり，訪問看護師の業務も従来の家族介護者への指導的役割から医療ニーズの高い患者への訪問看護の機能強化へと役割が変化していった．

　医療に対する人々のかかわり方も時代とともに変化した．1980 年代ごろからは，外来患

者の大病院への受診傾向が強くなり，軽症でも大病院受診を選択したり，休日・夜間の救急外来受診を助長したりして急性期医療を圧迫していることが問題視された[4]．また，日本では病状の程度に関係なく医療機関を自由に選び受診できるフリーアクセスが保障されているが，紹介なしに大病院を受診した際の初診料が段階的に値上がりしていることやかかりつけ医の推奨などが，一定の抑制をかける傾向にある．

そこで，大病院と地域の診療所との役割分担が改めて進められた．大病院は急性期の患者やむずかしい入院手術にあたるようになり，在宅医療を支えるためには，緊急時の連絡体制および24時間往診できる体制などを確保する「在宅療養支援診療所」制度が創設された（2006年）．

2014年には医療介護総合確保推進法による「地域包括ケア」の実現によって，訪問介護と訪問看護が一体的または密接に連携しながら，定期的な巡回訪問などを行う定期巡回・随時対応型訪問介護看護や，訪問介護，訪問看護，通所介護，短期入所が包括報酬で提供される看護小規模多機能型居宅介護事業などの訪問看護の母体の多様化が進んだ．訪問看護の機能は介護保険制度の中でも多機能化が図られ，看護職が他の専門職や地域住民と協働するモデルが展開され始めている．これは在宅療養の総合的なコーディネートの機能が訪問看護に期待されるようになったといえよう．

また，さまざまなサービスも展開されるようになり，医療依存度の高い療養者・児や自宅での看取りなどが加わった．在宅看護の中でもこれまでは，医療依存度の高い病態の療養者は病院や施設で生活することが一般的だった．しかし，長期の療養でも専門家の手当や支援，医療依存度が高い療養生活者への訪問看護が可能となってきた．同様に，周産期医療の進歩に伴い，これまで家庭で生活することが困難であった人工呼吸器などを必要とする医療的ケア児の家庭生活を可能にした．

あわせて近年人々の価値観は多様化し，住み慣れた自宅で最期を迎えたいといういわゆる在宅ホスピスへのニーズや，病を抱えながらも自分らしい生活を送るための在宅ケアのニーズも高まっている．家族構成の変化に伴い在宅による家族介護力は低下しているにもかかわらず，身体機能が低下しても自宅で生活したい，人生の最期を自宅で迎えたいと望む者の割合は5割に上る（図Ⅰ-3-2）．

家庭での生活を維持するためには，地域の医療・福祉・介護などの専門職種同士の連携がとても重要で，家族を含めた総合的支援が不可欠である．その中核を担うのが訪問看護であり，訪問看護師の果たす役割は大きい．

一方で，カフェのような柔らかな雰囲気の場所で，病気の悩みや健康に関する心配ごとを相談したり，話したりできる暮らしの保健室（p.155，第Ⅳ章2-Cも参照）やホームホスピスといったインフォーマルな看護活動も始まっている[5]．

救命・延命・治癒・社会復帰を前提とした「病院完結型医療」から，病気と共存しながらQOLの維持を目指し，住み慣れた地域や自宅での生活を地域全体で支える「地域完結型」の医療が今後ますます求められよう．高齢者・障害者・子どもなどすべての人々が，一人ひとりの暮らしと生きがいを，ともにつくり，高め合う「地域共生社会」（p.154，第Ⅳ章2-Bも参照）の実現に向けて，今後も地域完結型医療や在宅看護の発展的な広がりが期待される．

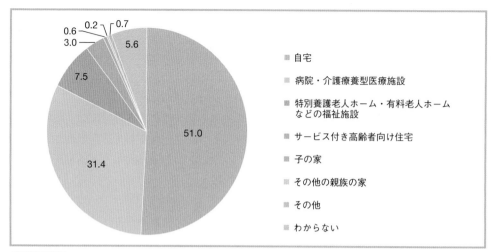

図Ⅰ-3-2　完治が見込めない病気の場合に迎えたい最期の場所（%）

［内閣府：令和元年版高齢社会白書（全体版），4．高齢期の生活に関する意識，〔https://www8.cao.go.jp/kourei/whitepaper/w-2019/html/zenbun/s1_3_1_4.html〕（最終確認：2023 年 11 月 1 日）を参考に作成］

コラム

訪問看護の誕生と発展にかかわった 2 人の先駆者

●佐藤智医師（1924-2016）

　佐藤医師は，長野県塩尻村国保直営診療所（1950 年〜），東京都東村山市の白十字病院（1970 年〜），ライフケアシステム（1980 年〜）などにて，「病は家庭で治すもの」という信念のもとに人の尊厳を重視する立場から高齢者に寄り添い，在宅ケアを推進した．パートナーである看護師の制度的発展にも力を注ぎ，当時の無償で働く訪問看護師たちに勇気を与えた．佐藤医師が白十字病院で請け負った寝たきり老人訪問看護事業は，1971 年には行政の事業として正式に位置づいた．さらに都内において会員制の市民組織ライフケアシステムを創設し，「自分たちの健康は自分たちで守る」をモットーに，会員自らの健康レベルに応じて自立した選択ができるよう会員への 24 時間ケアや訪問看護，健康教育，入院が必要になったときの委託病床の確保などの独自のサービスを試行してきた．その先駆的な考え方や取り組みは国政からも注目され，1992 年の老人訪問看護制度の発足につながった．

●早川一光医師（1924-2018）

　早川医師は，京都西陣地域の地域医療の発展に貢献した（1950 年開設の白峯診療所，1958 年開設の堀川病院）．熱心に往診して病人や家族の生の声を聞き取り，医療の原点は人々の生活の中にあることを社会に発信した．急患往診においては自らが先頭に立つ一方，定期的に訪れる固定往診では看護師を先に訪問させ，1965 年からは訪問看護部として独立させた．白峯，堀川の両医療機関開設時の民間出資者の声を聴くための組織を立ち上げ，病院と一般住民のパイプ役とした．自分たちの「身体」と「暮らし」は自分たちで守ることを掲げ，住民とさまざまに連携した．その1つとして，1970 年前後に高齢者の長期入院が日本の各病院の課題となった際にも，住民と話し合いを重ねて間欠入院制度を生み出して注目された．これは，高齢者の入院期間の短縮化（短期入院）と，退院後の訪問看護およびホームケアの充実を組み合わせる方式が特徴で，訪問看護の存在が重要な鍵となる制度である．

　上記 2 名の先輩である若月俊一医師（1910-2006）は，戦争末期から長野県の佐久地域で農

民の地域医療に取り組んだ．保健師と連携したその活動はその後の訪問看護にも通じるものがあり，若月俊一著の『信州の風の色―地域農民とともに50年』（旬報社，1994年初版，2010年再版）に生涯をかけた活動の詳細が描かれている．

参考文献
ⅰ）佐藤　智：在宅ケアの真髄を求めて―私の歩んだ一筋の道，日本評論社，2000
ⅱ）早川一光：ほな，また，来るで―人を看るということ，照林社，2004

学習課題

1．日本の在宅医療・在宅看護・地域保健活動は，それぞれどのような社会背景が影響して変遷していったのかをまとめてみよう．

引用文献
1）看護史研究会：派出看護婦の歴史，p.14-31，勁草書房，1983
2）野村陽子：近年の訪問看護の歴史―制度化の経緯を中心に．訪問介護と看護1（5）：344-350，1996
3）大国美智子：保健婦の歴史，p.2-15，医学書院，1973
4）篠崎英夫，阿曽弘一，小林之誠ほか：大病院志向の流れは変えられるか．病院52（4）：322-329，1993
5）山田雅子：在宅看護これまで来た道―明治の時代から在宅看護実践と制度の変遷を振り返る．訪問看護と介護20（11）：896-902，2015

第II章

人々の暮らしの成り立ちと健康

学習目標

1. 人々の「暮らし」とはどのようなものであるかを理解し，人々の暮らしをとりまく社会のありようについて理解する．
2. 暮らしや生活習慣が心身の健康に与える影響を理解する．
3. 人は家庭や所属する組織，住む地域などのさまざまな社会集団の影響を受けて生活していることを理解する．
4. 社会経済や所得状況が人々の暮らしに与える影響について理解する．

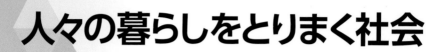

1 人々の暮らしをとりまく社会

この節で学ぶこと

1．人は，社会に囲まれその影響を受けながら暮らしている存在であることを理解する．
2．社会にはどのような種類や特徴があるか理解する．

A. 人々の日々の暮らしと世の中とのつながり

　私たち人間は長くても100年程度の寿命を生きる存在であり，これは長い人類の歴史からすればごく短期間である．住む場所も行く場所も限られ，一人ひとりはたまたま遭遇するごく限られた世の中で生き，次の世代へとバトンタッチしていく．

　人間は誰もがこのように小さな存在にすぎないが，誰であろうともその個人的な一生は，身を置いている世の中とのやりとりの中で豊かに彩られている．やりとりの中でさまざまな喜怒哀楽を体験し，善悪や好き嫌いの価値判断をし，後悔・反省などの紆余曲折を経験する．また，人間は想像し架空の世界を思い描くことができる生物であり，実生活に加えて想像の世界においても多様な経験をしている．おそらく誰一人として同じ経験をする者はなく，経験は個人にのみ帰属するといえるであろう．

　このように，人生を過ごすことができるのは個人を取り囲む世の中があってこそのものであり，人は世の中とは無関係に生きていることはないということは，古代からの哲学者，思想家，経済学者，社会学者たちが論じている[1]．人類は発祥のころから群れて生活していたと想定されており，おそらく複数の人で構成される社会にいることは人間にとって当然のものであると考えられる．したがってここでいう世の中とは，「人々が互いにかかわり合って生きて暮らして行く場．世間，社会」と言い換えることができる．

B. 「暮らし」とは何か：暮らしを構成する要素

　社会に話を進める前にまず暮らしについて考えてみよう．「暮らし」とは人々が毎日過ごしている様子を指す．どのようにその日を過ごすかは状況に応じてさまざまに違いがあり，違いを生じさせる要因は，暮らしを構成する要素につながっている．

　たとえば，年齢差を取り上げてみよう．人間には8つの発達段階があることを心理学者のエリクソン（Erikson EH）が提唱しているが[2]，13歳からの「青年期」にある人と，40歳からの「壮年期」にある人とでは1日の過ごし方が異なることは想像に難くない．また，時代背景の差もある．今日の高齢者が子どもであったころの暮らしと，テレビやスマートフォンがある現代の子どもの暮らしが異なっていることは明らかである．近年は地方創生

が注目され過疎地域や限界集落*での暮らしの維持が危惧されているが，都会の暮らしと地方の暮らしにも地域差がある．

　このように，日々の衣食住とそれにまつわるさまざまな行動を核とし，それに関係して収入を得る手段や移動手段，人間関係やそのことにあてる時間の質や量などが暮らしの要素となる．

C. 暮らしのストーリー性

　暮らしには連続性があり，多くの場合，明日からまったく別の1日が始まるというわけではない．しかし，変化は少なからずある．長く生きれば生きるほどさまざまな暮らしの変化を経験していくことだろう．たとえば親子関係，友人関係，職場関係など，長い年月のうちに暮らしは変化し，かかわる人々と過ごす時間の濃密度や楽しさが変わってくることもある．つまり，人とのかかわり，会う機会の増減などの理由から，暮らしにはストーリー性が付与されている．暮らしの変化は原因や理由を伴うストーリーでつながっているのである．

　入学・卒業，就職・退職，出産・子離れなど人生の画期的な出来事は誰にでもある．それをきっかけに暮らし方が変化することもよくあるが，個人の人生観や人間関係，家族関係までが一気に変わることは少なく，むしろ画期的な出来事によって新たなストーリーの展開が追加される．また，近年は大規模な自然災害が頻発し，一瞬にして家を失う，家族を失う，町が激変することなどが生じている．そのような場合でも人々は過去の姿や暮らしに思いを馳せ，なんとかして暮らしの再興を模索する．

　このように暮らしにはストーリー性があり，昨日，今日，明日とつながっている．

D. 人の一生と社会

　では社会とはどのようなものだろうか．人の一生という視点でみると，私たちは物心がついた時点ですでに人々（家族や親戚，近所の人々など）に囲まれて暮らしている．

　子どもは生まれ落ちるとまずは家族に迎えられ，そこでさまざまな経験をしながら育つ．家族構成およびそれらの人間関係，家の生計と結びつく仕事やそこにある価値観，経済状態などの成育環境に影響されたさまざまな情報を無意識下に受け取る．家族の周辺には地域社会や親戚・縁者などの人間集団が存在し，それぞれに地域特性や多様性があるため，そこから子どもが受ける影響も多様である．子どもはそのような成育環境・生活環境の下で生活習慣や生きていくためのスキルを身につけていく．暮らしの行動範囲が限定的な幼少期には周囲の人々から「衣食住」「情愛」などが提供され，長ずるにつれて「物事の善悪」「皆と生きるうえでのルール」などが伝達される．同年代社会（遊び），学校社会（友人，先生，きまり），地域社会（価値観，情報）などと交わり，このようなかかわり合いをもちながら存在する人々の集団が個人にとっての「社会」の最初の一歩である．

---

*限界集落：住民の半数以上が65歳以上の集落をいう．共同体としての存続が「限界」という意味．

　次の発達段階では，同年代社会，学校社会，地域社会などと交わり，有形無形の情報を受け取り，道徳的な態度や他人と接する術を身につけ，徐々に人生の目標にも関心を向けていく．このころには子どもの個性も明確になり，受け取った情報に対する子ども側の反応も一様ではなくなり，求める情報も恣意的になる．子どもはこのようにして社会とかかわりながら個々に興味関心や人生の目標を絞り，歩んでいく．

　さらに大きな枠組みでとらえると，子どもが育つ身近な環境の外周には国や自治体などの社会が存在する．子どもはこのような生まれた時代に存在する国単位，都道府県単位の生活環境からも影響を受け，唯一無二ともいえるほど一人ひとりが独特の存在となる．一人ひとりの人生の背後には個々の異なる社会集団が存在するともいえる．

E.　俯瞰的にみた社会

　一方，もう少し俯瞰的な立場から社会を考えると，社会と呼べるものには血縁，地縁，婚姻に基づく社会のほか，学校や会社などのなんらかの目的に基づいた社会，また国や民族などのように他の社会と線引きをする必要のある社会などがある．人は複数の社会に属しているが，それは図Ⅱ-1-1のように重層構造をなしている[3]．ここで注目されるのは，有史以前から存在したと思われるタイプの社会と，人間が歴史を重ねてつくり上げてきたタイプの社会があることである．たとえば，『「社会」の誕生』[4]には，後者の「社会」への認識について以下のような記述がある．

　　人は有史以前からずっと複数の個人の間で関係を築きながら―家族，親族，部族，村落等々―「共に生きてきた」ようであるし，その意味では人類の発生以来「社会」も「人間」も存在したと言えなくもない．しかし，今日我々が社会の名の下に思い描く像，とりわけその典型の一つである国家をモデルとする国境線を模した輪郭のはっきりした一つの「まとまり」，一つの機能的に重層化された組織，人間の相互的連関の総体としてのいわゆる「全体社会」が観念されるようになったのは全く最近のことなのだ．

　これは，19世紀フランスの政治思想家・政治家のトクヴィル（Tocqueville AD）が示した考えであるが，同じことは日本をはじめ各国にも当てはまり，国家が社会として認識されたのはそれほど昔ではない．

F.　社会と文化

　社会それぞれのありようや考え方は多様である．たとえば家族という社会を考えた場合，一夫多妻制，一妻多夫性，一夫一婦制など，民族や国家的枠組みでの違いの下では婚姻についての文化の差が大きい．日本の中でみても，高度経済成長期で推奨された「夫はソトで働き，妻はウチで家事・育児」という性別役割分業の時代と，女性の社会進出が進んだ現在とでは大きな差がある．このように，家族という社会には時代や制度を背景とした多様な文化が存在することがわかる．また，国家間の文化的違いについては多数の研究が行われている．個人の尊重を第一とする西洋諸国と，集団や組織の尊重を第一とする日

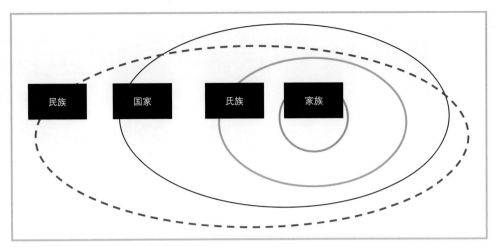

図Ⅱ-1-1　社会の重層構造
［大塚柳太郎, 河辺俊雄, 高坂宏一ほか：人類生態学, 第2版, p.49, 東京大学出版会, 2012を参考に作成］

本やアジアの国々などが対比され, 国家に属する全員が同じ考えでなくても, 大多数が示す文化的傾向があることが明らかにされている[5].

　19世紀後半ごろのヨーロッパからは, 社会のあり方をとらえる学問領域も生まれた. デュルケーム（Durkheim É）は社会を客観的対象として研究する社会学を提唱した[4]. これによって, 宗教的世界観によって主観的にとらえられていた社会が客観的にとらえられるようになった. また20世紀に入って, パーソンズ（Parsons T）は, 国民社会のような人間のさまざまな集合体には①秩序の存在, ②なんらかのまとまりがある, ③輪郭が境界となる, ④構成要素の間に相互関係がある, ⑤関係を制御する構造が存在するということを前提に, 社会システム論を提唱した[6].

G. 人々の暮らしをとりまく社会

　ここまで述べてきたように暮らしが社会から大きな影響を受けていることは明白である.
　人の暮らしの場が血縁, 地縁社会から離れたとしても, そこで得た暮らしの経験や文化的影響は身についており, これらはストーリーを紡ぐように新たな社会での暮らしにも影響する. その点では, 長く生きて多様な社会での暮らしの経験をもつぶん, 高齢者はたくさんのストーリーと文化的蓄積をもつ存在であるともいえる.
　血縁, 地縁社会は本来暮らしを助け合うことが自然に行われる社会である. 助け合うという意識ももたずに自然にそれが発揮されるということも特徴である. 人の本性についてはさまざまな議論があるが, 利他行動, 協力行動にあふれた社会であるともいえる.
　高齢者の単独世帯が増加している今日, 血縁, 地縁社会が見直されようとしている. 住み慣れた地域で暮らし続けることに向けたさまざまな政策が発表されており, たとえば中山村地域などで安心して暮らしていくために, 各地に分散した生活サービスや地域活動の場などをつなぎ, 生活を支える新しい地域運営のしくみをつくる, いわゆる「小さな拠点」づくり[7]のイメージとして**図Ⅱ-1-2**が示されている[8].

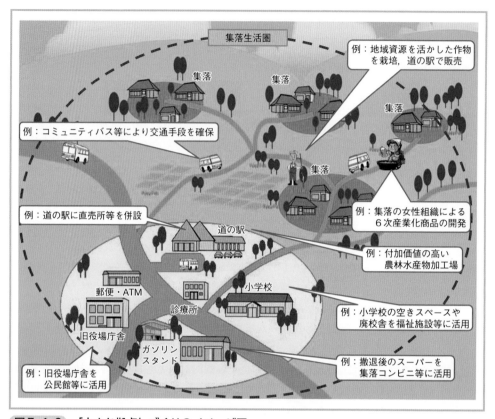

図Ⅱ-1-2　「小さな拠点」づくりのイメージ図
［内閣府：住み慣れた地域で暮らし続けるために～地域生活を支える「小さな拠点」づくりの手引き～，概要版，p.1,
2016，〔https://www.chisou.go.jp/sousei/about/chiisanakyoten/chiisanakyoten-tebiki-gaiyou.pdf〕（最終確認：2023 年
11 月 1 日）より引用］

コ ラ ム

子どもの心理的・精神的発達と脳の関係

　　言語を獲得する，文化や生活習慣を身につける，思考力を高める，発見・発明する，共感す
るなど多岐にわたる心理的・精神的な発達は，脳という臓器と関係が深い．5～6 歳くらいで
脳の大きさは大人の脳の 85% 程度まで大きくなることから，この年齢までの期間は脳内の
ニューロンのつながりの形成が著しい期間であると考えられている．また，いったんできたつ
ながりでも使う頻度が低いものは取り除かれ，よく使うつながりを際立たせるように刈り込み
が行われるなど，近年は脳の研究によって心理的・精神的な発達の裏づけの解明が進んでい
る[i]．
　　脳の発達は，5～6 歳を越えても経験に応じてさらにつながりの形成，刈り込みが行われ，
ゆっくりと成長を継続する．言語の獲得などの基本的に備わっている機能もあるが，日本語環
境で育てば日本語が獲得されるなど，成育環境・生活環境からの影響が大きいことは明白であ
る．

引用文献
ⅰ）明和政子：ヒトの発達の謎を解く―胎児期から人類の未来まで，p.114，筑摩書房，2019

学習課題

1. 自分より世代が上の家族や知人を想起し，これまでどのような社会をくぐってきた
   か，それがその人の暮らしや個人的なストーリーにどのように影響したか考察してみ
   よう．

引用文献

1) キャンベル・T：人間社会に関する7つの理論（野村　博，加藤信孝監訳），p.5-21，晃洋書房，1993
2) エリクソン・EH，エリクソン・JM：ライフサイクル，その完結（村瀬孝雄，近藤邦夫訳），増補版，p.34，みすず書房，2001
3) 大塚柳太郎，河辺俊雄，高坂宏一ほか：人類生態学，第2版，p.49，東京大学出版会，2012
4) 菊谷和弘：「社会」の誕生—トクヴィル，デュルケーム，ベルクソンの社会思想史，p.14，講談社，2011
5) 吉野諒三：意識の国際比較可能性追求のための「文化多様体解析」．統計数理63（2）：203-228，2015
6) 碓井　崧，丸山哲央，大野道邦ほか（編）：社会学の理論，p.158，有斐閣，2000
7) 国土交通省：実践編「小さな拠点」づくりガイドブック，概要版，p.1，〔https://www.mlit.go.jp/common/001086374.pdf〕（最終確認：2023年11月1日）
8) 内閣府：住み慣れた地域で暮らし続けるために〜地域生活を支える「小さな拠点」づくりの手引き〜，概要版，p.1，2016，〔https://www.chisou.go.jp/sousei/about/chiisanakyoten/chiisanakyoten-tebiki-gaiyou.pdf〕（最終確認：2023年11月1日）

2　個人の暮らしと健康

この節で学ぶこと

1．暮らし方（生活習慣）が心身の健康にどのような影響を及ぼすのかを学ぶ.
2．心身の健康を把握・評価するための概念や尺度，分類方法などについて学ぶ.

A.　暮らしと心身の健康

1 ● 暮らしにおける ADL と BADL，IADL

　人の暮らしは衣食住が基本であり，衣食住を整え生活の営みを支える基本的な動作が日常生活動作（activities of daily living：**ADL**）である．ADL が低下すると活動性も低下し，社会参加の機会が減るため，生きがいや役割意識を見出せなくなり，家に閉じこもりがちになる．そのループが身体・精神機能をますます低下させることになるため，ADL がどれだけできる/しているかが重要になるといえる.

　ADL は，**基本的 ADL**（basic ADL：**BADL**）と**手段的 ADL**（instrumental ADL：**IADL**）の2つがある．BADL は食事，整容，更衣，排泄，入浴，移動といった基本的な行為であり，狭義の ADL である．一方，IADL は電話，買い物，食事の準備，洗濯，自動車運転や交通機関の利用，服薬管理，金銭管理などの，なんらかの道具を用いて行うより複雑で応用的な ADL である．たとえば食事に関し，BADL では食材を口に入れて飲み込むという行為であり，IADL では献立を考え，食材を準備し，調理し，食卓に提供し，箸，スプーン，皿などを用いて食べ，それらを片付けるといったことが該当する．IADL は疾患や障害の有無だけでなく，年齢や性，個人の生活習慣，家庭内の役割，住居環境などによって異なり，個人が在宅においてどのくらい自立した生活をしているかを知るうえで重要な情報である．ADL の評価方法として，BADL ではバーセルインデックス（Barthel Index）（**表Ⅱ-2-1**），IADL ではロートン（Lawton MP）らによる IADL 尺度，老研式活動能力指標などがある.

2 ● 暮らしの要素と QOL

　Quality of life（**QOL**）は，生活の質，人生の質，生命の質と訳されることが多いが，QOL は多くの要素を含み，さまざまな解釈がある．たとえば健康関連の QOL を測定する代表的な尺度に SF-36 があり，この尺度では QOL は身体機能，日常役割機能（身体），体の痛み，全体的健康感，活力，社会生活機能，日常役割機能（精神），心の健康の8つの健康概念から成り立っている[1]．つまり，これらのどれかが低い状態であれば QOL は高いとはいえない．食事や着替えを自力ででき身体機能は保たれていても，体に痛みがあれば

表Ⅱ-2-1　バーセルインデックス（Barthel Index）

項　目	点　数	質問内容
1. 食事	10 5 0	自立，自助具などの装着可，標準的時間内に食べ終える 部分介助（たとえば，おかずを切って細かくしてもらう） 全介助
2. 車椅子からベッド 　 への移動	15 10 5 0	自立，ブレーキ，フットレストの操作も含む（歩行自立も含む） 軽度の部分介助または監視を要する 座ることは可能であるがほぼ全介助 全介助または不可能
3. 整容	5 0	自立（洗面，整髪，歯磨き，髭剃り） 部分介助または不可能
4. トイレ動作	10 5 0	自立（衣服の操作，後始末を含む，ポータブル便器などを使用している場合はその洗浄も含む） 部分介助，体を支える，衣服，後始末に介助を要する 全介助または不可能
5. 入浴	5 0	自立 部分介助または不可能
6. 歩行	15 10 5 0	45 m 以上の歩行，補装具（車椅子，歩行器は除く）の使用の有無は問わない 45 m 以上の介助歩行，歩行器の使用を含む 歩行不能の場合，車椅子にて 45 m 以上の操作可能 上記以外
7. 階段昇降	10 5 0	自立，手すりなどの使用の有無は問わない 介助または監視を要する 不能
8. 着替え	10 5 0	自立，靴，ファスナー，装具の着脱を含む 部分介助，標準的な時間内，半分以上は自分で行える 上記以外
9. 排便コントロール	10 5 0	失禁なし，浣腸，坐薬の取り扱いも可能 ときに失禁あり，浣腸，坐薬の取り扱いに介助を要する者も含む 上記以外
10. 排尿コントロール	10 5 0	失禁なし，収尿器の取り扱いも可能 ときに失禁あり，収尿器の取り扱いに介助を要する者も含む 上記以外

点数が高いほど自立していることを表す．

［Mahoney FL, Barthel DW：Functional evaluation：the Barthel index. Maryland State Medical Journal 14（2）：61-65, 1965 より作成した日本老年医学会（編）：健康長寿診療ハンドブック—実地医家のための老年医学のエッセンス, p.139, メジカルビュー社, 2011 より引用］

　　QOL は高いといえず，また逆に，食事や着替えを自力で行うのがむずかしくとも，心が落ち着いていて楽しく穏やかな気分であれば，QOL は低いといえない．

　　このように，人の暮らしが ADL だけで成り立っているわけではないことは誰しもがわかることであろう．青年期であれば，学ぶことや遊ぶことが暮らしの中心をなすであろうし，その先には働くことや子どもを産み育てることなど，それまでの暮らしのストーリー展開に応じたその時々の多様な暮らしがあり，それらの経験の中で人としての成長を重ねている．また，これらの暮らしの要素は，学ぶこと１つを例にとっても，家庭学習や学習塾に通う，自然体験を通じて学ぶ，定年退職を迎えてから生涯学習をするなど，実にさまざまな形がある．たとえ疾患や障害があったり，年老いていたとしても，その人自身の価

値観や人生観などに基づいてその人が思うような暮らしが形成されるべきであり，一人ひとりが幸せや楽しみ，生きがいをもち，QOL が尊重されて豊かな暮らしとなる.

┃引用文献┃

1)　下妻晃二郎：QOL 評価研究の歴史と展望. 行動医学研究 21（1）：4-7，2015

B. 暮らし方や生活習慣と健康レベル

1 ● 生活習慣の健康への影響

　　暮らし方や生活習慣は日々の積み重ねであり，健康に好ましくない暮らし方を長期間続ければ，健康へ悪影響が及ぼされる. 生活習慣病は，「食習慣，運動習慣，休養，喫煙，飲酒等の生活習慣が，その発症・進行に関与する疾患群」[1]と定義されており，今や国民医療費の約 3 割，がん・心臓病・脳血管疾患を合わせると死亡原因の約 5 割を占める国民病である. 図Ⅱ-2-1 は生活習慣病が進行する様子を川の流れに見立てたものである. 不健康な生活習慣が改善されずに続くと，川の上流（左上）から下流（右下）へと健康のレベルが悪化し，最終的には生活機能が低下し，要介護状態に陥ることを示している. 生活習慣病は自覚症状に乏しく，気づかぬうちに徐々に進行する. このため次世代を含めたすべての人が健やかな生活習慣を形成できるようにしていく必要がある.

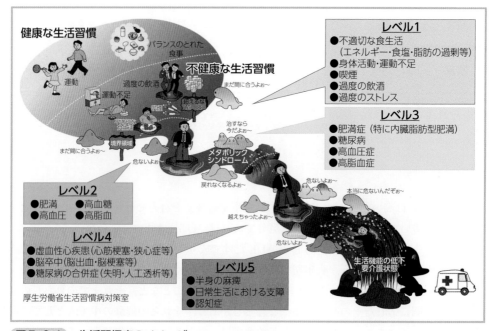

図Ⅱ-2-1　生活習慣病のイメージ

［厚生労働省生活習慣病対策室：新たな健診・保健指導と生活習慣病対策 標準的な健診・保健指導プログラム（確定版），p.88,〔https://www.mhlw.go.jp/bunya/kenkou/seikatsu/pdf/ikk-a.pdf〕（最終確認：2023 年 11 月 1 日）より引用］

2 ● 健康のとらえ方と健康への影響要因

a. プライマリヘルスケア

　世界保健機関（World Health Organization：WHO）では，健康を「病気ではないとか，弱っていないということではなく，肉体的にも，精神的にも，そして社会的にも，すべてが満たされた状態にあること」[2]と定義し，健康を肉体的（身体的）の一側面からでなく，精神的，社会的状態も含み，またすべてが満たされた状態にあるととらえている．この定義は1947年に採択され，その後1978年のアルマ・アタ宣言では，健康は人間の基本的な権利であるとし，「すべての人に健康を」を目標としたプライマリヘルスケアが提唱された．プライマリヘルスケアは，健康教育や予防接種，感染症対策などの8項目を基本的保健サービスとしている．また，保健医療サービスは医師や看護師という専門職から与えられるという一方通行でなく，住民や患者の主体的な参画のもとで届けられるべきなどとしている[3]．

b. ヘルスプロモーション

　1986年のオタワ憲章で提唱し，2005年のバンコク憲章で再提唱したヘルスプロモーションは，新しい健康観に基づく21世紀の健康戦略で，「人々が自らの健康とその決定要因をコントロールし，改善することができるようにするプロセス」と定義されている[4]．目標実現のための活動方法として，健康な公共政策づくり，健康を支援する環境づくり，地域活動の強化，個人技術の開発，ヘルスサービスの方向転換の5つを掲げており，これらの有機的な連携が具体的な"健康づくり"に発展していく[4]．たとえば，健康な公共政策づくりや健康を支援する環境づくりには，公共施設での禁煙対策や住民が運動できる施設や歩きやすい歩道の整備などが該当する．ヘルスプロモーションは予防活動が重視されるが，健康から疾患の進行にわたる予防活動は，次の3段階に分けられている．（p.124，第Ⅲ章2-G-1も参照）

- 　一次予防：健康を増進し発症を予防することであり，手洗いなどの感染予防策，食育や性教育などの健康教育，減塩指導や高血圧予防教室，予防接種などが該当する．
- 　二次予防：病気を早期に発見し早期に治療することであり，がん検診などが該当する．
- 　三次予防：病気にかかった後の対応として治療・機能回復（リハビリテーション）・機能維持を行うことであり，再発予防や社会復帰の支援などが該当する．

c. 健康格差

　近年は健康の社会的決定要因と健康格差に関して重要視されており，日本では健康日本21（第二次）においてWHOの健康の社会的決定要因の概念的枠組みをもとに検討がなされている．「健康格差とは，地域や社会経済状況の違いによる集団における健康状態の差」と定義される[5]．たとえば，所得の低い層は所得の高い層に比べて，喫煙者や健診未受診者，歯の本数が20本未満である者が多いという全国的な調査結果が出ており，所得の低い層において将来的な健康影響が懸念される．近藤[6]は，社会経済的因子が健康に影響するプロセスをモデルに示している（図Ⅱ-2-2）．

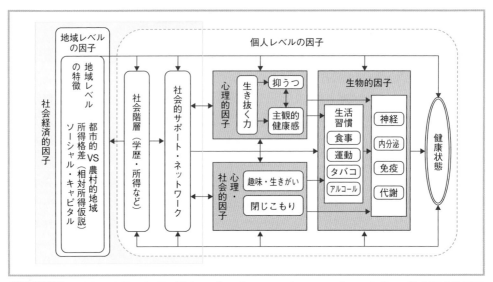

図Ⅱ-2-2　健康の生物・心理・社会モデル（bio-psycho-social model）—社会経済的因子が健康に影響するプロセス

［近藤克則：序章　処方のために何が必要か．健康格差社会への処方箋，p.6，医学書院，2017 より引用］

3 ● 国際生活機能分類（ICF）の考え方

　2001 年に WHO で採択された**国際生活機能分類**（International Classification of Functioning, Disability and Health：**ICF**）は，病気や障害の有無にかかわらず，すべての人に対し健康状況と健康に関連する状況とを分類するものであり，**生活機能**を中心概念に置く．それまでの国際障害分類（International Classification of Impairments, Disabilities and Handicaps：ICIDH）では障害のマイナス面に着目した見方であったが，ICF では生活機能のプラス面の見方を重視している．ICF は「人が生きることの全体像」についての「共通言語」であり，対象者の全体像をとらえたり，それを他者に正しく伝えるために使うために用いられる[7]．

　生活機能とは，「心身機能・身体構造」「活動」「参加」の 3 つのレベルからなる．生活機能に影響を与える背景因子として「環境因子」と「個人因子」がある．また「健康状態」も生活機能に影響を与える．ICF モデルはこれらにより構成される（**図Ⅱ-2-3**）．

　「心身機能・身体構造」は身体系の生理的機能や身体の解剖学的部分であり，「活動」は課題や行為の個人による遂行のことであり，「参加」は生活・人生場面へのかかわりのことである．「環境因子」は人々が生活し，人生を送っている物的な環境や社会的な環境，人々の社会的な態度による環境を構成する因子のことである．「個人因子」は個人の人生や生活の特別な背景であり，健康状態や健康状況以外のその人の特徴からなる[8]．

　ICF は，次の 3 つが大きな特徴である[7]．

　①すべてのレベルを重視：1 つや 2 つのレベルを過大視せず，3 つのレベルの全体を見てとらえる．

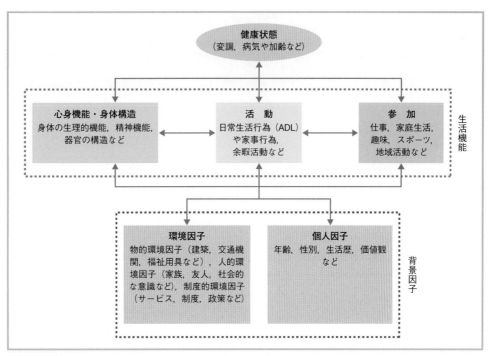

図Ⅱ-2-3　国際生活機能分類（ICF）モデルの構成要素と相互作用
変調，病気や加齢などを含む，あらゆる健康状態に関係した生活機能の状態から，その人をとりまく環境因子やその人固有の特徴（個人因子）までを統合した全体像をとらえるために整理された，新しい健康観・障害観に基づく分類・モデルである．
［障害者福祉研究会（編）：ICF 序論．ICF 国際生活機能分類—国際障害分類改定版，p.17，中央法規出版，2002 を参考に作成］

②相互作用を重視：生活機能の 3 レベルが互いに影響を与え合う．さらに，一方では「健康状態」，他方では「環境因子」と「個人因子」が生活機能の 3 レベルと影響を与え合う．このような相互作用を重視する．
③「プラス面」から出発：プラス面を重視し，マイナス面をもプラス面の中に位置づけてとらえる．

　また ICF では「活動」を「できる活動」（能力）と「している活動」（実行状況）の 2 側面からとらえている．この情報把握を的確に行うことが，在宅療養者の生活機能の維持，向上に重要である．ICF の活用により，在宅療養者やその家族および保健・医療・福祉などの多職種の関係者が，障害や疾患の状態について共通理解をもつことができる．

引用文献

1）　厚生労働省：生活習慣に着目した疾病対策の基本的方向性について（意見具申），〔https://www.mhlw.go.jp/www1/houdou/0812/1217-4.html〕（最終確認：2023 年 11 月 1 日）
2）　日本 WHO 協会：世界保健機関（WHO）憲章とは，〔https://japan-who.or.jp/about/who-what/charter/〕（最終確認：2023 年 11 月 1 日）
3）　中村安秀：プライマリヘルスケアの 40 年の歩み．保健の科学 60（6）：364-368，2018
4）　日本ヘルスプロモーション学会：ヘルスプロモーションとは，〔https://plaza.umin.ac.jp/~jshp-gakkai/intro.html〕（最終確認：2023 年 11 月 1 日）

5)　厚生労働省：健康寿命の延伸と健康格差の縮小，p.26，〔https://www.e-healthnet.mhlw.go.jp/information/21_2nd/pdf/4_2_1.pdf〕（最終確認：2023 年 11 月 1 日）
6)　近藤克則：序章 処方のために何が必要か．健康格差社会への処方箋，p.6，医学書院，2017
7)　上田　敏：4. ICF の目的．ICF の理解と活用—人が「生きること」「生きることの困難（障害）」をどうとらえるか，p.28-31，きょうされん，2005
8)　障害者福祉研究会（編）：4. ICF 構成要素の概観．ICF 国際生活機能分類—国際障害分類改定版，p.9-16，中央法規出版，2002

学習課題

1．人間が「健康である」といえる状態とはどのようなものか考えてみよう．
2．健康に好ましくない生活習慣によってもたらされる疾患にはどのようなものがあるかあげてみよう．
3．心身の健康を評価する主な尺度や分類について，概要をまとめてみよう．

③ 社会集団が暮らしに与える影響

この節で学ぶこと

1. 人の暮らしはさまざまなレベルの社会集団（家族，とりまく集団，所属する組織）に囲まれていること，生きがいや役割もその中から生まれることを理解する．
2. 社会集団は時代に沿って変化し，人の生き方・考え方に影響することを理解する．

A. 家族と個人

　　現在私たちの身の回りには学校や地域社会，仕事や趣味の仲間，国や宗教など人間が複数集まるたくさんの社会集団がある．しかし，人間が最初に出会う集団は，誕生した瞬間にそこに備わっている家族である．ただし，家族というものは時代や国・民族などによって形態や情のつながり方が大きく異なっており，私たちが肌で感じているような家族は，あくまで現在の時代を反映して形成された日本の家族である．

1 ● 家族とは何か：社会学的なとらえ方から

　　家族については次のような説明が一定の支持を得ている．まず，社会を血縁，地縁から発生する基礎社会と，それ以外の派生社会に分け，前者は原始的な時代から存在する社会，後者を人為的に利害や文化的類似性によって結ばれた社会とする考えである．前者の血縁による社会の1つに家族があげられている（ほかには氏族，部族，民族など）．これは日本の研究者によって考えられたものである[1]．ほかに，テンニース（Tönnies F）が提唱した，社会を自然発生的な社会（共同社会：ゲマインシャフト）と個人の思考によって選択される社会（利益社会：ゲゼルシャフト）に区別するものがある．前者の自然発生的な社会には，①感情や気分，②習慣や伝統，③良心や信仰の3種類の共有があり，①には家族や民族，②には村落と地域自治体，③には都市と教会があたるとしている[2]．

　　このように，家族は原始の時代からあり，自然発生的に存在するものであると考えられている．しかし，人間はたくさんの社会や制度を生み出し，さらには科学を生み出して文明や文化を発展させてきた．その過程において，家族のあり方にもさまざまな影響が及び，多様な形態が生まれている．

2 ● 日本の家族の歩み：近年に焦点を当てて

　　第二次世界大戦前の社会においては，多くの家族には直系の子，親，祖父母の3世代がそろい，なかには傍系親族を含む拡大家族も存在した．このような時代を体験している高齢者からは，現代の若者が想像するものとは異なる家族のイメージが語られてもおかしく

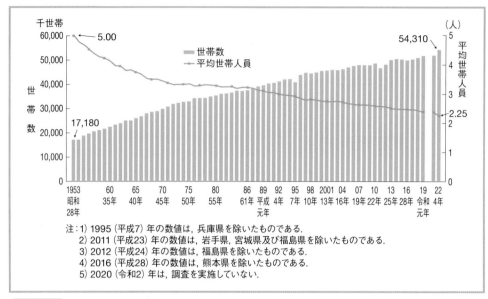

図Ⅱ-3-1　世帯数と平均世帯人員の年次推移

［厚生労働省：2022（令和4）年　国民生活基礎調査の概況，結果の概要，p.3,〔https://www.mhlw.go.jp/toukei/saikin/hw/k-tyosa/k-tyosa22/dl/02.pdf〕（最終確認：2023年11月1日）より引用］

はない.

a. 近代家族および高度経済成長期の家族と暮らし

　日本でいう近代家族は，家制度が廃止された後の家族のことである.

　家制度下の家族は，家父長制をとり，家父長が子どもたちの結婚相手を選び，家督は長男だけが相続し，「家」の継承のための生殖を重視するなど，前近代的な姿であった. それに対し，戦後の新憲法の下の家族は家族成員の個人的人権と自由が尊重され，「家」の継承のための生殖よりも夫婦の愛情と信頼が強調された.

　高度経済成長期が始まる前（1950年）と後（1975年）を比較すると，高度経済成長後は農林水産業が大きく減少し，建設業，製造業，卸小売業やサービス業が大きく増えた. それにつれて地方から都市への人口移動が生じ，都市に出て核家族を築いて暮らす者が増加したといわれている. 『平成13年版厚生労働白書』によると，1960年における「夫婦と子」のみの家族は約848万世帯であったのに対し，1975年には約1,429万世帯と大きく増えている[3]. 世帯数と平均世帯人員の年次推移を**図Ⅱ-3-1**に，世帯構造別にみた世帯数の構成割合の年次推移を**図Ⅱ-3-2**に示す.

　かつては大家族だった日本の家族に，高度経済成長は核家族が増えるという大きな変化をもたらした. 実際的には大多数の世帯が核家族化してしまったわけではなく，「その他」の家族（3世代家族が含まれる）も危惧されたほどは減少せず，一定数は維持された[3]. しかし新しく目立った核家族には，暮らしを支える働き手は一家の主人である夫，子育てや家事を担当するのは妻という性別役割分業がみられ，新たな家族として注目された.

　暮らしに注目すると，この時期には，日本の家庭にはこれまで存在しなかった消費財（カラーテレビ，乗用車，ルームエアコンなど）が次々ともたらされ，衣食住以外の費目の消

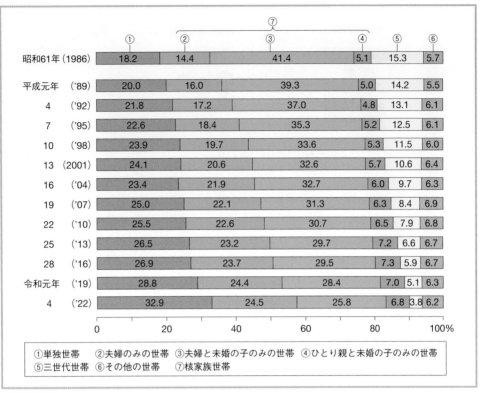

図Ⅱ-3-2　世帯構造別にみた世帯数の構成割合の年次推移

[厚生労働省政策統括官（統計・情報政策担当）：グラフでみる世帯の状況 令和3年国民生活基礎調査（令和元年）の結果から，p.6，〔https://www.mhlw.go.jp/toukei/list/dl/20-21-h29.pdf〕（最終確認：2023年3月31日）および厚生労働省：2022（令和4）年 国民生活基礎調査の概況，結果の概要，p.3，〔https://www.mhlw.go.jp/toukei/saikin/hw/k-tyosa/k-tyosa22/dl/02.pdf〕（最終確認：2023年11月1日）を参考に作成]

費割合が増大した．その結果，暮らしがこれまでよりも豊かで便利なものに変化した．

　このような日本の近代家族について，次の8つの特徴があげられている[4]．①家内領域と公共領域との分離，②家族成員相互の強い情緒的絆，③子ども中心主義，④男は公共領域，女は家内領域という性別分業，⑤家族の集団性の強化，⑥社交の衰退とプライバシーの成立，⑦非親族の排除，⑧核家族である．

b. 近代家族のゆらぎ

(1) 女性の就労増加と近代家族のゆらぎ

　日本の近代家族は，特徴④の性別分業にみられるように，憲法では「男女同権」とうたいながら女性には結婚したら仕事を離れることを強いるなど，矛盾を内包したものであった．しかし，それを打破するように，1970年代以降は既婚女性の就労が増え始めた[5]ほか，20歳台，30歳台の未婚率の上昇[6]という現象が現れた．このため平均的に結婚のタイミングが遅れ始め，子どもの数も減ってくるなど，近代家族にゆらぎが生じ始めた．

(2) 高齢者の単独世代の増加

　高齢者に目を向けると，日本は1970年代から人口の高齢化が顕著になったが，老親と成人となった子との同居率が高まらず，高齢者の単独世帯が増えてきた．その裏には，しば

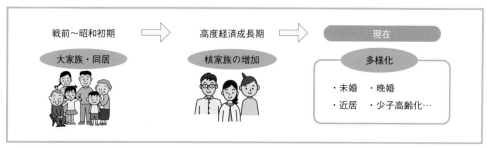

図Ⅱ-3-3　日本の家族の形の移り変わり

らく潜在的に残っていた老親の介護を担うのは嫁という考え方（家制度の名残）が，徐々に減退したことがあげられる．それによって家族による高齢者の介護に限界がきていることが明らかになり，日本では 2000 年に介護保険制度を発足させ，社会で介護を担う体制を整えた（介護の社会化）が，将来に向かって高齢の単独世帯は増加を続けると見込まれている．

3 ● 現代の家族と個人化

　日本における家族の形の変遷を**図Ⅱ-3-3**に示した．1990 年以降，近代家族にもゆらぎがみえ始め，家族の個人化と呼ばれる現象が進んでいる．個人化にはいくつかのタイプがある．たとえば，地域の行事に参加しない，協力しないなどの家族全体の家族外の社会（国，地域社会，近隣，親族など）からの個人化や，家族内での行動や考え方の自由化による家族員の個人化などである．後者のタイプでは家族としての情緒的な絆が弱まり家族内の意見の対立が生じやすい．

　さらに，愛情があって一緒に暮らしていても結婚しない，夫婦で子どもをもたないことを選ぶなどの既存の家族の枠を超えた個人化もある．血縁関係の有無，法的関係の有無にかかわらず，「自分が家族であると選択した範囲が家族である」という意識の普及も枠を超えた家族の個人化である．このような個人化は，自分に害の及ばない安全な "家族" としてペットが選択される背景にもなっていると論じられている[7]．

4 ● 家族の暮らしと行政サービスとの関係

　近年まで日本では，家族は育児，高齢者介護，障害児・者の介護など（家族による福祉機能と称される）を全面的に担うことが当たり前とされてきた．しかし，社会状況の変化とともに核家族が増え，近代家族といわれる特徴が顕著になり，そして現代では家族の個人化が始まっている．それにつれて社会全体の意識も変わり，家族が担う福祉機能の事実上の減退が顕著になった．これに対し国は，育児には保育園を，高齢者介護には介護保険法を，障害者の介護には障害者総合支援法を整備するなど，家族内で行えなくなった福祉機能を行う行政サービスを整えてきた．所得においても，退職後に長い高齢期を生きるようになった高齢者に対する年金制度の見直しを行うなど，社会保障の充実を図っている．

　行政サービスの充実はいっそう女性の高学歴化や社会進出を容易にし，未婚化や子どもを産まなくなるなど家族の個人化につながり，家族観をますます変化させることが考えら

れる．同時に，その変化に伴ってさらなる行政サービスの追加や工夫の必要性が生じるとも考えられる．

　このように，家族の暮らしと行政サービスの間には相互に密接な関係性が存在する．

■引用文献■
1)　日本社会学会社会学事典刊行委員会（編）：社会学事典，p.92-93，丸善出版，2010
2)　前掲 1)，p.16-17
3)　厚生労働省：平成 13 年版厚生労働白書，3.家族・職場・地域社会等との関係の変化，〔https://www.mhlw.go.jp/wp/hakusyo/kousei/01/1-2-3.html〕（最終確認：2023 年 11 月 1 日）
4)　落合恵美子：近代家族をめぐる言説．岩波講座 現代社会学 19〈家族〉の社会学，p.26，岩波書店，1996
5)　国土交通省：平成 24 年度版国土交通白書，第 2 章．若者の暮らしにおける変化，(3) 女性の就業状況の変化，〔https://www.mlit.go.jp/hakusyo/mlit/h24/hakusho/h25/html/n1213000.html〕（最終確認：2023 年 11 月 1 日）
6)　厚生労働省：令和 2 年版厚生労働白書—令和時代の社会保障と働き方を考える，p.10，〔https://www.mhlw.go.jp/content/000735866.pdf〕（最終確認：2023 年 11 月 1 日）
7)　山田昌弘：家族の個人化．社会学評論 54 (4)：341-354，2004

B. さまざまな集団・組織と個人

1 ● 暮らしと集団

　集団概念のもっとも緩やかな定義は，人々のなんらかの集合，ということになる[1]．まず人が誕生すると「家族」という集団に属する．またその家族が居住する区や町といった，ある「地域」に属することになる．その後，成長とともに小学校，中学校，高等学校，大学などに進学することでその学校という集団に属し，さらには就職した会社という集団に属する．これらの進学や就職に伴う集団への帰属だけでなく，人は趣味の活動，クラブ活動，学校や地域での気の合った友人の集まりという集団にも属する．

　このように人は，家族や生まれた地域，地域での気の合った友人の集まりなど意図せず自然に集団に属する場合と，進学先や就職先など自ら選択し集団に属する場合がある．

　また集団をフォーマルとインフォーマルという枠組みでとらえると，フォーマルな集団とインフォーマルな集団がある．フォーマルな集団とは，規則，メンバーの集団内における地位・役割，共通目標などが高度に明文化された集団[2]であり，各人に地位や役職が与えられ，それに伴った職務や責任を負う集団である．一方，インフォーマルな集団とは，その集団の中での役職や責務が明確でなく，明示された規律などがない自由に活動できる集団のことである．たとえば，フォーマルな集団とは会社や学校，病院，行政といった集団であり，インフォーマルな集団とは近隣や学校の気の合った仲間（集まり），趣味の活動の集まりなどである．

2 ● 組織と暮らし

a. 組　織

　人が集合することで集団が形成され，その集団が特定の共同目標を達成するために，集団を構成する個人（構成員）の活動が統制されている場合は，その集団は組織化されているといえ，その集団を**組織**という．組織は，その集団内において地位・役割，共通目標などが明確化されているためフォーマルな集団といえる．

　　組織研究の第一人者であるバーナード（Barnard CI）は，①相互に意思を伝達できる人々がおり，②それらの人々は行為を貢献しようとする意欲をもって，③共通目的の達成を目指すときに組織は成立する[3]と述べている．

　　言い換えれば，組織とは，各構成員が共通する目標をもっていて，その目標を達成するために，互いに意思を伝え合い，良好な関係を保ちながら活動し，その活動が統合した力や機能を発揮する集団といえる．組織として，とくに共通する目標は重要であり，構成員が協働する意欲は目標なしには発展しえない[4]．

　　たとえば，看護職に身近な組織として病院がある．病院のホームページをみると，各病院に「目標」や「理念」が明示されている．患者への最適な医療を提供することに加え，地域に根差した病院であれば，福祉施設や介護施設などと密接に連携し，地域住民を支えることを理念としている．一方，大学に附属している病院であれば，医学の発展や医療にかかわる人の育成を掲げている．このように組織によって「目標」や「理念」が異なり，同じ看護師ではあるが，組織の「目標」や「理念」が異なるため，その価値基準や行動は，看護師の成長とともに異なってくる．

b.　組織の文化と規範

　　組織の「目標」や「理念」が異なることにより，そこで培われる文化や規範も異なる．

　　文化とは，複数名により構成される社会の中で共有される考え方や価値基準のことであり，簡単にいうと，ある集団がもつ固有の様式のことである[5]．ある集団にとっては，当たり前のルール，認識，行動様式などのことであり，とくに明文化されることはない．

　　文化が組織に根づくと**組織文化**となる．組織文化は，しばしば意識されない一連の強い力で，普段は見えないが，構成員の価値観・行動の源泉となるものである[6]．**規範**とは，判断・評価または行為などの依るべき手本・基準のことであり[7]，組織の規範は組織文化を背景に形成される．そのため，ある個人がある組織に属することにより，その組織文化や規範に影響される．さらに，その個人が複数の組織に属することによって，それぞれの組織の文化や規範から影響を受けることになる．

c.　地域の文化と規範

　　一方，人は組織文化だけでなく，誕生した地域に根づいた文化の影響を受ける．神事を重要視する地域では，その地域の人々が一体となり，その神事を盛大に執り行うため，祭りの日は学校や会社は休みとなる．この地域の人々は，神事を最優先するという考え方をし，その考え方に沿って行動しており，地域の文化の影響を受けているといえる．

d.　家族の文化と規範

　　人が文化や規範から影響を受けるという点では，家族というもっとも小さな集団の中でも同様に起こっており，その家族（家庭）に当たり前のようにあるルール（規範）にその家族は従う．

　　このように人は，家族，属する集団や組織，さらには地域の文化や規範の影響を受けている．

　　ある家族を例にあげ，家族，集団や組織，地域から受ける影響について説明しよう（**図Ⅱ-3-4**）．母親は，その家族に属しつつ，A病院で看護師として働き，B中学校のPTAの

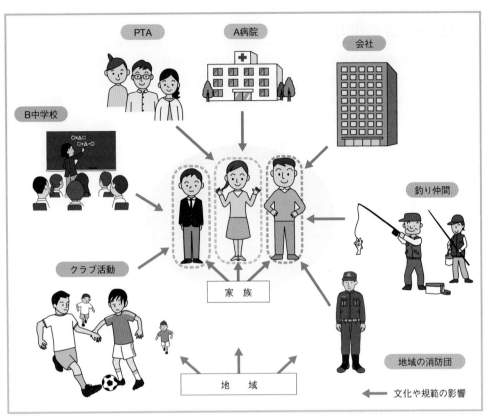

図Ⅱ-3-4　家族, 集団, 組織, 地域から受ける影響

　活動をしている. その場合には, その母親は, 家族が培った目に見えないルールやA病院組織やPTA組織の文化や規範に影響を受ける. そして父親や子も同様に, 父は勤務している会社や地域で活動している消防団, 趣味の釣り仲間の文化や規範から影響を受ける. 子はB中学校やクラブ活動といった組織の文化や規範からの影響を受ける.

　このように同じ家族の構成員であっても, 家庭外からのさまざまな集団や組織の文化や規範の影響を受けるため, 同じ家, 同じ地域で暮らしていてもその価値観や判断, 行動はさまざまとなる.

▊引用文献▊

1) 見田宗介, 大澤真幸, 吉見俊哉ほか (編):現代社会学事典, p.629, 弘文堂, 2012
2) 前掲1), インフォーマル・グループ/フォーマルグループ. p.83
3) バーナード・CI:第7章 公式組織の理論. 新訳経営者の役割 (山本安次郎, 田杉　競, 飯野春樹訳), 新訳58刷, p.85, ダイヤモンド社, 2008
4) 前掲3), 目的. p.89
5) 実用日本語表現辞典:文化, 〔https://www.weblio.jp/content/%E6%96%87%E5%8C%96〕(最終確認:2023年11月1日)
6) 今中雄一:医療経営の礎. 「病院」の教科書—知っておきたい組織と機能, p.4-6, 医学書院, 2010
7) 新村　出 (編):規範. 広辞苑, 第7版, p.728, 岩波書店, 2018

C. 地域社会と助け合い

　高度成長期以前の日本は，国民全体の暮らしが貧しく，自然に助け合いの精神が芽生え，地域の人々とのつながりが強かった．たとえば生活においては，料理中に味噌，醤油など調味料がなくなったことに気づいたら，お隣りに分けてもらうなど近隣との心理的な垣根が低く，地域に住む住民が皆で助け合って暮らしていた．しかし近年では，自身の家族や自分のみに意識が向き，近隣住民に関心を示さず，近隣との交流が減少している．

　このように，近隣住民の集まりといった地域の社会ネットワークが希薄化し，地域のサポート力が減弱化した．地域の集団の各構成員が自然に行えていた相互の見守り，子育て支援，コミュニケーション（井戸端会議など）が失われ，構成員同士の助け合いの精神が育ちにくくなった．

1● 地域社会の中での自助・互助・共助・公助

　地域社会のネットワークが希薄化し地域の力が減弱化したことから，国は地域包括ケアシステムの構築において，自助・互助・共助・公助（p.135，図Ⅲ-3-3 参照）という理念を示し独自の定義を付している[1]．国は地域社会のネットワークを再構築し，地域の力を基礎とするまちづくりを推進している．

　一般的な地域社会の中での自助・互助・共助・公助について考えてみよう．**自助**は自分のことは自分ですることであり，「足腰は弱くなったが，自動車の運転はできるので自分で買い物に行く」などがある．**互助**は互いに助け合うことであり，「自動車を運転できなくなった高齢者を自分の買い物のついでに一緒に連れて行く」など気遣いや自発的に行う手助けであり，金銭のやりとりはない．**共助**は地域住民が協力し，「買い物に行けなくなった高齢者の支援のしくみをつくる」など行政サービスだけでは補えない困りごとを解決するなどがあげられる．これらを実施するためにはある程度の資金が必要であり，自治会などで会員が会費を出し合い運営している．**公助**は税による公的負担であり，税金による「買い物支援制度」を整え，必要な経費も税金により負担するといったことが考えられる．

2● ソーシャル・キャピタル

　互助については，近年ソーシャル・キャピタルという概念で整理されている．ソーシャル・キャピタルは，「人々の協調行動を促すことにより社会の効率性を高める信頼，規範，ネットワークといった社会組織の特徴」と定義されている[2,3]．信頼は人への信頼感であり，規範は互酬性規範ともいわれ，互いに助け合う，お互い様の感覚であり，ネットワークは社会との交流であり，その豊かさとして地域活動や趣味活動などの参加頻度として表すことができる[4,5]．この３つの要素は互いに関連し，ソーシャル・キャピタルを高めることで，地域の活性化につながる．

　ソーシャル・キャピタルと健康との関連について多くの研究が行われ，健康への効果が報告されている．たとえば，地域組織に参加していない人に比べ，スポーツや趣味，町内会，ボランティアなどに参加している組織の種類数が１つから２つ，３つ以上へと増えるにつれて，要介護認定率が低いことが報告されている[6]．健康によい影響を与えるメカニ

ズムとしては，スポーツ組織に参加することで顔見知りや友人が増え，健康によい情報のやりとりが増える．また，目的地まで車に乗せてくれるような支え合いや励ましなどの心理社会的なサポートが増える．さらに身近にスポーツ組織が多数あれば，運動習慣など健康に望ましい行動をとる機会が増える．そしてスポーツ仲間らとともに運動をしやすい環境整備を行政に働きかける活動をする[7]と考えられている．このように信頼，規範，ネットワークが形成され，相互に関連・循環し，地域のソーシャル・キャピタルが高まり，健康へよい影響を与える．

■引用文献■

1)　地域包括ケア研究会：地域包括ケアシステムの構築における【今後の検討のための論点整理】—概要版—，〔https://www.murc.jp/uploads/2013/04/koukai130423_gaiyou.pdf〕（最終確認：2023 年 11 月 1 日）
2)　Putnam RD：社会資本，信頼，回転信用組合．哲学する民主主義—伝統と改革の市民的構造（河田潤一訳），p.206-207，NTT 出版，2001
3)　厚生労働省健康局がん対策・健康増進課地域保健室：地域保健対策の推進に関する基本的な指針について，〔https://www.mhlw.go.jp/file/06-Seisakujouhou-10900000-Kenkoukyoku/0000049512.pdf〕（最終確認：2023 年 11 月 1 日）
4)　平成 26 年度厚生労働科学研究費補助金 健康安全・危機管理対策総合研究事業 地域保健対策におけるソーシャルキャピタルの活用のあり方に関する研究班：ソーシャル・キャピタルの基礎，住民組織活動を通じたソーシャル・キャピタル醸成・活用にかかる手引き，p.1，〔https://www.mhlw.go.jp/file/06-Seisakujouhou-10900000-Kenkoukyoku/0000092157.pdf〕（最終確認：2023 年 11 月 1 日）
5)　近藤克則：ソーシャル・キャピタルの定義，下位分類，測定法．健康格差社会への処方箋，p.151-152，医学書院，2017
6)　Kanamori S, Kai Y, Aida J et al：Social participation and the prevention of functional disability in older Japanese：the JAGES cohort study. PLoS One 9（6）：e99638, 2014
7)　前掲 5) 逆の因果か—縦断研究による検証．p.155-159

D. 人が社会・集団と交わって生きる意味

1 ● 社会・集団と交わって生きる意味・生きがい

　生きがいという概念には，生きるために見出す意味や価値を含み[1]，QOL に「役割意識と達成感」が加わることで形成される[2]．「役割意識と達成感」は，個人単独では得られにくく，他者とかかわり，集団や組織に属することで生まれる．

2 ● 生きがいと役割

　人は社会的動物であり，単独では生きていけない．集団や組織に属し，そこで**役割**をもち生きている．具体的には，家族，学校，職場，地域活動や趣味活動といった集団や組織に属し，家族内ならば親の役割，子の役割，学校ならば学生の役割などである．「役割をもち，誰かの役に立っている」という感覚は，年代を問わず「生きがい」と密接にかかわっており[3,4]，集団や組織に属さず「役割」を得られなければ「生きがい」を失う．

3 ● 地域社会で生きがいをもって生きる

　高齢者の生きがいについては社会的に注目されている．高齢者は退職により仕事を失い，また家族形態も一人暮らしや夫婦 2 人となり役割を失いやすい．そのため高齢者は生きがいを感じにくくなる．しかし現在は「人生 100 年時代」を迎えるほど寿命が延びているため，高齢者が新たな「役割」を得ることが「生きがい」につながると考えられる．

　たとえば，子育てしながら就労する母親は2021年には75.9%[5]となり過去最高となった．日本において子育て支援は喫緊の課題である．多くの自治体で高齢者をサポーターとする子育て支援の取り組みが行われており，高齢者が新たな役割を得るきっかけとなっている．

　高齢者にかかわらず，さまざまな世代が生きがいをもち暮らすことが重要である．そのためには，地域のさまざまな人（個人）が集団や組織に属し，人と交わり，誰かの役に立つという有用感をもって生きることを支えることが必要であろう．

▌引用文献▌

1)　野村千文：「高齢者の生きがい」の概念分析．日本看護科学会誌 25（3）：61-66，2005
2)　柴田　博：サクセスフル・エイジングの条件．日本老年医学会雑誌 39（2）：152-154，2002
3)　近藤　勉，鎌田次郎：現代大学生の生きがい感とスケール作成．健康心理学研究 11（1）：73-82，1998
4)　佐藤眞一：団塊世代の退職と生きがい．日本労働研究雑誌 48（5）：83-93，2006
5)　厚生労働省：2021（令和3）年国民生活基礎調査の概況，p.8，〔https://www.mhlw.go.jp/toukei/saikin/hw/k-tyosa/k-tyosa21/dl/12.pdf〕（最終確認：2023年11月1日）

学習課題

1．自分の身の回りのフォーマルな集団，インフォーマルな集団をあげ，その組織文化について具体的にあげてみよう．
2．地域社会での自助・互助・共助・公助がうたわれるようになった理由を書き出してみよう．

4 地域の環境が暮らしに与える影響

この節で学ぶこと

1. 暮らしの場である地域社会の成り立ちと特徴を理解する.
2. 地域の歴史, 社会の変化などが人の暮らしに影響をもたらしていることを理解する.

A. 地理的特徴に基づく自然環境が暮らしに与える影響

　日本はユーラシア大陸の東岸の島国であり, 季節風（モンスーン）の影響により, 四季の変化がはっきりしており, 夏は熱帯並みの高温になるが, 冬は寒く気温の変化は著しい. 地形の70%近くが山地や丘陵地であり平野や農地は限られている. また, 日本列島は環太平洋造山帯に属する弧状列島であり, 4枚のプレートが隣接する場所に位置していることから, 地震や津波が発生しやすく, プレートが沈む場所の近くではマグマが生成されるために火山がある.

　自然環境は日々の人の暮らしに多大な影響を及ぼす. 日本はアジア・モンスーンという気象の下, 台風, 集中豪雨に見舞われ, 年間降雨量は世界平均の約2倍, 雨量は梅雨時から夏にかけて集中する年が多いが, ほとんど雨の降らない年もある. さらに, 急勾配の河川が多いことから土砂災害や洪水による被害が生じやすい. 豪雨は濁流となって平野部を襲い, 流路も定まらぬまま氾濫を繰り返す. 一方で, 地滑りや崖崩れなども生じやすく, 道路が破壊されることもある. 作物の生育や家畜の繁殖は, 気温や降水量・地形・土壌など, 自然条件の制約を強く受ける. 近年の火山爆発, 異常気象・大凶作と同様に, 1833年から数年間続いた大雨による洪水や冷害による大凶作「天保の大飢饉」では, 多くの人が餓死し, 百姓一揆や打ちこわしが頻発した.

　人々の生活する居住地域は, 第二次世界大戦後, 就職口を求め都会へ人口が集中し, 農村・山間地域の過疎化が進行, 都会は埋立地など人工的に整備された環境で過ごす機会が増えた. 人工的に整備した暮らしの場所は, 利便性と引きかえに自然環境と生活の結びつきを意識する機会を失わせることとなり, 単なる自然現象だったはずの出来事が災害化する例もある. 安全で安心した生活を送るためにも, 自分の住む地域の成り立ちや自然環境について知る努力が必要な時代と考えられる.

B. 地域社会の歴史, 文化, 産業などが暮らしに与える影響

　図II-4-1, II-4-2はそれぞれ農村部と都市部の風景を撮影したものである. 私たちの暮らしは, その地域の自然環境に左右されつつ地域の歴史や文化, 伝統的な行事, 住民同

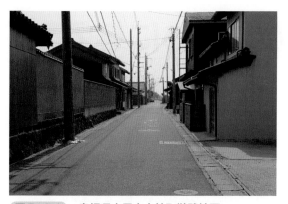

図Ⅱ-4-1　島根県出雲市大社町鵜鷺地区
漁港の家並みの特徴として，家が隣接している．

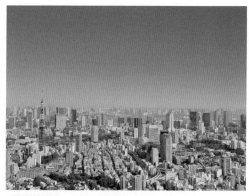

図Ⅱ-4-2　東京銀座上空より汐留ビル群

士のつながりの強さ，産業，新しい街づくりなど地域社会にあるさまざまな要因に影響される．このような見方で，地域社会が暮らしに与える影響を農村と都市に大別して学んでみよう．

1●農山村の暮らしの変遷と環境からの影響

　農山村や離島の美しさは，その景観のみならず，木々や水の匂い，感触，せせらぎの音や潮騒など五感で感じる要素と，地域の伝統文化など固有の要素が一体となって醸成される．そして，さまざまな要素が総合的に組み合わさってつくり出され，多様な視点でとらえることができる．村落に居住する人々は，伝統的に土地とのつながりが強く，一般的に村落とその周辺の限られた範囲の中で日常生活を送り，何世代にもわたって住み続けてきた人々によって構成されているため，住民相互の結びつきが強く，長い時間をかけて緊密な村落共同体が形成されてきた．

　しかし，近年はその変容が著しく，日本の農村や山村で行われてきた伝統的な村祭りや冠婚葬祭，農作業などを通じて地域住民が協働する機会は限られ，とくに第二次世界大戦以降，都市部への進学や就職などを機に村を離れる若者が増え，過疎化が進み，農村や山村の極端な人口減少と高齢化を招くことになった．高齢者が多くなった地域では，共同体としての機能も維持することが困難となり，村自体の存続も限界に達している地域もある．

　近年はそのような状況を食い止めるため，仕事の創出，人の流れの活性化，出産支援，安心な暮らしの提供などの面から**地域創生**をスローガンに掲げた国の交付金による事業が展開されている．Uターン，Iターンによる若者の転入や空き家対策による移住者の呼び込みなども行われている．

2●都市の暮らしと環境からの影響

　都市については世界の多くの学者によって多面的に説明されている．ここでは都市とは，①人口の量が相対的に大きく，②人口密度が高く，③住民の生計が主として農業以外に支えられている集落としてとらえ[1]，都市は「社会的交流の結節機関をそのうちに蔵している点が村落とは異なる」（鈴木栄太郎）[2]と説明されていることも併せて都市をイメー

ジする．結節機関とは，人と人，人と物や情報，情報と情報が集まり交換される場（オフィス，学校，商店など）を指す．

このような都市の環境には，歴史的な成り立ちや産業および人口規模の違い，都心・周辺・郊外などの都市圏域内の位置の違い，交通網の整備状況，行政サービスの充実度などの大変多様な要素が含まれる．住む人の年代，家族形態，生計を立てる職業によっても暮らしへの影響は異なり，都市では多様な人が多様な暮らしを営んでいる．下記にその例をあげる．

都市には博物館，映画館，スポーツ施設，大きな公園，特有の歴史文化財などが豊富である．これらは暮らしの中に直接的・間接的に憩いやアクセントを与えている．高等教育機関や専門学校などの教育施設が多数あり，勉学先の選択にも便利である．一方，多忙や貧困などによってこのような環境の恩恵にあずかれない人々も存在している．

"食"環境については，徒歩圏内の小売店への買い物が日課であった戦後間もない時代から，大型スーパーで週1回程度の買い物で済ませることのできる近年まで，激しく移り変わってきた．地元の商店と住民とのつながりの希薄化や小売店の減少は，高齢者にとっては暮らしにくくなった反面，現役世代には忙しい生活にマッチするなどのプラス面もある．

"住"環境については，人口増加に伴い住宅は集合住宅化し，見知らぬ関係の者が隣り合って暮らすようになった．このような環境は気楽な反面，困りごとの相談相手が手近に少ない，狭い，生活騒音が気になる，ペット飼育制限，建物管理などの新たな負担やストレスが増えている．都市で増えている一人暮らし高齢者は，健康不安や体力の衰えを感じるようになっても安心して暮らせる高齢者向けの住居の整備を必要としている．他方，都心にできた高層マンションでの子育てでは，億劫さが手伝って1階まで降りる頻度が減り，同年齢の子どもと遊ばせる機会の減少が危惧されている．

さらに，都市の環境では騒音（工場・事業所騒音，建設作業騒音，自動車騒音，深夜騒音など）の影響や，大気汚染，大量の廃棄物などの問題が生じやすい．

3 ● 工業地帯の暮らしと環境からの影響

明治政府の工業化政策は，江戸期の潜在的技術に支えられ急速に進んだ．日本では工業化が進展した高度経済成長期に環境対策が行われなかったため，工場から排出された汚染物質で土や水・大気が汚染され，四大公害病[*1]をはじめ大都市における光化学スモッグ[*2]の発生など深刻な公害が起こった．その後，汚染物質を排出する企業の責任が追及されるようになり，公害件数は減少した．このように，大気汚染などの環境は健康障害に影響があり，人々の暮らしに影響を及ぼす．

[*1]四大公害病：日本の高度経済成長期ごろに問題になった，とくに被害が大きい4ヵ所の公害のこと．化学工場から排出された有機水銀による熊本県の水俣湾の水俣病，新潟県の阿賀野川流域の第二水俣病（新潟水俣病），石油化学コンビナートの大気汚染による三重県四日市市の四日市ぜんそく，鉱山から排出されたカドミウムによる富山県神通川流域のイタイイタイ病の4つである．［片平博文，矢ケ崎典隆，内藤正典ほか：3．日本の環境問題．新詳地理B，p.92，帝国書院，2017］

[*2]光化学スモッグ：石炭や石油などの化石燃料を燃やした際，窒素化合物などが排ガスとして大気中に放出され，紫外線と化学反応することにより発生する．目や咽喉の痛みなど，人の健康に悪影響を及ぼす．［片平博文，矢ケ崎典隆，内藤正典ほか：3．日本の環境問題．新詳地理B，p.90，帝国書院，2017］

4 ● 特徴のある地域社会の暮らしと環境からの影響

a. 城下町，門前町の特徴と暮らし

現代からみると江戸時代や明治時代は遠い時代であるが，地域社会にはそのころからのさまざまな痕跡が暮らしに影響を与えている．ていねいに街を歩くと，記念碑や歴史館などがあり，今でもそれを誇りにしている住民もいる．そのような点から城下町，門前町などにはさまざまな特徴がある．たとえば，城下町であった地域では，その地を統制していた領主を守り，行政，商業の中心となっていた人々が代々暮らしていることも多く，土地への郷土愛が強く，自慢のもてなし料理や屋敷が並ぶなどの特徴がある．門前町であった地域の特徴は，神社仏閣などの宗教施設を中心とした歴史的な都市であり，寺院や神社の信徒が近隣に集落を形成した場合も多く，信仰心がある．また精進料理や郷土の焼き物や民芸品にも特徴がある．外部者は一見気がつかない点でも，そこで暮らす人には暮らしの流儀となり，心の支えとなっているものが存在する．

b. ニュータウンの特徴と暮らしへの影響

ニュータウン（以下，NT）は，高度経済成長期の住宅不足に対応した政府の政策により，人工的に誕生した住宅群である．大都市の郊外へ新たな鉄道路線を敷き，新駅をつくり，その周りに勤労者用の集合住宅群や戸建て住宅群が建設された．大規模なものとして関西圏の千里NT（1962年入居開始），関東圏の多摩NT（1971年入居開始）がある．NTは全国に広がり，約2,000のNTが存在する．

当時はうらやましがられたNTの暮らしは，今では多くの課題を露呈している．まず，バリアフリーへの配慮不足（エレベータがない，段差が多いなど）による住みにくさ，次に分譲住宅の次の買い手がつかず空き家が廃墟化することによる環境の悪化，そして入居者の減少によるNT内の商店の減少から生じる日常の買い物の不便さなどである．現在では40年以上経過したNTの再生のための政府による施策が急がれている．

c. 地域の祭りと暮らしへの影響

都市の祭りの初期のころは，地縁関係によってできた「町内会」にとって1年で一番大事な行事であり，ほかの「町内会」の出し物と競い合い，周りにはたくさんの見物人が集まるという姿があった．祭りの目的は，神に祈りを届け流行病などの災いの退散を願うことであったが，現代ではその目的が薄れ，見物人に見せるための祭りに変質している．変質しながらも祭りは大衆文化として定着し維持され，日常を生きる活力の源となっている．

都市に限らず，人口減少が著しい農山漁村の祭りも極力維持されている．このような地域では，祭りの伝統を残すことに懸命である．祭りの日は，都会から故郷に帰る者と故郷でそれを待つ者との待ちに待った再会の機会となり，元気を分かち合う機会となる．

日本の祭りは現在では各地でさまざまな動機が付加されて行われるようにもなっている．地元の活性化のための祭りや地域起こしのための市民祭り，雪祭りや桜祭りなどの季節に由来するものなどもある．都市に新たにできた団地などでの住民間の関係づくりのための祭りもある．また2011年の東日本大震災からの復興過程においては，途絶えていた祭りの再開が復興のシンボルとなって被災者を勇気づける効果を発揮した．

このように祭りは，人々の暮らしのアクセントとなるだけでなく，人々の心に生きるための勇気を与え，時として想像以上の活力を地域全体の暮らしにもたらしている．

学習課題

1．近隣にある都市と農村について，現在の暮らしがその地の歴史や自然環境からどのような影響を受けているか調べてみよう．

▌引用文献▐
1)　森岡清美，塩原　勉，本間康平（編）：新社会学辞典，p.1079，有斐閣，1993
2)　森岡清志（編）：地域の社会学，p.49，有斐閣，2008

5 社会経済が暮らしに与える影響

この節で学ぶこと

1．国の経済状況が非正規雇用を生み，格差社会をもたらしていることを理解する．
2．社会経済が個人の暮らしやすさに及ぼす影響を理解する．
3．少子高齢化社会に向けた社会保障制度の整備およびその財源確保について理解する．

A. 社会経済に影響される暮らしの実態

　　人々の暮らしは，生活水準や安定した仕事の得やすさなど，社会経済から多大な影響を受けている．このことを近年の日本経済の動向に照らして具体的にみてみよう．

1 ● 戦後の経済復興，それに続く経済成長の停滞にみる暮らしへの影響

　　1945年，第二次世界大戦後の日本は食べることで精いっぱいの貧しい暮らしから始まった．徐々に経済復興が進むと，やがて活気にあふれた社会が訪れ，その勢いは1956年度の経済白書の序文に「もはや戦後ではない」と表現されるほどになった．国が豊かになったことを背景に1961年には国民皆保険，国民皆年金制度が開始され，これによって医療が受けやすくなり，また定年後の収入の心配が減り，人々の暮らしへの安心感は増大した．

　　1970年ごろから高度経済成長期を迎えると，核家族の増加，女性の社会進出が促進されるなど，家族の形や暮らしにも新たな変化がもたらされた（詳細はp.43，本章3-Aを参照）．内閣府の「国民生活に関する世論調査」によると，自らの生活程度を中流とした者の割合は1970年には9割を占めた．しかし日本はその後不況に陥り，経済成長が鈍化すると失業率が上昇するなど生活水準の低下傾向が強くなり，それに伴い人々の暮らしにはさまざまな格差が生じることになった．

　　このように暮らしは社会経済の状況から大きく影響されており，切り離せない関係にある．次に，不況によって生じる格差のしくみを以下に示す．

a. 格差の悪循環

　　経済成長の停滞という状況下であっても，日本では首都圏の有効求人倍率や平均所得が全国水準を大きく上回り，それに伴い1980年以降も東京圏への人口移動が継続することになった．一方，人口の流出によって過疎化した地域では，地方財政の悪化が生じ，各種のサービスの低下が起こり，ますます人口が流出する悪循環が生じた．地域が過疎化することによって医師数が少なくなるなど，**医療格差**などによっても悪循環に拍車がかかり，現在も深刻な問題となっている．地域単位の格差に加え，個人単位においても貧困が子ども

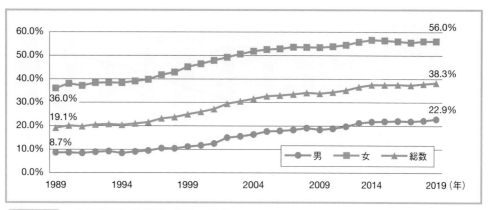

図Ⅱ-5-1　非正規雇用労働者の割合の推移

〔厚生労働省：令和2年版厚生労働白書―令和時代の社会保障と働き方を考える，p.37，〔https://www.mhlw.go.jp/content/000735866.pdf〕（最終確認：2023年11月1日）より引用〕

の教育や就職に影響して子どもの生涯賃金に影響するなど，**所得格差**が世代間連鎖を生じさせていることが示唆されている[1].

b. 非正規雇用の拡大と暮らしへの影響

　不況に伴い非正規雇用が拡大した．非正規雇用はパート，アルバイト，派遣社員，契約社員，嘱託などを指し，期間を限定して雇用され，通常は待遇面で正規雇用より劣るものである．**図Ⅱ-5-1**は非正規雇用者の割合の年次推移を男女別に示したものである．男女ともに非正規雇用者の割合は徐々に増えており，男女を平均すると2019年に38.3%に達している．非正規雇用は，必ずしもすべてが問題というわけではないが，正規雇用を希望しながら非正規で働く者（不本意非正規）は，とくに25〜34歳の若年層で増えている．企業側にとっては人件費の削減によって経済成長の低下に対処する1つの手段であるが，雇用される側にとっては雇用が不安定，賃金が低い，能力開発機会が乏しいなどの課題がある．このため，正規雇用を希望する非正規雇用者の正規化を進めるとともに，雇用の安定や処遇の改善に取り組むことが重要である[2].

　以上のように，経済成長の低迷によって格差社会が始まり，今日までの暮らしに大きな影響を及ぼし続けている.

2●所得の再分配による格差の是正

　日本ではこのような所得格差を埋めて暮らしを守るため，税率や社会保険料を工夫することによる所得の再分配が行われている．所得の再分配とは，高所得者にはより多くの税金や社会保険料を納めてもらい，国や地方からサービスを受ける際には納めた金額の多少にかかわらず公平に享受できるしくみである．再分配の例として，暮らしの身近にある所得税と消費税があげられる．所得税は年間所得額によって税率に差をつけている．たとえば年330万円未満の所得に対しては税率10%，4,000万円以上では45%と大きく異なる．一方，消費税は物やサービスを購入する際に誰もが平等に負担するものである．高額のものを避けることで消費税の節約が可能であり，富裕層のほうが多額の消費税を支払うことが想定される.

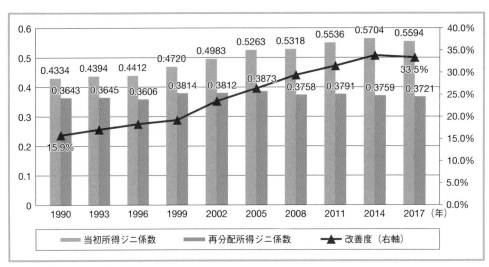

図Ⅱ-5-2　所得再分配によるジニ係数の改善の推移
［厚生労働省：令和 2 年版厚生労働白書―令和時代の社会保障と働き方を考える，p.107，〔https://www.mhlw.go.jp/content/000735866.pdf〕（最終確認：2023 年 11 月 1 日）より引用］

　　日本における所得の再分配後のジニ係数*を**図Ⅱ-5-2**に示した．

　　グラフからわかるように所得の格差（ピンク：当初所得ジニ係数）は，納税率の軽減策などによって格差が減少し（青：再分配所得ジニ係数），近年その改善度（赤線）は徐々に大きくなってきている．

B.　所得と健康との関連性

　　2014 年の厚生労働省の「健康意識に関する調査」によると，所得が高い人ほど「自分は非常に健康」「健康な方だと思う」と答えた割合や「健康のために気をつけている」「健診を受診している」人の割合が高いことが示された．また年収が低いグループのほうが肥満度の高い人が多いなど，実際の健康状態にも影響が表れている．さらに，「自分が幸福かどうかを判断する際に何を重視するか」を聞く質問において，年代によって差はあるものの上位 3 つの要因として家族関係，健康状況，家計の状況が選ばれており，家計が幸福感の大きな要因であることが示唆された（**図Ⅱ-5-3**）．

　　このように集団で比較してみると，所得は健康や健康行動および幸福感と関連している．臨床看護の場で個人に焦点を当ててかかわるときにもこのような傾向があることを念頭に置くと，対象の理解が深まることが考えられる．

---

*ジニ係数：所得格差の多少を比較するときには，一般的にジニ係数と呼ばれる指標を用いる．ジニ係数は，まったく所得格差がない状態（完全な所得平等）ではゼロ，1 人がすべての所得を独占する場合は 1 として算出され，ゼロに近いほうが所得格差が少ないことを表す．2019 年の値を世界の国と比較すると，日本は米国や英国よりはやや低く，フランスやドイツよりはやや高い．［グローバルノート：世界のジニ係数 国別ランキング・推移，〔https://www.globalnote.jp/post-12038.html〕（最終確認：2023 年 11 月 1 日）］

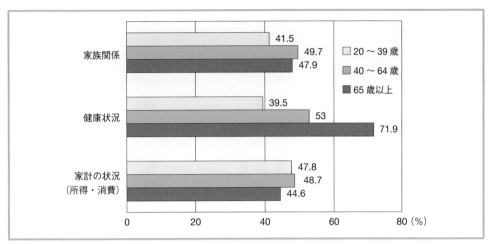

図Ⅱ-5-3　幸福感を判断するのに重視した事項の上位 3 点（世代別，複数回答）
［厚生労働省：平成 26 年版厚生労働白書―健康長寿社会の実現に向けて，p.51，〔https://www.mhlw.go.jp/wp/hakusyo/kousei/14/dl/1-02-1.pdf〕（最終確認：2023 年 11 月 1 日）を参考に作成］

C.　少子高齢化社会における社会経済と暮らし

　　日本では，寿命が延伸し高齢者が増える一方で，出生数の減少によって将来の勤労者の増加が期待できない状況が生じている．すなわち今日の日本は，1 人の高齢者を支える働き手の数が少なくなり，老後の暮らしへの不安が高まっている．その状況は**図Ⅱ-5-4**のように描かれ，2050 年には肩車型社会になることが危惧されている．この問題を解決するには，高齢者の生活から脅威を取り除くだけではなく，より根本的な解決に向けて少子化の改善などにも手をつける必要がある．そのためには子育てしやすい社会をつくることや，前述した所得格差の是正などの全年代にわたるさまざまな**社会保障**を整える必要があると考えられている．

　　このためにとられた施策が，2019 年の消費税率の引き上げである．消費税は従来の 8%から 2019 年に 10% に引き上げられた．これは「社会保障と税の一体改革」と呼ばれる．この改革では，引き上げられた消費税の増収分はすべて社会保障の充実と安定のために充てるものとされ，「安定財源を確保することで，社会保障の充実・安定化と，将来世代への負担の先送りの軽減を同時に実現する」としている．たとえば，子どもを生み育てやすくするための幼保一体化（質の高い幼児期の学校教育・保育の提供）や地域子育て拠点の充実，医療・介護保険料の低所得者軽減の強化などの貧困・格差対策など，多数の対策案があげられている[3]．いずれも一人ひとりの暮らしに関連する内容ばかりである．

　　社会保障制度は"子ども期"から"高齢期"まですべての年齢層にわたってさまざまに存在する．その概略については，第Ⅲ章 2-B，F（p.88，p.119）の図を参照されたい．これらを国家の予算と国民の一部負担金とで運営しているが，2019 年の社会保障の充実に限定した消費税率の引き上げによって社会保障予算の確保が行われたことになる．

　　ここで，日本が社会保障にどのくらい予算を割いているか他国と比較して考えてみる．世界との比較には，GDP（国内総生産：国連の決める作成基準に基づいて計算される，国

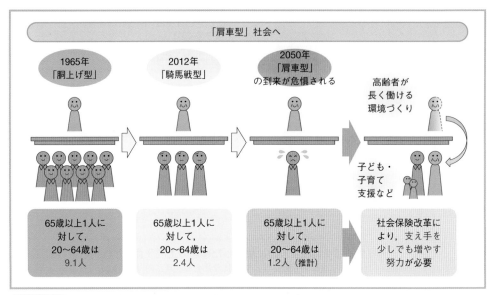

図Ⅱ-5-4　勤労者が高齢者を支える社会構造のイメージ図

の豊かさや経済規模を表す）という指標を用いる．日本は GDP の値が米国，中国に続いて世界の第3位と，経済規模としては豊かな国という位置にいる（国民1人あたりの GDP に換算すると 2022 年において世界第31位）[4]．一方，GDP に対する社会保障に割く金額の割合を国際比較すると，日本は OECD 諸国の平均よりやや高いレベルであるが，トップクラスのフランスやフィンランドとは差がある．今後想定される日本の少子高齢化がもたらす暮らしへの圧迫に対し，日本はさらなる社会保障予算の確保が求められる段階になっていると考えられている．

学習課題

1．所得が人々の健康や健康行動に及ぼす影響をグループで討議し，考えを深めよう．

引用文献

1) 佐藤嘉倫，吉田　崇：貧困の世代間連鎖の実証研究—所得移動の観点から．日本労働研究雑誌 49（6）：75-83，2007
2) 厚生労働省：非正規雇用の現状と課題，平成26年版厚生労働白書—健康長寿社会の実現に向けて，p.318，〔https://www.mhlw.go.jp/wp/hakusyo/kousei/14/dl/2-03.pdf〕（最終確認：2023年11月1日）
3) 内閣官房政府広報：政府広報パンフレット「明日の安心　社会保障と税の一体改革を考える」，p.11，〔https://www.mhlw.go.jp/seisakunitsuite/bunya/hokabunya/shakaihoshou/dl/panf.pdf〕（最終確認：2023年11月1日）
4) グローバルノート：世界の1人当たり名目 GDP 国別ランキング・推移（IMF），〔https://www.globalnote.jp/post-1339.html〕（最終確認：2023年11月1日）

第Ⅲ章

地域の暮らしを支える
保健・医療・福祉と専門職

学習目標

1. 日本の保健・医療・福祉制度の変遷と現状を理解する.
2. 地域包括ケアシステムが必要とされた背景を理解し，地域包括ケアシステムがどのようなしくみで運用されているかを理解する.
3. 在宅医療の概要を理解し，地域・在宅での暮らしを支える保健・医療・福祉の専門職とその役割について理解する.

1 日本の保健・医療・福祉制度の変遷

この節で学ぶこと

1. 第二次世界大戦以降の日本の社会状況の変化を知り，それと関連づけながら過去から現在の保健・医療・福祉施策の変遷と各施策の概要を理解する．
2. 在宅看護が登場した社会的背景や保健・医療・福祉施策との関連を理解する．

A. 人口動態からみた社会基盤の変化

1 ● 人口総数の年次推移（人口動態）

まず日本の人口規模やその増減について知ろう．

a. 年次推移と将来推計

日本では5年に1回国勢調査を行って人口を把握している．1900年から現在までの総人口は4,000万人台から増え続け，2008年に約1億2,800万人のピークに達し，その後は減り始めて2022年時点で約1億2,494万人である（図Ⅲ-1-1）．減少は今後も継続すると推定されている．

b. 人口増加の要因

人口の増加の背景には乳児・新生児死亡の減少と平均寿命の延伸がある．図Ⅲ-1-2に示すように，平均寿命は右肩上がりに延び続け，2021年には男性が81.47歳，女性が87.57歳に達した．乳児死亡率，新生児死亡率は1947年にはそれぞれ76.7と31.4だったが，2021年には乳児死亡率1.7，新生児死亡率0.8と著しく低下した．これは，さまざまな母子保健対策が乳幼児の栄養の改善や体力の向上につながり，死亡を減少させたためである（p.119，本章2-F参照）．

2 ● 年齢区分別人口の推移

次に，人口を0〜14歳までの「年少人口」，15〜64歳までの「生産年齢人口」，65歳以上の「老年人口」の3種類の年齢区分に分類し，その全人口に占める割合の年次推移に注目してみよう．

図Ⅲ-1-3は，年齢区分に分類した人口の年次推移と推計値を示したものである．年を追うごとに年少人口が減少し，老年人口は増加している．生産年齢人口割合は，1990年以降は減少傾向である．この少子高齢化の傾向は今後に向けても続くことが推定されている．生産年齢人口割合の減少は，すなわち老年人口と年少人口を養う稼ぎ手の割合が少なくなることであり，これは年金制度など社会保障制度の見直しにもつながるため問題視されている．

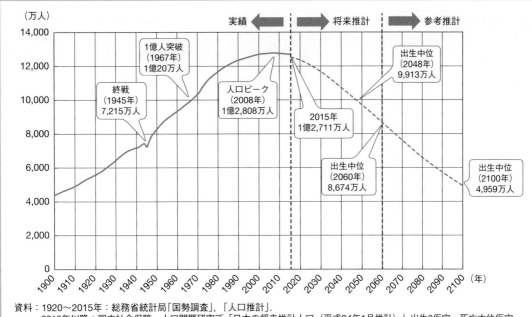

資料：1920〜2015年：総務省統計局「国勢調査」，「人口推計」．
　　　2016年以降：国立社会保障・人口問題研究所「日本の将来推計人口（平成24年1月推計）」出生3仮定・死亡中位仮定
（注）1. 2015年は，「国勢調査人口速報集計」による人口．
　　　2. 2011〜2014年は，「国勢調査人口速報集計」による2015年の人口を基準として算出した人口推計の確定値．
　　　3. 1945〜1971年は沖縄県を含まない．
　　　4. 1900〜1919年は，内閣統計局の推計による各年1月1日現在の内地に現存する人口．
　　　5. 1920年以降は，国勢調査人口又は国勢調査人口を基準とする全国推計人口で，各年10月1日現在人口．
※将来設計，参考推計のグラフは中位推計値をもとに作成

図Ⅲ-1-1　日本の人口総数の年次推移と将来推計

〔厚生労働省：平成 28 年版厚生労働白書―人口高齢化を乗り越える社会モデルを考える，p.5，〔https://www.mhlw.go.jp/wp/
hakusyo/kousei/16/dl/1-01.pdf〕（最終確認：2023 年 11 月 1 日）を参考に作成〕

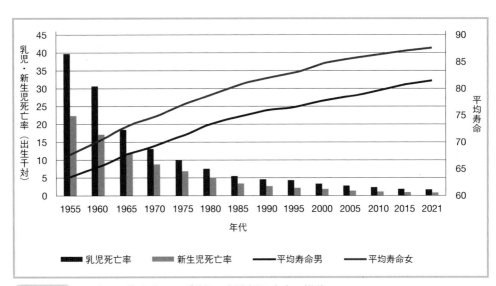

図Ⅲ-1-2　日本の平均寿命および乳児・新生児死亡率の推移

〔厚生労働省大臣官房統計情報部：令和 3 年簡易生命表 1. 主な年齢の平均余命，〔https://www.mhlw.go.jp/toukei/
saikin/hw/life/life21/dl/life21-02.pdf〕（最終確認：2023 年 11 月 1 日）および厚生労働省：令和 3 年（2021）人口動態
統計月報年計（概数）の概況，p.24-25，〔https://www.mhlw.go.jp/toukei/saikin/hw/jinkou/geppo/nengai21/dl/gai
kyouR3.pdf〕（最終確認：2023 年 11 月 1 日）を参考に作成〕

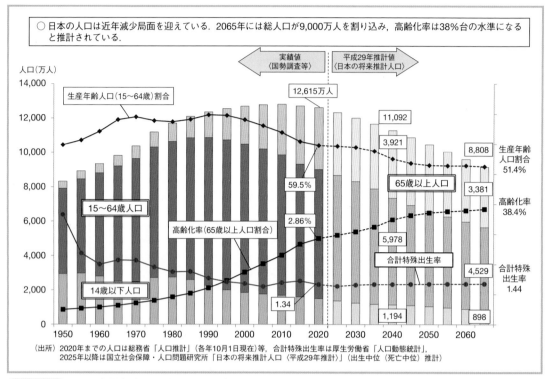

図Ⅲ-1-3　日本の高齢化の推移と将来推計

[厚生労働省：我が国の人口について 人口の推移，人口構造の変化，〔https://www.mhlw.go.jp/stf/newpage_21481.html〕（最終確認：2023年11月1日）より引用]

a. 年少人口の減少と出生数，合計特殊出生率との関係

　図Ⅲ-1-4 は日本の出生数と合計特殊出生率の年次推移を示したものである．なお，合計特殊出生率とは，1人の女性が一生に産む子どもの数を表す．出生数は第二次ベビーブームの山を除けば減少し続けており，これが年少人口の減少につながっている．

　一方，合計特殊出生率の値は，第一次ベビーブーム期では 4 を超えていたが，2005 年と 2022 年には最低の 1.26 にまで下がっている．このように女性が一生に産む子どもの数の減少が出生数の減少に反映されている．

　日本の合計特殊出生率を他の先進諸国と比べると，日本はイタリア，ドイツと並んで低い（**図Ⅲ-1-5**）．フランスなどの 2 に近い値を維持している国では，子育てに対する国家予算を増やすなどの手厚い施策を講じ，子どもを生みやすい環境をつくっている．

b. 老年人口の増加と少子高齢化の特徴

　老年人口は先進諸国でも増加しているが，日本の場合はそのスピードが速い．**図Ⅲ-1-6** は日本を含む各国の高齢化率（総人口に占める老年人口の割合）の年次推移である．高齢化*の速度は高齢化率が 7％ から倍加する 14％ に達する期間で表すが，その値は日本が 24 年間であるのに対し，他の先進国ははるかに長い（フランスは 114 年間，米国は 72 年間，

---

*高齢化率が 7％ を超えた社会を「高齢化社会」，14％ を超えた社会を「高齢社会」，21％ を超えた社会を「超高齢社会」という（WHO の定義）．

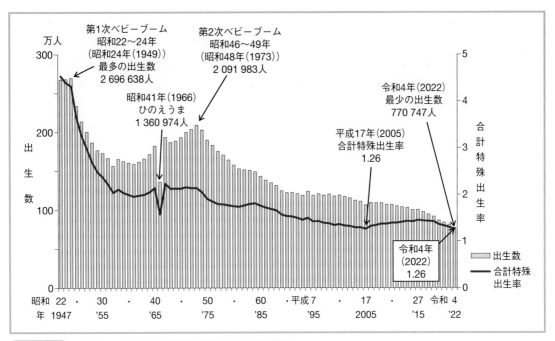

図Ⅲ-1-4　日本の出生率と合計特殊出生率の年次推移

［厚生労働省：令和 4（2022）年人口動態統計月報年計（概数）の概況，結果の概要，p.4，〔https://www.mhlw.go.jp/toukei/saikin/hw/jinkou/geppo/nengai22/dl/kekka.pdf〕（最終確認：2023 年 11 月 1 日）より引用］

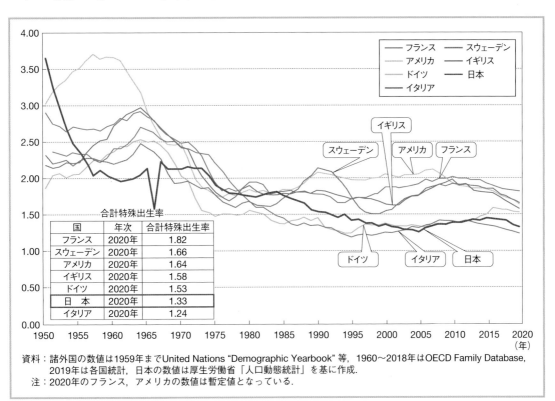

図Ⅲ-1-5　日本と諸外国の合計特殊出生率の推移

［内閣府：令和 4 年版少子化社会対策白書，第 1 部 少子化対策の現状（第 1 章 2），〔https://www8.cao.go.jp/shoushi/shoushika/whitepaper/measures/w-2022/r04webhonpen/html/b1_s1-1-2.html〕（最終確認：2023 年 11 月 1 日）より引用］

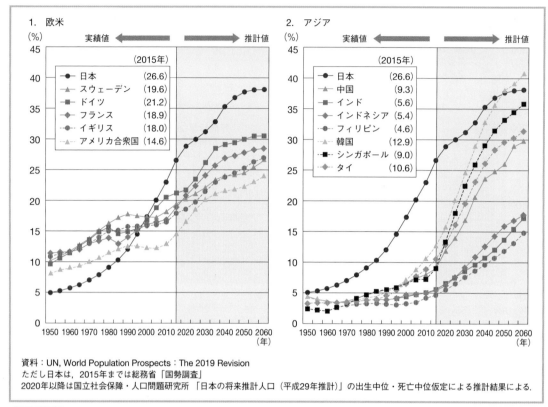

図Ⅲ-1-6　世界の高齢化率の推移

[内閣府：平成 30 年版高齢社会白書（全体版），高齢化の状況及び高齢社会対策の実施状況，第 1 節 2. 高齢化の国際的動向，〔https://www8.cao.go.jp/kourei/whitepaper/w-2018/html/zenbun/s1_1_2.html〕（最終確認：2023 年 11 月 1 日）より引用]

　英国は 46 年間）．このように先進諸国と比べて日本の高齢化のスピードの速さは顕著である．ゆっくりと高齢化に備えた先進国に比べ，日本は備えを急ぐ必要に迫られた．一方，アジア諸国では人口の高齢化は日本よりも遅れて始まり，現在進行中の国が多い．アジア諸国も今後は日本と同様に急速に高齢化が進むものと予測されている．

3 ● 死因別死亡率と疾病構造の変化

　前項で学んだように，日本の人口総数は減少期を迎えている．また人口構造においては年少人口が減少し，老年人口割合が上昇するという少子高齢化の進展が特徴である．ここからは，年少人口増加のための子育て支援や高齢化に伴う認知症に対する施策の必要性が読み取れるであろう．このように，人口の年齢構成は，罹患する病気の種類や死亡の原因，必要な医療体制や，予防のための施策，福祉の施策にも大きく影響する．ここでは日本における疾患や死因の変化について学ぼう．

a. 死亡率の推移

　図Ⅲ-1-7 は，日本の死亡率の推移を示している．粗死亡率＊は 1950 年から 1980 年にか

＊粗死亡率：通常死亡率と呼ばれるもの．全死亡者数を総人口で割って算出する．

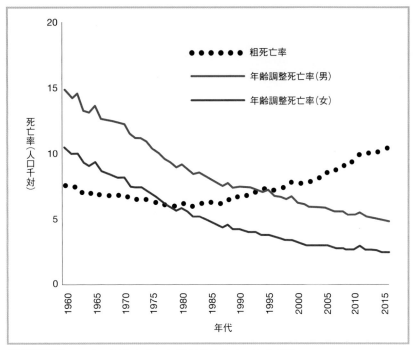

図Ⅲ-1-7　日本の粗死亡率と年齢調整死亡率の年次推移

［厚生労働省政策統括官（統計・情報制作担当）：平成30年我が国の人口動態，p.42-46，〔https://www.mhlw.go.jp/toukei/list/dl/81-1a2.pdf〕（最終確認：2023年11月1日）を参考に作成］

けて減少してきたが，1990年からは上昇傾向を示している．これは人口の高齢化に影響されたものと考えられる．そのため年齢の影響を除いた年齢調整死亡率*を計算すると，死亡率は年々低下し続けており，医療の進歩や疾病予防対策の効果が示されている．

b. 死因別死亡率の推移

では死亡はどのような疾患によってもたらされてきたのであろうか．**図Ⅲ-1-8**は，厚生労働省の人口動態統計から主な死因別の死亡率（人口10万人対）を示したものである．

第二次世界大戦前に死亡率が高かった肺炎，胃腸炎，結核などは戦後になると急速に減少し，戦後はがん，心疾患が急激に増え，1980年代からはがんが1位，心疾患が2位の年がほとんどを占めている．脳血管疾患による死亡率は戦前，戦後を通じて高く，戦後は1位であったが，1980年以降は3〜4位になることが多い．

このように主要死因は，結核などの感染症中心から生活習慣に起因する疾患や人口の高齢化に関係するものに大きく置き換わるという変化が生じている．このような疾病構造の変化は，日本の保健・福祉・医療施策に反映されてきた．

---

*年齢調整死亡率：昭和60年モデル人口を基準人口として年齢5階級別死亡率により算出したもの．2005年以降は，基準人口を「平成27年モデル人口」（平成27年国勢調査の日本人人口を基に補正した人口）として遡って算出されているが，**図Ⅲ-1-7**では「昭和60年モデル人口」を基準とした値を載せている．

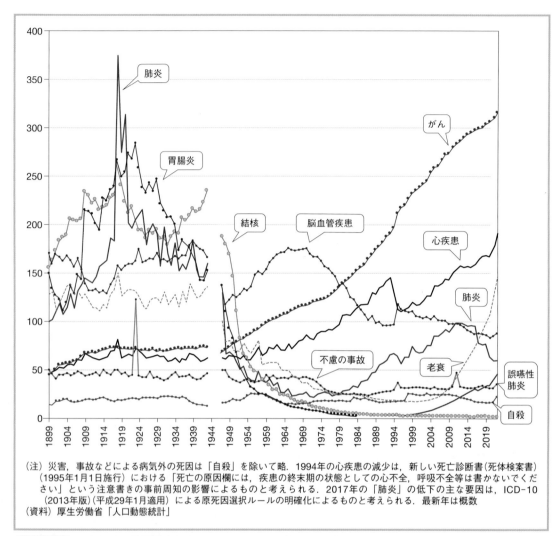

（注）災害，事故などによる病気外の死因は「自殺」を除いて略．1994年の心疾患の減少は，新しい死亡診断書（死体検案書）
　　　（1995年1月1日施行）における「死亡の原因欄には，疾患の終末期の状態としての心不全，呼吸不全等は書かないでくだ
　　　さい」という注意書きの事前周知の影響によるものと考えられる．2017年の「肺炎」の低下の主な要因は，ICD-10
　　　（2013年版）（平成29年1月適用）による原死因選択ルールの明確化によるものと考えられる．最新年は概数
（資料）厚生労働省「人口動態統計」

図Ⅲ-1-8　日本の主要死因別死亡率（人口10万人対）の長期推移
［本川　裕：社会実情データ図録，主要死因別死亡率（人口10万人対）の長期推移（1899年～2022年），〔https://honkawa2.sakura.
ne.jp/2080〕（最終確認：2023年11月1日）より引用］

B. 保健・医療・福祉の変遷の概況

　　　現在の保健・医療・福祉の基本となる考え方は，戦後の1946年に制定された日本国憲法
にある．そこには「すべて国民は，健康で文化的な最低限度の生活を営む権利を有する」
とされ，「国は，すべての生活部面について，社会福祉，社会保障及び公衆衛生の向上及び
増進に努めなければならない」と述べられている．

　　　国は，その時々の「健康で文化的な生活」の課題に対する施策を打ち出してきた．それ
らは保健・医療・福祉の課題として別々に扱われてきたが，近年では相互の関連性から境
界が明確ではなくなっている．表Ⅲ-1-1にはそれらの概況を示した．表中の太い矢印は，
課題ごとの施策のおおよその展開期間を示したものである．各施策の内容は，以降の項に

表Ⅲ-1-1　日本の社会的状況とそれに対する施策，保健・医療・福祉制度の変遷

	1945〜	1955〜	1965〜	1975〜	1985〜	1995〜	2005〜	2015〜
社会の状況（上段）と関連した主な施策（下段）	戦後の混乱劣悪な環境	高度経済成長期		経済成長終焉	経済低迷・社会保障財源悪化 高齢化の進展			超高齢化，家族の変容
	感染・母子対策	社会保障制度の充実		施設中心の見直し，生活習慣病対策	介護予防への注目，在宅福祉の強化，利用者本位・自立支援の考え方の尊重			地域包括ケアシステムの構築
主な法律など	1946:憲法制定 1948:医療法	1960:国民皆保険 1965:母子保健法 1973:福祉元年		1982:老人保健法	1990:福祉8法改正 1994:地域保健法	2000:介護保険法 2007:高齢者医療確保法 2007:感染症法 2013:障害者総合支援法		
死因1位	結核	脳卒中	脳卒中	脳卒中	がん	がん	がん	がん
高齢化の進展			高齢化率7%以上 →→→→→→→→					
母子保健活動/子育て支援	母子保健活動（乳幼児健診など） →→→					⑦		
国民健康づくり対策				①②		③		
がん対策				④				
高齢者施設・在宅サービス整備					1992 ⑤ （訪問看護ステーションの誕生）			
認知症対策				■■■■■▶		⑥		
障害者支援			■■■▶	⑧				⑨
医療提供体制の整備					⑩			

表内①〜⑩については該当項目にて説明.

　て簡単に説明する．ここでは表の上部に示した社会の状況や考え方の変化および死因や高齢化の状況などと関連づけて理解することが大切である．なお，変遷の流れの一環として，訪問看護ステーションは1992年に誕生した．

C. 健康をめぐる保健施策の変遷

　日本では1937年，1938年にそれぞれ保健所と厚生省が誕生し，現在にいたる衛生行政の基礎が固まった．
　1960年以降の死因は1位脳血管疾患，2位がん，3位心疾患（1981年からはがんが1位）であり（**図Ⅲ-1-8**），40〜50歳の成人期に顕著であったため「成人病」と呼ばれた．後に環境因子や遺伝因子のほかに若いころからの生活習慣の長い積み重ねが深くかかわっていることが明らかになり，「生活習慣病」に呼び方が変更された．以下に主な保健施策について示す．

① 国民健康づくり対策

1978：第1次国民健康づくり
1988：第2次国民健康づくり（アクティブ80ヘルスプラン）
　　　・健康診査体制の充実
　　　・運動習慣の普及に重点を置く
　　　・健康運動指導士
2000：第3次国民健康づくり（健康日本21）
　　　2003年健康増進法により内容強化
　　　・具体的な目標設定とその評価
　　　・栄養，身体活動，休養，タバコ，アルコール，歯の健康，
　　　　糖尿病，循環器病，がんの9分野
　　　・一次予防の強化
2013：第4次国民健康づくり
　　　（健康日本21（第二次））

② 老人保健事業

1982：老人保健法の制定に基づく事業
　　　・40歳以上に対する健康診査など

③ 特定健康診査・特定保健指導

2008：高齢者の医療の確保に関する法律に基づく事業
　　　・メタボリックシンドロームに着目した健診と指導

④ がん対策

1984：対がん10か年総合戦略（〜1993）
1994：がん克服新10か年戦略（〜2003）
2004：第3次対がん10か年総合戦略（〜2013）
2007〜：がん対策基本法
　　　・がんの予防，早期発見
　　　・がん医療の均てん化（専門医育成，拠点病院の
　　　　整備など）
　　　・がん研究の推進

図Ⅲ-1-9　日本の主な保健施策

1 ● 主な保健施策とその変遷 (表Ⅲ-1-1, 図Ⅲ-1-9)

a. 母子保健活動

　母子保健活動は，乳児死亡を減少させることを最大の目標として戦前にスタートし，保健所の重要な事業とされた．戦後もすぐに体制を整えて乳幼児健診などが継続され，1965年の母子保健法の制定によってさらに体系的な事業になり，今日まで続いている（**表Ⅲ-1-1の水色矢印**）．また1994年に制定された地域保健法によって，この事業は市町村の担当する事業となり，保健師や栄養士が担当している．日本の乳児死亡率（出生千対）は，戦前は100以上と大変高かったが，1976年には10を下回り2021年には1.7となっており，世界でもっとも低い国のグループとなっている．

b. 国民健康づくり対策 (表Ⅲ-1-1の①, 図Ⅲ-1-9の①)

　この活動は，高血圧や肥満を招くようなライフスタイルを改め，生活習慣病を予防することを目的に施策として取り上げられたものである．1978年から4次にわたって保健師や栄養士などによって展開されており，現在も継続している．第3次の健康日本21以降は目標値を定めた活動となっている．2003年に健康増進法が制定され，一次予防が強調される

ようになった（p.36, 第Ⅱ章2も参照）.

c. 老人保健事業（表Ⅲ-1-1の②, 図Ⅲ-1-9の②）

　1982年に制定された老人保健法では, 大きく分けて老人医療費に関する取り決め（老人医療制度）と, 生活習慣病予防に関する老人保健事業が設けられた. 老人保健事業では, 40歳以上の者に対する健康診査, 有所見者の指導, 健康教育, 訪問指導などや, 健康手帳の交付などが行われた.

d. 特定健康診査・特定保健指導（表Ⅲ-1-1の③, 図Ⅲ-1-9の③）

　2008年にメタボリックシンドローム（内臓脂肪症候群）に着目する健診・指導が保険者の義務として導入された. 先述の市町村が行う国民健康づくり運動に対し, この事業はすべての医療保険者が行うもので, 働く世代を含めすべての国民が対象となる. メタボリックシンドロームの診断基準は, ウエスト周囲径が男性85 cm, 女性90 cm以上で, かつ血圧・血糖・脂質のうち2つが基準値からはずれることである（p.91, 本章2-B-3b, p.124, 本章2-G-1も参照）. 事業の担い手は市町村の保健師, 栄養士および職域で働く保健師, 看護師, 栄養士などである.

e. がん対策（表Ⅲ-1-1の④, 図Ⅲ-1-9の④）

　日本では1981年にがんが死因の第1位となったことを受け, 1984年から2013年まで合計3回の対がん10か年戦略を進めてきた. 2006年にはがん対策基本法を発し, それに基づき2007年に第1期がん対策基本計画を定め, その後は約5年ごとに見直しを図っている. 第2期の計画においてがん患者の就労支援が盛り込まれ, 2014年からすべてのがん診療拠点病院にがん相談支援センターを設置し, 仕事と治療の両立や仕事への復帰時期の相談体制を整えた.

2● 地域保健体制の再構築：保健所と市町村の役割の整理

　保健施策が多様になるにつれ市町村の果たす役割が大きくなり, 都道府県の保健所が担ってきた役割との整理が必要になった. そのため, 保健所と市町村の役割を明確化するなどの目的で, 1994年に保健所法が地域保健法に改正され, 1997年から全面施行された. その主な内容を表Ⅲ-1-2に示す. これにより, 住民に身近で利用頻度が高いサービスは市町村が提供することになった. 一方, 保健所は広域的・専門的・技術的拠点と位置づけられた.

　なお, 2022年の自治体別保健師数は, 都道府県所属は約5,600人であるのに対して市区町村所属が約32,300人と, 後者のほうが大変多い[1].

3● 労働者の健康確保対策

　1972年に労働安全衛生法が制定され, 労働者の安全衛生に関する最低基準が定められた. 衛生委員会の設置や医師である衛生管理者を産業医と定め, 事業者や総括安全衛生管理者に対して指導助言を行う専門家とした. 1988年からは産業医が中心となって労働者の健康測定を行い, 運動指導, メンタルヘルスケア（p.127, 本章2-G-4も参照）, 栄養指導, 保健指導（p.129, 本章2-G-5も参照）を実施して労働者の健康の保持増進を図ることになった.

表Ⅲ-1-2　地域保健法が定める保健所と市町村保健センターの違い

	保健所	市町村保健センター
根拠法	地域保健法	地域保健法
設置者	都道府県，保健所政令市，特別区	市町村　※設置義務はない
専門職員	医師，保健師，栄養士，理学療法士，獣医師，薬剤師など	保健師が中心的役割を担う管理栄養士，健康運動指導士など
対人サービス	広域的・専門的・技術的サービス多種の保健医療職種によるチームワークを要するサービス	地域的・一般的サービス健康相談や保健指導，健康診査など，住民への身近な保健サービス
具体的なサービス領域	精神，難病，結核，感染症，小児慢性特定疾患	乳幼児健診，予防接種，がん検診，健康相談・健診，保健指導，介護事業，家庭訪問
保健師の活動	地区管理やコーディネート，教育，研修などを合わせた企画調整活動が多い	住民に対する直接的なサービスが活動の多くを占める

D.　さまざまな対象に対する福祉施策の変遷

1●高度経済成長を背景とした福祉元年の到来とその後の在宅サービス充実施策

　1945年からの戦後の緊急の援護策や法整備を行った後，1963年に老人福祉法が制定され，特別養護老人ホームなどの施設が急ピッチで整備された．また高度経済成長を背景に老人医療費の無料化や，健康保険法・年金制度などにおける国民負担の軽減などの社会保障制度の充実により，1973年は福祉元年といわれた（**表Ⅲ-1-1**）．次の時代になると医療費の膨張が課題となり，1982年に老人保健法を制定し，老人医療費の一部自己負担を取り入れた．同時に在宅福祉への注目が高まり，ホームヘルプ，ショートステイ，デイサービスを在宅福祉の3本柱として制度化した．これにより施設中心だった高齢者福祉に「在宅」という選択肢が加わった（**表Ⅲ-1-1の⑤**）．

2●福祉8法の改正

　時代の進行とともに日本社会は少子高齢化が顕著になった．家族内での介護がさらに困難になり，家庭の外に介護が求められ，高齢者福祉に限らずすべての社会福祉制度に新しい考え方で改正が行われた（1990年の福祉8法*改正）．新しい考え方とは，①市町村の役割の重視，②在宅福祉の充実，③民間福祉サービスの健全育成，④福祉と保健・医療の連携強化・総合化，⑤福祉の担い手の養成と確保，⑥サービスの総合化・効率化である．

3●1990年以降の福祉施策の変遷（表Ⅲ-1-1，図Ⅲ-1-10）

a. 高齢者福祉サービスの計画的整備

　国は3回のゴールドプランを発出し，要介護高齢者のための種々のサービスや必要な人

---

*福祉8法：老人福祉法，身体障害者福祉法，精神薄弱者福祉法，児童福祉法，母子及び父子並びに寡婦福祉法，社会福祉事業法，老人保健法，社会福祉・医療事業団法（改正当時）を指す．

① 高齢者施設・サービス整備

1989：高齢者保健福祉推進十か年戦略策定
　　　（ゴールドプラン）
1994：新ゴールドプラン
　　　・訪問看護ステーション　　5,000ヵ所
　　　・ホームヘルプサービス　　17万人分
　　　・デイサービス・デイケア　1.7万ヵ所
　　　・ショートステイ　　　　　6万人分
　　　・介護老人福祉施設　　　　29万人分
　　　・介護老人保健施設　　　　28万人分
　　　・ケアハウス　　　　　　　10万人分
2013：ゴールドプラン21
　　　・グループホーム整備など

② 認知症対策

1982：答申「老人性精神保健対策に関する意見」
2004：用語の変更「痴呆」⇒「認知症」
2005：「認知症を知り地域をつくる10ヵ年構想」
2012：「認知症施策推進5か年計画」
　　　（オレンジプラン）
2017：新オレンジプラン
2019：認知症施策推進大綱

③ 介護保険法関連の施策

2000：介護保険法制定
2005：介護保険法見直しにより介護予防サービス
　　　新設
　　　地域密着型サービス新設
　　　地域包括支援センターの整備
2011：介護保険法見直しにより地域包活ケア
　　　システムの構築開始

図Ⅲ-1-10　　1990年以降の日本の福祉施策の変遷

材を整えた（**表Ⅲ-1-1の⑤，図Ⅲ-1-10の①**）．訪問看護ステーションの整備は1994年からの新ゴールドプラン，グループホームの整備は2013年からのゴールドプラン21にて取り入れられた．2000年には介護保険法が施行され，これらのプランで整備されたさまざまなサービスを組み合わせて利用する介護保険制度が発足した（**図Ⅲ-1-10の③**）．

b．認知症高齢者施策の変遷　（図Ⅲ-1-10の②）

1982年には，認知症予防や地域や病院での対策が取り上げられた（当時は「痴呆」と呼んだ）．精神病院がこの疾患の主たる治療機関とされた．2005年には住民に認知症サポーターの称号を与える運動が開始され，また認知症カフェを設置することが全市町村に求められた（**表Ⅲ-1-1の⑥**）．2012年にオレンジプラン，2017年に新オレンジプランが発出され，認知症の正しい理解や認知症になっても希望をもって暮らせる社会づくりに目が向けられるようになった．

2019年には認知症施策推進大綱が出された．認知症の発症を遅らせる活動の推進や，発症しても進行を緩やかにすることをうたっている．医療・ケア人材の認知症対応能力の向上，介護者の負担軽減なども強調されている．

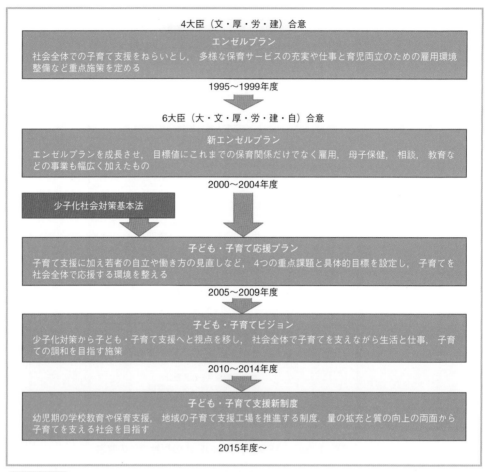

図Ⅲ-1-11　日本の主な子育て支援・少子化社会対策
［内閣府：平成 21 年版少子化社会白書，第 1 節．これまでの少子化対策「1.57 ショック」から「「子どもと家族を応援する日本」重点戦略」まで，〔https://www8.cao.go.jp/shoushi/shoushika/whitepaper/measures/w-2009/21pdfhonpen/pdf/b1_2_01.pdf〕（最終確認：2023 年 11 月 1 日）を参考に作成］

c. 子育て支援（表Ⅲ-1-1 の⑦，図Ⅲ-1-11）

　出生率の低下と年少人口の減少に対処するため，1990 年に子どもを産み育てやすい環境づくりの検討が開始された（合計特殊生率が 1.57 に下がった 1.57 ショックが契機）．1995 年に「エンゼルプラン」（今後の子育て支援のための施策の基本的方向について）を発出し，保育所の量的拡大，低年齢児保育，延長保育などの充実，地域子育て支援センターの整備などがあげられ，続いて 2000 年からは「新エンゼルプラン」が出された．

　2004 年には「少子化社会対策大綱」にて子育て支援の方向性が示された．これに従って 2005 年には「子ども・子育て応援プラン」，2010 年から「子ども・子育てビジョン」を発出して子育て支援が進められてきている．

　2021 年には医療的ケア児及びその家族に対する支援に関する法律が制定され，医療的ケア児の健やかな成長を図るための支援が決められた．医療的ケア児とは，日常生活や社会生活を営むために恒常的に医療的ケア（人工呼吸器による呼吸管理，喀痰吸引その他の医

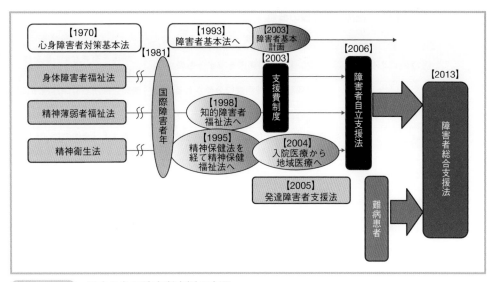

図Ⅲ-1-12　日本の主な障害者支援の変遷

療行為）を受けることが不可欠である児童（18歳以上の高校生を含む）である．保育所や学校，在宅での看護師などの活動に関係の深い法律である．

4 ● 障害者支援の変遷 （図Ⅲ-1-12）

　日本では1981年の国際障害者年を契機に障害者施策の推進が図られ，本格的な長期計画が発表された（1982年）（**表Ⅲ-1-1の⑧**）．1993年に旧来の法を障害者基本法に改め，障害者は社会を構成する一員としてあらゆる分野の活動に参加機会を与えられることがうたわれた．2003年には10年計画の「障害者基本計画」を発出し，ノーマライゼーション*の尊重，社会のバリアフリー化，利用者本位の支援を目指すことになった．

　2006年には障害者自立支援法を制定し，身体障害，知的障害，精神障害と障害を分類して別々の法律で対策を講じてきた日本の障害者支援策が一本化された．2013年には難病患者も含めた障害者総合支援法に塗り替えられた（**表Ⅲ-1-1の⑨**）．この法では，客観的にサービスの必要度を求める尺度として障害程度区分（1から6までに分類）が導入された．

E. 医療施策の変遷

1 ● 現在の医療提供体制の概略

　まず現状の概略を知って医療対策の変遷に進もう．

　現在の医療提供施設の大枠を**表Ⅲ-1-3**に示す．医療機関は20床を境に病院と診療所に区別される．病院は一般病院と精神病院に分かれ，その比率は約7：1である．診療所は，入院病床のない無床診療所と病床のある有床診療所に分かれ，その数は15：1で圧倒的に無床診療所のほうが多い．

---

*ノーマライゼーション：「障がい者が一般市民と同じ環境で，同じ条件で，家庭や地域でともに生活すること」を目指す概念．一般市民と同等の生活の実現，社会的自立，QOLの向上，社会的理解の促進が理念である．

表Ⅲ-1-3　医療提供施設の概要

	病　院	診療所
医療法における定義	・20床以上の病床を有するもの	・病床を有さない，または19床以下の病床を有するもの
施設数と施設分類（2020年）	一般病院と精神病院に分類される ・一般病院は約7,200施設 ・精神病院は約1,000施設	無床診療所と有床診療所に分類される ・無床診療所は約96,000施設 ・有床診療所は約6,300施設
開設者	医療法人（全体の約69%），公的医療機関（同約14.6%），国立（同約3.9%）	医療法人（全体の約43.1%），個人（同約39.3%），公的医療機関（同約3.4%）

表Ⅲ-1-4　医療圏とそれぞれの提供する医療

医療圏	範　囲	提供する医療
一次医療圏	市区町村単位	・プライマリ・ケア ・住民の生活に密着した医療サービスを提供する単位
二次医療圏	複数の市町村で構成	・一体の区域として病院等に係る医療を提供することが相当である単位として決定 ・日常生活の需要の充足状況，交通事情，自然的条件を考慮する
三次医療圏	都道府県ごとに1つ北海道のみ6医療圏	・特殊な医療を提供する病院病床の整備を図るべき区域 ・臓器移植等の先進的技術を必要とする医療/高圧酸素療法等，特殊な医療機器を必要とする医療/発生頻度が低い疾患に関する医療/広範囲熱傷，指肢切断，急性中毒などのとくに専門性の高い救急医療

　医療の目的によって入院病床は5つに分類されており，病床の種類ごとにそこに配置される医療関係職の人員配置基準が異なる．療養病床では看護補助者の配置が必要である．

2●医療提供体制の変遷

　今日のような医療体制になるには日本特有のさまざまなプロセスを経てきた．その概略について学ぼう．

a. 医療提供体制の整備

　日本では戦後の復興期に多数の病院が復興・設立された．一方，国民皆保険制度の発足（1961年），老人医療費無料化（1973年）によって多くの人が安心して医療を受けるようになったことから受診行動が高まり，病床の急激な増加がもたらされた．しかし，地域的な病床の偏在が生じたことや医療施設の機能分担が不明確であったという課題が生じた．

　それらを受け，1985年に医療法の大規模な改正が行われ，都道府県ごとに医療計画を定め，医療圏を設けて二次医療圏（表Ⅲ-1-4）単位で必要病床数を設定した（表Ⅲ-1-1の⑩）．これにより病床数の増加に一定の歯止めがかかった．

b. 医療施設の機能分化の推進：特定機能病院と地域医療支援病院

　医療技術の急速な進歩，高齢者が増えて入院目的が多様化してきたことを受け，医療施設が機能分化する必要が生じた．1992年に高度医療，先進医療を提供する病院として「特定機能病院」が，1997年にはかかりつけ医と連携する「地域医療支援病院」が制度化された（表Ⅲ-1-5）．

表Ⅲ-1-5　特定機能病院と地域医療支援病院

	特定機能病院	地域医療支援病院
趣旨	・高度な医療技術を要する症例を扱う　など	・患者にとって身近な地域で医療を提供する ・かかりつけ医を支援する　など
設置箇所	三次医療圏に1施設	二次医療圏に1施設が望ましい（未達成）
役割	・高度医療の提供 ・高度医療技術の開発　など	・病院・診療所から紹介された患者に対する医療の提供，救急治療の提供　など
要件	・病床400床以上　など	・病床200床以上　など
例	・大学病院が主，ほかに国立がん研究センター，国立循環器センターなど88施設（2022年12月現在）	都道府県立病院，医療法人立病院など685施設（2022年9月現在）

表Ⅲ-1-6　主要国の医療関連データ国際比較

	医師数 （人口千 人対）	看護師 数（人口千 人対）	病床数 （人口千 人対）	精神科 病床数 （人口千 人対）	長期ケア病床数 （人口千人対）	在院日数 （急性期）	対GDP税・社会 保障負担　（％）
アメリカ	2.6	11.7	2.8	0.1	0.2	5.5	27.1
ドイツ	4.3	12.9	8.0	1.3	0.0	7.5	37.5
フランス	3.2	10.5	6.0	0.8	0.8	5.6	45.2
イギリス	2.8	7.8	2.5	0.4	―	5.9	33.3
カナダ	2.7	10.0	2.2	0.3	0.0	7.4	32.2
イタリア	4.0	5.8	3.2	0.1	0.0	6.9	42.4
日本	2.4	11.3	13.1	2.6	2.6	16.2	30.6

［前田由美子：日医総研リサーチエッセイ，医療関連データの国際比較―OECD Health Statistics 2019，日本医師会総合政策研究機構，2019，〔https://www.jmari.med.or.jp/download/RE077.pdf〕（最終確認：2023年11月1日）および社会実情データ図録：医師数・看護師数の国際比較（OECD諸国，2017年又は直近年），〔https://honkawa2.sakura.ne.jp/1930.html〕（最終確認：2023年11月1日）より引用］

　病床の機能分化として長期療養を必要とする患者のための「療養型病床群」が導入された（1992年）．その背景には家族での介護がむずかしく，やむなく入院させている状態，いわゆる「社会的入院」があった．そのため介護保険制度発足後には，医療の必要性の高い者を対象とする「医療療養病床」（医療保険適用），介護のニーズが高い者を対象とする「介護療養病床」（介護保険適用）に分化された（2001年）．

3 ● 療養型病床群の課題と介護医療院の創設

　「医療療養病床」と「介護療養病床」の入院者像は実際にはほとんど差がなく，「社会的入院」は解決できなかった．そのため介護療養病床を廃止し介護療養型老人保健施設に転換する方針を決めたが，ほとんど転換できず，介護療養病床の次の受け皿として2018年に介護医療院が創設された．介護医療院はⅠ型とⅡ型があり，Ⅰ型にはより重い疾患をもつ者が入院できることとしている．

4 ● 地域医療構想による 2025 年に向けた医療体制の改革

　表Ⅲ-1-6 に示されたような先進国との開きから，在院日数を減らし，適切に医療を提供できる機能をもつように病床を見直し，必要な医療を必要な人に届けることが日本の課題として意識されるようになった．期限を団塊世代が 75 歳に達する 2025 年に設け，病床の機能分化を計画的に進めることが都道府県に求められている（地域医療構想）．この構想では病床を「高度急性期機能」「急性期機能」「回復期機能」「慢性期機能」に分け，医療圏ごとに必要病床数を算出して偏りがないように段階的に整備することを求めている．加えて人口構成が高齢側にさらに傾く 2040 年に向けた計画づくりも提唱されている．

> **学習課題**
>
> 　1．社会経済的な状況とともに変わってきた人口動態や疾病構造について説明してみよう．
> 　2．保健・医療・福祉制度の変遷をグループで討議し，これからの訪問看護の役割を考えてみよう．

▮引用文献▮

1）厚生労働省：令和 4 年度保健師活動領域調査（領域調査）結果の概況，p.2，〔https://www.mhlw.go.jp/toukei/saikin/hw/hoken/katsudou/09/dl/ryouikichousa_r04_1.pdf〕（最終確認：2023 年 11 月 1 日）

2 日本の保健・医療・福祉制度の現状

この節で学ぶこと

1. 人々の健康動向や，それに関連して打ち出されている現代の日本の保健・医療・福祉施策の概要について理解する．
2. 医療保険制度と診療報酬制度，介護保険制度について理解する．
3. 自治体や学校，職場など各所で行われる保健・予防活動の実際について理解する．

A. 健康の動向と疾病構造

1 ● 健康の動向の現状

前節では，今日の日本の人口構造が少子高齢化の状況にあることを学んだ．ここでは，日本人の健康や加齢に伴って生じる心身の状況について学ぼう．

a. 寿命の延伸

平均寿命は先述の通り右肩上がりに上昇しており，今後の約20年間でも男女とも約2年延びると推定されている（2040年までの推計の値）．

平均寿命とは0歳児の平均余命（0歳の人が今後何年生きられるか）である．疾患や事故で幼少時や若年時に亡くなる人がいるため，たとえば65歳まで生きた人のその後の平均余命は2020年現在で男性19.97年，女性24.88年とされており[1]，0歳児の平均余命より長く生きることになる．平均寿命を超えて100歳近くまで生きる人は決して珍しくない時代が到来している．

b. 長寿者の体力の向上

では，長寿を生きる高齢者の体力はどの程度維持されているのであろうか．

図Ⅲ-2-1は，高齢者の体力について，2007年の高齢者と2017年の高齢者を比較研究した結果を示したものである．これをみると，2017年の高齢者の歩行速度は2007年の同じ年齢の高齢者に比べて男女とも速くなっている．

この結果に代表されるように，長寿を生きる人の体力は，同じ年代の以前の高齢者より向上していることが明らかにされている．

c. 健康寿命の長さへの注目

一方，体力の低下や疾患などで介護が必要になる高齢者も存在する．そこで，健康寿命という見方で検討してみよう．

健康寿命とは，「日常生活に制限のない期間」と定義づけて国民健康基礎調査の回答から計算された値である．図Ⅲ-2-2は，平均寿命と健康寿命には差があること，2019年においてその差は男性が8.73年，女性で12.07年であったことが示されている．日本人の平均

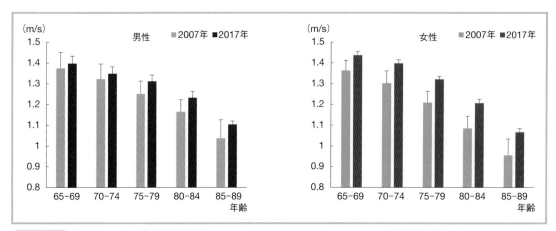

図Ⅲ-2-1　2007 年と 2017 年の高齢者の年代別歩行速度推定値

〔Suzuki T, Nishita Y, Jeong S et al：Are Japanese Older Adults Rejuvenating? Changes in Health-Related Measures Among Older Community Dwellers in the Last Decade. Rejuvenation Res 24（1）：37-48, 2021 の Table 2. および Table 3. を参考に作成／国立長寿医療研究センター老化疫学研究部：すこやかな高齢期をめざして～ワンポイントアドバイス～, No. 49 日本の高齢者の若返り,〔https://www.ncgg.go.jp/ri/lab/cgss/department/ep/topics/49.html〕（最終確認：2023 年 11 月 1 日）より許諾を得て転載〕

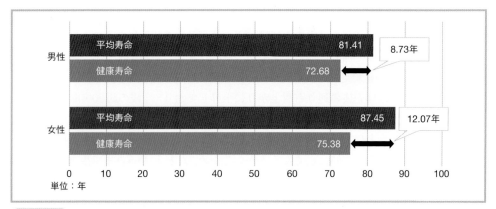

図Ⅲ-2-2　平均寿命と健康寿命の格差（2019 年）

〔厚生労働省：令和 4 年版厚生労働白書─社会保障を支える人材の確保, 第 1 部第 2 章, p.78,〔https://www.mhlw.go.jp/wp/hakusyo/kousei/21/dl/1-02.pdf〕（最終確認：2023 年 11 月 1 日）を参考に作成〕

寿命の延びは著しいが，寿命の延びだけでなく，健康寿命を延ばすことに注目が集まるようになり，健康日本 21（第二次）の目的としても取り上げられている．健康寿命を延ばし介護を要する期間を少なくすることは保健・医療・福祉の命題の 1 つである．なお，2019 年の WHO 加盟国 194 ヵ国の中で，健康寿命の一番長い国は日本，2 位シンガポール，3 位韓国であった．

2 ● 今日の疾病構造と人々の受診行動

a. 年齢階級別の死因構成割合

2022 年の日本人の死因構成割合を，年齢階級別に**図Ⅲ-2-3**に示した．5～9 歳は悪性新生物と不慮の事故の割合が高く，10 歳を過ぎると悪性新生物の割合が減少し，自殺の割合が高くなっている．年齢階級が高くなるにつれて悪性新生物の占める割合が高まり，男性

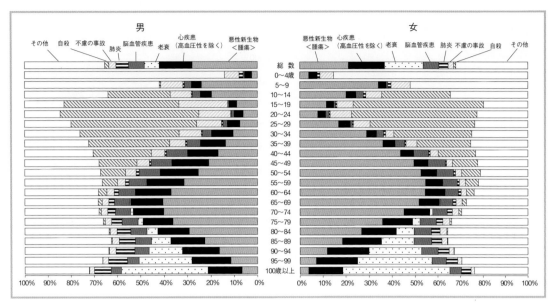

図Ⅲ-2-3　日本人の年齢階級別死因構成割合

〔厚生労働省：令和4（2022）年人口動態統計月報年計（概数）の概況，結果の概要，p.12，〔https://www.mhlw.go.jp/toukei/saikin/hw/jinkou/geppo/nengai22/dl/kekka.pdf〕（最終確認：2023年11月1日）より引用〕

では65〜69歳，女性では55〜59歳がピークとなっている．70歳を超えると死因に老衰が出現し，100歳以上に向かって老衰の割合が急増している．75歳以上では，悪性新生物の占める割合は減少し，肺炎が増えてくる．このように年齢階級によって死因の構成割合は異なる．

b．入院，外来の受療率

　人々はどのような病気で医療を利用するのであろうか．厚生労働省が2020年に実施した患者調査のデータでは以下のような傾向が示されている．

　まず人口10万対の受療率は，入院，外来ともに65歳以上がその他の年齢階級に比べて非常に高い（**図Ⅲ-2-4**）．一方，2020年の受療率自体は入院が960，外来が5,658[2]であり，65歳以上も含めて低下している．

　傷病分類別では，入院と外来では差があり，入院では高い順に「精神および行動の障害」「循環器の疾患」「損傷，中毒及びその他の外因の影響」，外来では「消化器系の疾患」「健康状態に影響を及ぼす要因及び保健サービスの利用」「筋骨格系及び結合組織の疾患」となっている[3]．

　また入院患者の平均在院日数は病院，一般診療所を合計した総数で32.3日[4]となっている．傷病分類別にみると「精神および行動の障害」が294.2日と突出している[4]．次いで「神経系の疾患」が83.5日，「循環器系の疾患」が41.5日となっている．「新生物〈腫瘍〉」は18.2日と短いほうである[4]．

　平均在院日数を病床別にみると，一般病床が16.5日，療養病床が135.5日，精神病床が277.0日である[5]．

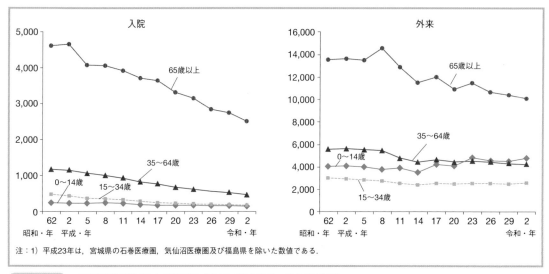

図Ⅲ-2-4　年齢階級別にみた受療率（人口10万対）の年次推移

［厚生労働省：令和2年（2020）患者調査の概況, p.9,〔https://www.mhlw.go.jp/toukei/saikin/hw/kanja/20/dl/jyuryouritu.pdf〕（最終確認：2023年11月1日）より引用］

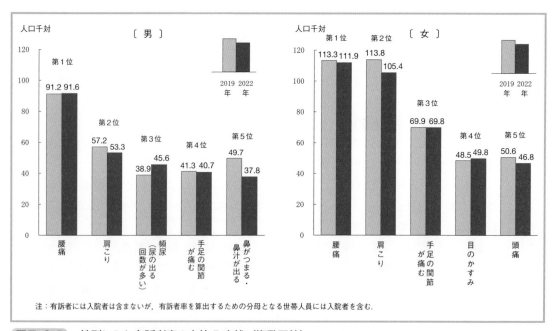

図Ⅲ-2-5　性別にみた有訴者率の上位5症状（複数回答）

［厚生労働省：2022（令和4）年国民生活基礎調査の概況, p.17,〔https://www.mhlw.go.jp/toukei/saikin/hw/k-tyosa/k-tyosa22/dl/04.pdf〕（最終確認：2023年11月1日）より引用］

c. 頻度の高い自覚症状

　　病気やけがなどで自覚症状のある者（入院者は含まれない）を国民生活基礎調査で調査しており，有訴者率が計算されている（人口千対）．**図Ⅲ-2-5**は2022年度調査の有訴者

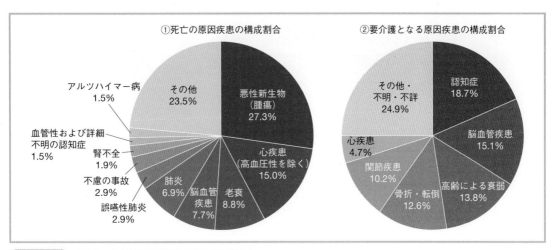

図Ⅲ-2-6　死亡・要介護の原因疾患の構成割合

[厚生労働省：令和元年（2019）人口動態統計（概数）の概況，〔https://www.mhlw.go.jp/toukei/saikin/hw/jinkou/geppo/nengai19/dl/gaikyouR1.pdf〕（最終確認：2023年11月1日）および内閣府：平成30年版高齢社会白書（全体版），第1章　高齢化の状況，〔https://www8.cao.go.jp/kourei/whitepaper/w-2018/html/zenbun/s1_2_2.html〕（最終確認：2023年11月1日）を参考に作成]

率の結果について，男女別に上位5症状を示している．腰痛，肩こり，関節痛などは男女共通である．

d. 要介護となる原因

　図Ⅲ-2-6では，左側に死亡の原因疾患の構成割合，右側に要介護となる原因疾患の構成割合を示した．比較すると，それぞれの内訳は大きく異なっていることがわかる．

　健康寿命の延伸のためには死亡の原因疾患だけでなく，要介護となる原因疾患を減らすことや，早期のリハビリテーションに力を入れる必要がある．認知症予防，転倒予防をはじめ，住みやすい街づくりまで一連のオレンジプランにて幅広く取り組まれている．脳血管疾患の予防については，国民健康づくり施策において長年にわたって取り上げられ，近年では特定健康診査や特定保健指導が徹底されて予防に力が注がれている．

e. 認知症の原因疾患と有病率

　要介護となる原因疾患第1位（**図Ⅲ-2-6**）の認知症について考えてみよう．

　認知症はその原因などによりいくつかの種類がある．もっとも多いものはアルツハイマー型認知症で全体の67.6%，2位は脳血管性認知症で19.5%であり，この2つで約87%を占める．その他にレビー小体型認知症4.3%，前頭側頭葉型認知症1.0%などがある[6]．それぞれの原因によって症状や発症年代に違いがある．

　健常者と認知症者の間には軽度認知障害（mild cognitive impairment：MCI）と呼ばれる状態がある．アルツハイマー型のMCIの場合，この期間に対策や治療を行わないと数年後にアルツハイマー型認知症に移行するとされている．

　認知症有病率の年齢階級別推計値を**図Ⅲ-2-7**に示す．年齢階級が上がるにつれ急速に有病率が上昇する．高齢者の4人に1人が認知症またはその予備軍とされ，新オレンジプランではできる限り住み慣れた地域で自分らしく住み続けることができる社会の実現が目標になっている．

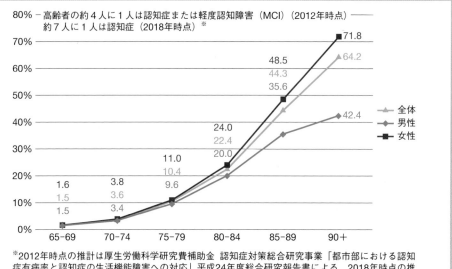

図Ⅲ-2-7　認知症有病率の年齢階級別推計値

[厚生労働省：認知症施策の総合的な推進について（参考資料），p.5，〔https://www.mhlw.go.jp/content/123 00000/000519620.pdf〕（最終確認：2023年11月1日）より引用]

f.「フレイル」という状態

　図Ⅲ-2-6にみるように「高齢による衰弱」は要介護となる原因の3番目にあがっている．これに対し近年，「健康」と「要支援・要介護状態」との間に**「フレイル」**（虚弱）という概念が導入されている（**図Ⅲ-2-8**）．「フレイル」は加齢によって心身の活力が低下し，要介護へ移行するリスクが高まっている状態であるため，まずは「フレイル」を予防しようという考え方である．

　歩行，あるいはそれ以上負荷の高い身体活動を継続することがフレイルの発症リスクを下げることが明らかにされてきている．このような身体活動を楽しく実施できるよう，高齢者の自主的活動や市町村が実施する事業において工夫し，普及啓発を行う必要がある．

　これらの実践活動を含めて，**サルコペニア**（加齢による筋肉量の減少や筋力の低下）の予防や，**ロコモティブシンドローム***予防が重視されている．

3●死亡場所の変遷

　死亡場所の推移を**図Ⅲ-2-9**に示す．これまで自宅での死亡が急激に減少し，医療機関での死亡が増加してきたが，近年は自宅での死亡もごく緩やかに増加している．また，特別養護老人ホームなどの施設での死亡も近年は増加傾向を示している．

---

*ロコモティブシンドローム（略して「ロコモ」）：加齢に伴って，「骨，関節，筋肉」などの身体を支え動かす「運動器」の障害が原因となり，立ったり歩いたりするための身体能力が低下した状態を指す．進行すると要介護状態にいたる．対処法には筋力やバランス力のトレーニング，痛みやしびれに対する治療などがある．

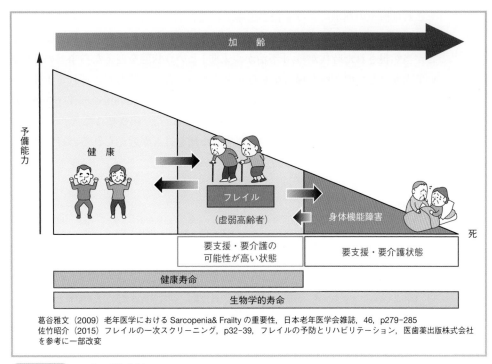

図Ⅲ-2-8　フレイルとは

[国立長寿医療研究センター老化疫学研究部：すこやかな高齢期をめざして〜ワンポイントアドバイス〜，No. 40 活動的に過ごしてフレイル予防，〔https://www.ncgg.go.jp/ri/lab/cgss/department/ep/topics/40.html〕（最終確認：2023年11月1日）より引用]

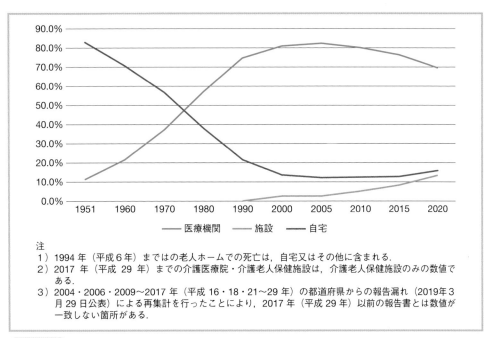

注
1）1994 年（平成 6 年）までの老人ホームでの死亡は，自宅又はその他に含まれる．
2）2017 年（平成 29 年）までの介護医療院・介護老人保健施設は，介護老人保健施設のみの数値である．
3）2004・2006・2009〜2017 年（平成 16・18・21〜29 年）の都道府県からの報告漏れ（2019年 3月 29 日公表）による再集計を行ったことにより，2017 年（平成 29 年）以前の報告書とは数値が一致しない箇所がある．

図Ⅲ-2-9　死亡の場所別にみた年次別死亡数の推移

[厚生労働省：令和 2 年（2020）人口動態統計（確定数）の概況，上巻 5-5　死亡の場所別にみた年次別死亡数，〔https://www.e-stat.go.jp/stat-search/files?stat_infid=000032119305〕（最終確認：2023 年 11 月 1 日）のデータを基に作成]

　　これは医療の進歩によって在宅医療が充実してきたことや，死の迎え方に対する考え方が変化してきたことによると考えられる．死に対しては，病院で最後まで治療を続けることが当然視された時代から，「不治かつ末期」という状態を迎えたら事前の意思表示に基づいて人間としての尊厳を保ちながら死を迎えることが大切と考えられるようになった．尊厳死，リビング・ウィル，アドバンスケアプランニング（advance care planning：ACP），事前指示（advance directive：AD）（いずれも p.272，第Ⅸ章 1 参照）という言葉がよく使われている．必ずしも思い描いた理想的な死を誰もが迎えられるわけではないが，今後もこの方向は重視されると考えられる．

▌引用文献▌

1)　厚生労働省：第 23 回生命表（完全生命表）の概況，3.第 23 回生命表について，p.2，〔https://www.mhlw.go.jp/toukei/saikin/hw/life/23th/dl/23th-02.pdf〕（最終確認：2023 年 11 月 1 日）
2)　厚生労働省：令和 2 年（2020）患者調査の概況，p.9，〔https://www.mhlw.go.jp/toukei/saikin/hw/kanja/20/dl/jyuryouritu.pdf〕（最終確認：2023 年 11 月 1 日）
3)　前掲 2)，p.10
4)　前掲 2)，p.12
5)　令和 2（2020）年医療施設（静態・動態）調査（確定数）・病院報告の概況，Ⅱ病院報告，p.34，〔https://www.mhlw.go.jp/toukei/saikin/hw/iryosd/20/dl/03byouin02.pdf〕（最終確認：2023 年 11 月 1 日）
6)　厚生労働科学研究費補助金認知症対策総合研究事業（研究代表者：朝田　隆）：都市部における認知症有病率と認知症の生活機能障害への対応，2013，〔https://www.tsukuba-psychiatry.com/wp-content/uploads/2013/06/H24Report_Part1.pdf〕（最終確認：2023 年 11 月 1 日）

B.　保健に関する制度・施策

　　地域で暮らす人々の健康を守り，公衆衛生の向上のため，地域保健ではさまざまな法律などに基づいて対策が進められている．地域保健に関連する主な法律と施策を図Ⅲ-2-10 に示す．対人保健は住民を対象としており，対物保健は食品衛生や生活環境など環境衛生を対象としている．

1 ● 現在の地域保健の基盤となる法律と自治体保健師

　　1994 年制定，1997 年施行の地域保健法に基づく基本指針によって地域保健対策が進められている．基本指針は地域保健をとりまく状況の変化により見直しがされており，2012 年の改正ではソーシャルキャピタルを活用した自助・共助の支援の推進，地域の特性を生かした健康なまちづくりの推進および医療，介護，福祉などの関連施策との連携強化などが定められた．また 2022 年の改正では新型コロナウイルス感染症（COVID-19）の拡大を背景に，広域的な感染症のまん延に備えた体制の構築，保健所の感染症に関する機能強化などが盛り込まれた．人の一生でみたとき，各場面でそれぞれかかわりがある保健関係法規などの概略を図Ⅲ-2-11 に示す．

　　地域保健対策の主要な担い手である保健師のうち自治体所属の保健師は，2022 年のデータによると 38,003 人であり，その内訳は都道府県 5,675 人（14.9%），市町村（保健所設置市，特別区を含む）32,328 人（85.1%）となっている[1]．都道府県では保健所をはじめ本庁，精神保健福祉センター，児童相談所などに配属されている．また市町村では市町村保健センター，本庁，地域包括支援センター，子育て世代包括支援センター，福祉関係部署

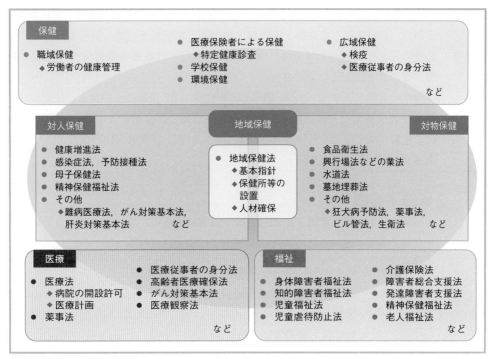

図Ⅲ-2-10　地域保健に関連するさまざまな施策

［厚生労働省：地域保健，〔https://www.mhlw.go.jp/stf/seisakunitsuite/bunya/tiiki/index.html〕（最終確認：2023年11月1日）より引用］

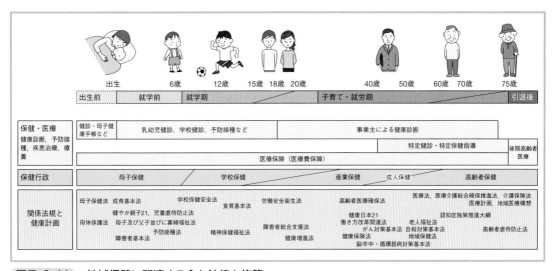

図Ⅲ-2-11　地域保健に関連する主な法律と施策

などに配属されている.

　保健所は都道府県，政令指定都市，中核市，その他政令で定める市または特別区が設置し，おおむね二次医療圏（一般的な入院に係る医療を提供する地域的単位）（p.78，**表Ⅲ-**

1-4参照)ごとの設置を原則としている．保健所長は一定の要件を満たす医師を原則とし，その他，歯科医師，薬剤師，獣医師，保健師，臨床検査技師，管理栄養士などの専門職が必要に応じて配置されている．保健所は地域における健康危機管理の拠点であり，広域的・専門的・技術的な支援を行っている．

　市町村保健センター（p.74，表Ⅲ-1-2参照）は，市町村が設置し，健康相談，保健指導および健康診査などを計画し実施する．乳幼児から高齢者まであらゆる地域住民を対象に，住民により身近なサービスが提供されている．保健師が中心となり，管理栄養士，看護師などが配置されている．

2 ● 母子保健

　日本の母子保健対策は，主として**母子保健法**を基に，思春期から乳幼児期を通じた一貫した体系の下に進められており，以下のように分けられる．

健康診査等：妊産婦や乳幼児の健康診査，新生児スクリーニング
保健指導等：食育の推進，妊娠の届出と母子健康手帳の交付，養育支援訪問事業，乳児
　　　　　　家庭全戸訪問事業（こんにちは赤ちゃん事業），母子保健相談指導事業（両
　　　　　　親学級，育児学級）など
療養援護等：不妊に悩む方への特定治療支援事業，未熟児養育医療，結核児童に対する
　　　　　　療育の給付など
医療対策等：妊娠・出産包括支援事業（子育て世代包括支援センター，産前・産後サ
　　　　　　ポート事業，産後ケア事業），児童虐待防止医療ネットワーク事業など

　市町村では保健師が中心となり，全乳幼児を対象とした健康診査や新生児訪問，健康診査で要観察となった児への訪問指導などの基本的なサービスを行っており，先天性代謝異常等検査などの専門的なサービスを行う都道府県と役割分担している．

　健やか親子21は，21世紀の母子保健の主要な取り組みを示した国民運動計画である．第1次計画の最終評価を経て，すべての子どもが健やかに育つ社会を目指して，2015年から**健やか親子21（第2次）**が進められている．2019年8月に出された中間評価では，取り組みの一定の成果が認められる一方，10歳台の自殺率や児童虐待など，なお課題が残っており，今後も対策が求められている．

　2023年4月にこども家庭庁が創設され，こどもまんなか社会を目指し，母子保健，就学前の教育や保育，障害児支援などのこども政策の司令塔機能が一本化されている．

3 ● 成人保健・高齢者保健

a. 健康づくり対策と健康増進法

　第4次の国民健康づくり対策として2013年から**健康日本21（第二次）**が進められており，健康寿命の延伸と健康格差の縮小を目指した基本的な方向が示されている（**図Ⅲ-2-12**）．2022年に公表された最終評価では，全53項目中28項目（52.8%）が目標値に達したまたは改善傾向にあり，健康寿命の延伸は目標値に達したものの，健康格差の縮小は目標達成に男女差がみられ総合的に変わらないという評価であった[2]．次期プランは2024年

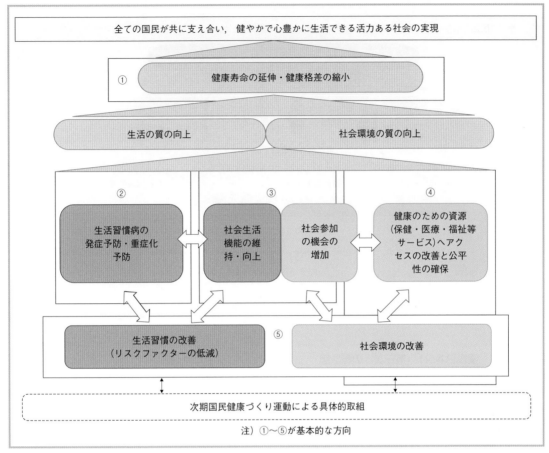

図Ⅲ-2-12　健康日本 21（第二次）の概念図

〔厚生労働省：健康日本 21（第二次）参考資料スライド集，p.14〔https://www.mhlw.go.jp/stf/seisakunitsuite/bunya/kenkou_iryou/kenkou/kenkounippon21.html〕（最終確認：2023 年 11 月 1 日）より引用〕

から開始される（**図Ⅲ-2-13**）.

　なお，健康日本 21 を推進するための法的基盤として**健康増進法**が 2002 年に制定されているが，健康増進法ではこのほか，市町村による健康増進事業（健康手帳の交付，健康教育，健康相談，訪問指導，がん検診，健康診査など）や国民健康・栄養調査，受動喫煙の防止などを定めている.

b. 特定健康診査・特定保健指導

　高齢者の医療の確保に関する法律（**高齢者医療確保法**）に基づく医療保険者*による**特定健康診査・特定保健指導**は 2008 年から実施されている. 対象は 40〜74 歳の被保険者・被扶養者で，特定保健指導では，生活習慣病の発症リスクが高い者を動機づけ支援と積極的支援に階層化し，医師，保健師，管理栄養士などによる面接にて支援する. 情報通信技術(ICT)を活用した継続支援も行われている. 2021 年度の実施率は特定健康診査 56.5%，

---

*医療保険者：医療保険を運営している実施主体であり，全国健康保険協会（協会けんぽ），健康保険組合，市町村，後期高齢者医療広域連合などが該当する.

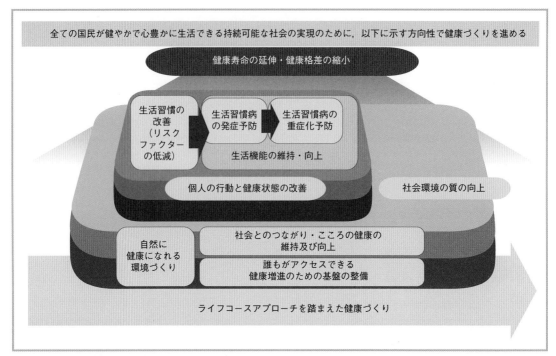

図Ⅲ-2-13　健康日本 21（第三次）の概念図

［厚生労働省：健康日本 21（第三次）推進のための説明資料，p.15，〔https://www.mhlw.go.jp/content/001102731.pdf〕（最終確認：2023 年 8 月 12 日）より引用］

特定保健指導 24.6％であり[3]，実施率向上の取り組みが行われている．

c. がん対策　（p.73 も参照）

　1981 年からがんの死因 1 位は続いており，2006 年に**がん対策基本法**が成立して以降，同法に基づくがん対策推進基本計画は 5〜6 年で見直しがされている．2023 年からの第 4 期基本計画では，がん予防，がん医療およびがんとの共生を 3 本の柱とし，がん検診受診率の目標を 50％から 60％に引き上げ，がんと診断されたときからの緩和ケアの推進などが盛り込まれている．

　また，2016 年からがん登録等の推進に関する法律（**がん登録推進法**）に基づく全国がん登録が開始された．より精度の高いデータとしてがん患者数や罹患率，生存率，治療効果などの実態を把握し，がん対策に役立てている．

d. 高齢者の保健事業と介護予防の一体化

　2019 年改正の健康保険法により，翌 2020 年より高齢者の保健事業と介護予防事業の一体的な実施が始まっている．フレイルの発生や複数の慢性疾患の保有など，後期高齢者の特性に応じた事業が市町村において実施されている．健診結果を活用した保健指導や服薬に関する相談・指導などの生活習慣病対策やフレイル対策としての保健事業と，住民主体の通いの場などによる介護予防の一体化であり，保健師，管理栄養士などの医療専門職の積極的なかかわりを進めている．

4 ● 精神保健

　精神保健及び精神障害者福祉に関する法律（**精神保健福祉法**）では，精神障害者の定義，精神保健福祉センター，精神保健指定医，入院形態，精神障害者保健福祉手帳などについて定めている．精神保健福祉センターは，精神保健および精神障害者の福祉に関する総合的技術センターとして都道府県および政令指定都市に設置されており，保健所や市町村など関係機関に対する技術指導や技術援助，一般住民への知識の普及，調査研究，複雑困難な相談および指導などを行っている．入院形態は，①精神障害者本人が入院に同意する任意入院，②本人の同意がなくても，家族などの同意による医療保護入院，③急速を要し，家族などの同意を得ることができない場合の応急入院，④自分を傷つけたり他人に害を及ぼす（自傷他害）おそれがあると認められた精神障害者に対する措置入院，⑤自傷他害のおそれがあり，急速を要する場合の緊急措置入院がある．なお精神障害者の福祉サービスは，障害者総合支援法による自立支援給付と地域生活支援事業である．

　2004年の精神保健医療福祉の改革ビジョンにおいて，「入院医療中心から地域生活中心へ」の基本理念と方針が打ち出され，2017年には精神障害にも対応した地域包括ケアシステムの構築が新たな理念として掲げられた．精神障害の有無や程度にかかわらず，誰もが地域の一員として安心して自分らしく暮らすことができることを目指している[4]．

　精神障害者の相談は家族など周囲の人から持ち込まれることが多い．地域で働く看護職は本人および周囲の困りごとや生活のしづらさを確認し，関係者と連携しながら適切な医療や必要な社会資源につなぎ，支援体制を整えている．また地域に必要となる社会資源を開発していく必要がある．

5 ● 自殺対策

　年間自殺者数が1998年にはじめて3万人を超え，以降も高い水準で推移している状況があり，2006年に**自殺対策基本法**が施行された．2016年改正では，誰も自殺に追い込まれることのない社会の実現を目指し，自殺対策は生きることの包括的な支援であることが掲げられ，都道府県や市町村に自殺対策計画を定めることが義務づけられた．同法に基づく**自殺総合対策大綱**の2022年改正では，2026年までに自殺死亡率を2015年と比べて30%以上減少させる数値目標を継続しつつ，女性や子ども・若者の対策強化などを盛り込んでいる[5]．

6 ● 感染症対策

a. 感染症法および結核対策

　感染症の発生を予防し，そのまん延防止を図るため，1999年に感染症の予防及び感染症の患者に対する医療に関する法律（**感染症法**）が施行された．この法に基づく感染症は1〜5類感染症，新型インフルエンザ等感染症，指定感染症，新感染症に分類されており，これにより医師の届出基準，健康診断，就業制限，医療費の公費負担などの対応・措置を定めている．感染症の発生状況は，感染症発生動向調査事業として一元的に情報が収集され，公開されている．

　結核に関し，日本では1999年に結核緊急事態宣言が出され，その後の対策で患者数は減

少傾向にあるものの，先進国の中では依然として高い罹患率である．結核対策は2007年からそれまでの結核予防法が廃止され，感染症法と予防接種法にて実施されている．感染症法では，2類感染症であることや，定期健康診断，接触者健康診断，医療の公費負担などが定められている．結核の治療は長期間に及び確実に行う必要があるため，直接服薬確認療法（DOTS）が行われている．

感染症の発生を予防し，発生状況，動向および原因を明らかにするための患者や関係者への必要な調査（積極的疫学調査）は保健所が行っており，新型コロナウイルス感染症や結核などの発生時に実施されている．地域における健康危機管理の拠点として感染症対策を担う保健所の役割は大きい．

b. 予防接種法

予防接種には，**予防接種法**による接種とそれ以外の任意接種がある．予防接種法では，定期接種と臨時接種が定められており，前者の実施主体は市町村，後者は都道府県または市町村である．日本における出生時からの予防接種スケジュールは，国立感染症研究所のホームページで公開されている．予防接種の副反応による健康被害に対しては，予防接種法に基づく接種では予防接種法，任意接種では独立行政法人医薬品医療機器総合機構法による救済制度がある．

7● 難病対策

2015年施行の難病の患者に対する医療等に関する法律（**難病法**）は，難病患者の良質かつ適切な医療の確保，療養生活の質の維持向上を図ることを目的としている．**指定難病**の定義とその患者に対する医療費助成制度や，難病の医療に関する調査・研究の推進，都道府県による**難病相談支援センター**の設置，訪問看護の拡充実施などについて定めている．なお2013年施行の障害者総合支援法において，障害者の定義に難病等が加わり，身体・知的・精神の障害とともに障害福祉サービスなどの対象となっている（p.77，**図Ⅲ-1-12**参照）．

指定難病の対象は338疾患である（2023年7月現在）．医療費助成の申請窓口はほとんどの場合保健所であり，保健師などが対応している．難病相談支援センターでは，日常生活上の相談や公的手続きなどの相談，患者会や家族会など自主的活動の支援，講演会や研修会などが実施されている．難病情報センターのホームページには，指定難病の病気の解説や医療費助成制度など，難病に関するさまざまな情報が掲載されている．

8● 学校保健

学校保健安全法は，児童生徒等の安全の確保が図られるよう，学校における安全管理に関し必要な事項を定め，学校教育の円滑な実施とその成果の確保に資することを目的とし，学校保健計画の策定，学校環境衛生基準，保健指導，健康診断，出席停止などが規定されている．学校における疾病・異常としては，う歯，裸眼視力1.0未満，鼻・副鼻腔疾患が上位にあがっている．また近年は，不登校やいじめといったメンタルヘルス，アレルギー疾患の増加など健康課題が多様化している．養護教諭は学校教育法にて小・中学校，義務教育学校，中等教育学校，特別支援学校に配置義務が定められている．

■引用文献■
1) 厚生労働省：令和4年度保健師活動領域調査（領域調査）結果の概況，p.2，〔https://www.mhlw.go.jp/toukei/saikin/hw/hoken/katsudou/09/dl/ryouikichousa_r04_1.pdf〕（最終確認：2023年11月1日）
2) 厚生科学審議会地域保健健康増進栄養部会：「健康日本21（第二次）」最終評価報告書，p.23-46，〔https://www.mhlw.go.jp/content/10904750/000998790.pdf〕（最終確認：2023年11月1日）
3) 厚生労働省：2021年度特定健康診査・特定保健指導の実施状況，p.1,7，〔https://www.mhlw.go.jp/content/12400000/001093812.pdf〕（最終確認：2023年11月1日）
4) 厚生労働省：精神障害にも対応した地域包括ケアシステムの構築（イメージ），〔https://www.mhlw.go.jp/stf/seisakunitsuite/bunya/chiikihoukatsu.html〕（最終確認：2023年11月1日）
5) 厚生労働省：自殺総合対策大綱～誰も自殺に追い込まれることのない社会の実現を目指して～，〔https://www.mhlw.go.jp/content/001000844.pdf〕（最終確認：2023年11月1日）

C. 公的医療保険制度と診療報酬制度

1 ● 公的医療保険制度の概要

　医療保険制度は，相互扶助の精神に基づき，病気やけがをした場合に備え，被保険者が保険者に保険料（掛金）を支払う．実際に病気やけがをし，医療機関に受診した際は，その診療・投薬・治療などに対する費用（医療費）の一部に充てるしくみである（**図Ⅲ-2-14**）．企業などが設立する健康保険組合などや市町村，特別区，都道府県が保険者となり，保険者は，被保険者（雇用している職員あるいは住民）が支払う自己負担額を除いた医療費を負担する（**図Ⅲ-2-14**）．

　日本の医療保険制度は，第一次世界大戦後の1922年に制定された健康保険法により開始され，まず労働者を対象として発足した．その後，労働者以外の農業者や自営業者にも医療保険を適用し，国内に居住するすべての者がなんらかの**医療保険制度**に加入し，保険料

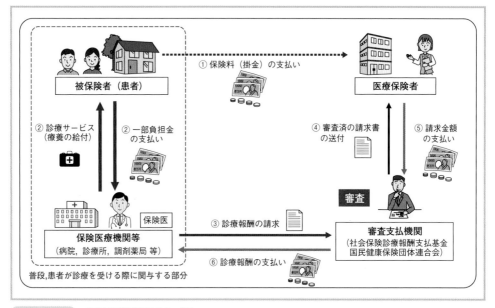

図Ⅲ-2-14　医療保険制度のしくみ
〔厚生労働省：我が国の医療保険について，「保険診療の流れ」，〔https://www.mhlw.go.jp/stf/seisakunitsuite/bunya/kenkou_iryou/iryouhoken/iryouhoken01/index.html〕（最終確認：2023年11月1日）より引用〕

表Ⅲ-2-1　公的医療保険制度の概要

制度名		被保険者	保険者	法　規	給付事由
被用者保険	健康保険	大企業の労働者（被用者）とその家族	健康保険組合	健康保険法	業務外の病気，けが，死亡，出産（業務上の病気，けが，死亡の場合は労災保険にて給付）
		中小企業の労働者（被用者）とその家族	全国健康保険協会（協会けんぽ）		
	船員保険	船員とその家族	全国健康保険協会	船員保険法	
	各種共済	国家公務員とその家族	共済組合	国家公務員共済組合法	
		地方公務員とその家族	共済組合	地方公務員等共済組合法	
		私学教職員とその家族	共済組合	私立学校教職員共済法	
国民健康保険		農林漁従事者・自営業者などとその家族	市町村，特別区，都道府県	国民健康保険法	病気，けが，死亡，出産（業務上やそれ以外との区分なし）
		建設業者，医師，歯科医師などとその家族	国民健康保険組合		
後期高齢者医療制度		75歳以上，あるいは65〜74歳で一定の障害状態にある者	後期高齢者医療広域連合	高齢者医療確保法	病気，けが，死亡

を負担することで，自己負担額を除く残りは一定の医療給付を受けることができる**国民皆保険**のしくみを採用している．

　医療保険制度は被用者（労働者）とその家族を対象とする**被用者保険**，被用者保険の対象外者とその家族を対象とする**国民健康保険**，75歳以上の高齢者を対象とする**後期高齢者医療制度**に大別される（**表Ⅲ-2-1**）．

　医療保険の加入者割合は，被用者保険が61.81％，国民健康保険が22.97％，後期高齢者医療制度が14.35％[1]であり，被用者保険加入者がもっとも多い．

　医療保険の財源は，被保険者や事業主が支払う保険料（49.5％），公費（38.4％），その他（12.1％）である．その他（12.1％）の内訳は，患者の自己負担（11.5％）と公害による健康被害の補償などの原因者負担（0.6％）である．保険料の財源としては，被保険者や事業主が支払う保険料がもっとも多い[2]．

　医療機関への支払いは，被保険者（患者）本人が費用全額の一部である**自己負担額**を支払う．自己負担額は年齢や所得によって異なり，基本は3割である．義務教育就学前は2割，70〜74歳は2割（現役並み所得者は3割），75歳以上は1割（一定以上の所得者は2割，現役並み所得者は3割）である（**図Ⅲ-2-15**）．

　医療費の自己負担が一定額を超えた場合，その超えた額を保険者に請求することができる**高額療養費制度**がある．自己負担限度額は，所得に応じて定められている．

　義務教育就学前や就学後（小学生，中学生，高校生，大学生など）の医療費については，各自治体で助成方法は異なるが，多くの自治体が助成をしている．自治体により，就学前・就学後の子どもの年齢や通院・入院などにより異なるが，自己負担額なし，あるいは自己負担額を軽減し助成している．義務教育就学前や就学後の医療費の自治体からの助成は全国に広がっている．

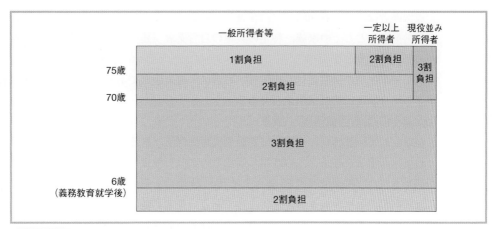

図Ⅲ-2-15　医療費の一部負担（自己負担）割合

〔厚生労働省：我が国の医療保険について，〔https://www.mhlw.go.jp/stf/seisakunitsuite/bunya/kenkou_iryou/iryouhoken/iryouhoken01/index.html〕（最終確認：2023 年 11 月 1 日）より引用〕

a. 診療報酬　（図Ⅲ-2-14）

診療報酬は，医療機関に医療行為の対価として支払われる費用のことである[3]．被保険者（患者）が支払う自己負担額を除く大部分の医療費は，医療機関が保険者（企業などが設立する健康保険組合などや市町村，特別区，都道府県）に請求することで支払われる（診療報酬）．保険者は医療機関が適正に実施した医療サービスを支払い対象とするので，医療サービスが適正であったか否かを審査する必要がある．この審査を行うのが審査支払機関である．

医療機関は審査支払機関に請求書（レセプト）を送付し，医療費の支払いを受ける[4]．このように患者は，診療サービスを現物で受けるため，これを現物給付という．

診療報酬は 1 点単価 10 円に固定されている[3]．たとえば 700 点であれば医療費は 7,000 円である．被保険者（患者）の自己負担額が 3 割であった場合は 2,100 円を被保険者（患者）が支払い，残りの 4,900 円分を医療機関は保険者にレセプトにより請求し，支払いを受ける．この診療報酬は 2 年ごとに改正される．

b. 被用者保険　（表Ⅲ-2-1）

被用者保険は，一般の被用者と家族を対象とする健康保険，船員とその家族を対象とする船員保険，公務員などとその家族を対象とする各種共済に分かれる．被用者保険は，業務外で病気やけがをした場合や，死亡したとき，出産の際に給付を行う．また業務によって病気やけがをした場合は，労災保険の適用となる．

被用者保険の保険者は，健康保険では健康保険組合（被保険者：主に大企業の被用者と家族），全国健康保険協会（被保険者：中小企業の被用者とその家族）であり，船員保険では全国健康保険協会，各種共済では共済組合である．また，各保険の根拠法は，健康保険は**健康保険法**，船員保険は船員保険法，各種共済は各種共済組合法である．

c. 国民健康保険　（表Ⅲ-2-1）

国民健康保険の根拠法は**国民健康保険法**である．国民健康保険は，被保険者やその被扶養者（家族）が病気やけがをした場合や，死亡したとき，出産の際に給付を行う．

被保険者は，被用者保険や生活保護の対象とならない者で，具体的には農林漁業従事者や自営業者などとその家族，特定の業種の自営業者（建設業者，医師，歯科医師など）とその家族が対象となる．

国民健康保険の保険者は，市町村・特別区・都道府県であり，前述の特定の業種の自営業者の場合は国民健康保険組合である．

d. 後期高齢者医療制度 （表Ⅲ-2-1）

後期高齢者医療制度の根拠法は**高齢者医療確保法**である．高齢化に伴う医療費の増加のため老人保健法を廃止し，2008年に高齢者の医療の確保に関する法律（高齢者医療確保法）が制定された．被保険者は75歳以上や65〜74歳で一定の障害状態にある者である．

後期高齢者医療広域連合が運営主体である．後期高齢者医療制度の財源は，患者負担を除き，公費（約5割），75歳未満の者の保険料（約4割），高齢者の保険料（約1割）[5] となっており，公費負担の割合がもっとも多い．

e. その他の公費負担

その他の医療費を公費で負担するものとして，生活保護制度における医療扶助，未熟児療育医療，難病や感染症においても医療費の助成がある．

生活保護制度は，**生活保護法**により規定され，資産や能力などすべてを活用してもなお生活に困窮する者に支給される．生活保護制度の医療扶助は，受診の際の治療費や入院費などの医療サービスを現物給付で受け，本人の自己負担はない．

未熟児養育医療は，医療を必要とする未熟児に対し必要な医療給付を行う制度である．医師が入院の必要性を認め，出生時体重が2,000 g以下や呼吸器系・循環器系・消化器系などに異常があり生活力が薄弱な未熟児が対象となる．入院の医療費が対象となり，医療保険適用後の自己負担額が公費負担の対象となる．保護者の所得に応じて自己負担が生じ，高所得者は自己負担額が大きくなる．

難病の医療費の助成は，難病の患者に対する医療等に関する法律により規定されている．厚生労働大臣が指定した難病（指定難病）が対象となる．入院と通院の費用が対象となり，医療費の自己負担は基本は3割負担だが，指定難病の場合は2割負担となる．加えて，所得に応じて自己負担の限度額（月額）が定められ，自己負担の上限を超える部分は公費負担となる．

感染症の医療費の助成は，感染症の予防及び感染症の患者に対する医療に関する法律により規定されている．感染症の類型により，都道府県知事が必要と認めた場合は，入院勧告・措置入院の対応となる．新感染症は，医療保険を適用せず全額公費負担となり，一類感染症，二類感染症，新型インフルエンザ等感染症は，医療保険を適用後の自己負担額を公費で負担する．また結核は，他者に感染させるおそれのない場合（原則外来治療）では，医療保険と公費により95%が助成される．一方，周囲に感染させるおそれがあり入院勧告を受けた場合は，全額公費負担となる．ただし所得によって自己負担が生じる場合がある．

f. 国民医療費

医療機関などでの保険診療の対象となる病気やけがの治療に要した費用を**国民医療費**という．国民医療費は，診療費（医科や歯科），薬局調剤医療費，入院時食事・生活医療費，訪問看護医療費などが含まれる．一方，正常な妊娠・分娩の費用，健康の維持・増進を目

的とした健康診断，予防接種などの費用，義眼や義肢，市販薬の購入費用，室料差額の費用などは含まれない．

　2020年度時点で国民医療費は42兆9,665億円である．人口1人あたりの国民医療費は34万600円，国民医療費の国内総生産（gross domestic product：GDP）に対する比率は8.02％である[6]．年齢階級別の割合では，0〜14歳は4.9％，15〜44歳は11.7％，45〜64歳は21.9％，65歳以上は61.5％[6]となっており，65歳以上が国民医療費の約6割を占め，もっとも高くなっている．

■ 引用文献 ■

1) 厚生労働省保健局調査課：3. 適用関係（1）令和2年度末の医療保障適用人口. 医療保険に関する基礎資料〜令和2年度の医療費等の状況〜, p.4,〔https://www.mhlw.go.jp/content/kiso_r02.pdf〕（最終確認：2023年11月1日）
2) 厚生労働省：令和2（2020）年度国民医療費の概況, p.14,〔https://www.mhlw.go.jp/toukei/saikin/hw/k-iryohi/20/dl/toukei.pdf〕（最終確認：2023年11月1日）
3) 厚生労働省：診療報酬制度について, p.12-13,〔https://www.mhlw.go.jp/bunya/iryouhoken/iryouhoken01/dl/01b.pdf〕（最終確認：2023年11月1日）
4) 厚生労働省：2 国民皆保険・皆年金. 平成24年版厚生労働白書, p.44,〔https://www.mhlw.go.jp/wp/hakusyo/kousei/12/dl/1-03.pdf〕（最終確認：2023年11月1日）
5) 厚生労働省：高齢者に関する医療制度の歴史 後期高齢者医療制度の運営の仕組み（平成20年度）,〔https://www.wam.go.jp/wamappl/bb05kaig.nsf/0/9e4def2b4558eb7249257376000ae297/$FILE/20071016_3shiryou3.pdf〕（最終確認：2023年11月1日）
6) 厚生労働省：令和2（2020）年度国民医療費の概況 結果の概要, p.3-7,〔https://www.mhlw.go.jp/toukei/saikin/hw/k-iryohi/20/dl/kekka.pdf〕（最終確認：2023年11月1日）

D. 介護保険制度

1 ● 介護保険制度の目的

　介護保険制度は，日本が高齢社会に突入した1990年代半ばに政府（旧厚生省）において検討が始まり，1997年に介護保険法が成立後，2000年より施行された制度である．

　核家族化，女性の就労率の増加などにより，これまでは家庭で主に女性が担ってきた高齢者の介護がむずかしくなったことを受け，介護保険制度は，社会全体で介護を支えるしくみを構築することで，安心して生活できる社会をつくることを目的としている．また，高齢者が介護を要する状態になっても，自らの意思に基づき自立した質の高い日常生活を送ることができるように支援（自立支援）し，利用者の選択により，保健医療サービス，福祉サービスを総合的に受けられる制度である[1]．

2 ● 介護保険制度のしくみ（図Ⅲ-2-16）

a. 保険者（図Ⅲ-2-16の※2）

　介護保険の保険者は，市町村と特別区（広域連合を設置している場合は広域連合）である．介護サービスの地域性や，地域の実情に応じたきめ細かい対応が期待される点もふまえ，国民にもっとも身近な行政単位である市町村と特別区（広域連合）が保険者となっている．

b. 被保険者（図Ⅲ-2-16の※3，表Ⅲ-2-2）

　65歳以上の**第1号被保険者**と，40歳以上65歳未満の**第2号被保険者**とに区分されてお

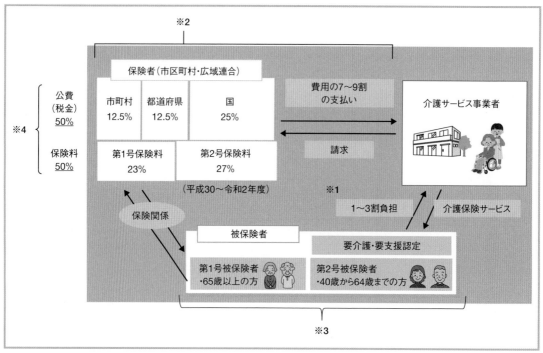

図Ⅲ-2-16　介護保険制度のしくみ

［厚生労働省：介護保険について（40歳になられた方（第2号被保険者）向け：令和2年11月版），〔https://www.mhlw.go.jp/content/12300000/000614771.pdf〕（最終確認：2023年11月1日）を参考に作成］

表Ⅲ-2-2　介護保険制度における被保険者

	第1号被保険者	第2号被保険者
対象者	65歳以上の者	40歳以上65歳未満の医療保険加入者
受給要件	・要介護状態（寝たきりや認知症で介護が必要な状態） ・要支援状態（要介護状態となるおそれがあり日常生活に支援が必要な状態）	要介護（要支援）状態が，老化に起因する疾病（特定疾病）による（**表Ⅲ-2-3**）場合に限定
保険料の徴収方法	・市町村と特別区が徴収（原則，年金からの天引き） ・65歳になった月から徴収開始	・医療保険料と一体的に徴収〔健康保険加入者は，原則，事業主が1/2を負担〕 ・40歳になった月から徴収開始

［厚生労働省：介護保険制度について（40歳になられた方（第2号被保険者）向け：令和2年11月版），〔https://www.mhlw.go.jp/content/12300000/000614771.pdf〕（最終確認：2023年11月1日）を参考に作成］

り，どちらも市町村に定額の**介護保険料**を支払う．65歳になると第1号被保険者として市町村から**介護保険被保険者証**が届く．第2号被保険者は，**表Ⅲ-2-3**に掲げる老化に起因する疾病（**特定疾病**）に罹患し，要介護状態または要支援状態にあると判断された場合に，介護保険被保険者証が交付される．どちらの被保険者であっても，介護保険サービスを受給するためには，要介護または要支援状態として認定されなければならないしくみとなっている．

表Ⅲ-2-3　介護保険法で定める特定疾病
①がん（医師が一般に認められている医学的知見に基づき回復の見込みがない状態にいたったと判断したものに限る）
②関節リウマチ
③筋萎縮性側索硬化症
④後縦靱帯骨化症
⑤骨折を伴う骨粗鬆症
⑥初老期における認知症
⑦進行性核上性麻痺，大脳皮質基底核変性症およびパーキンソン病
⑧脊髄小脳変性症
⑨脊柱管狭窄症
⑩早老症
⑪多系統萎縮症
⑫糖尿病性神経障害，糖尿病性腎症および糖尿病性網膜症
⑬脳血管疾患
⑭閉塞性動脈硬化症
⑮慢性閉塞性肺疾患
⑯両側の膝関節または股関節に著しい変形を伴う変形性関節症

c. 財　源（図Ⅲ-2-16の※4）

財源は，国，都道府県，市町村からの公費が50%，第1号被保険者と第2号被保険者から徴収した保険料が50%で構成されている．公費は居宅給付と施設給付で，国と都道府県の負担割合が異なっている．第1号保険料と第2号保険料の割合は，人口比に基づき設定されている．保険者は，税金と被保険者から徴収した保険料で介護保険財政を運営し，介護サービス費用の7～9割を給付している．

d. 介護認定結果の通知

市区町村の窓口で「要介護認定（要支援認定）」の申請をすると，**介護認定審査会**の判定に基づき，「**要支援1・2**」「**要介護1～5**」の認定および「**非該当**」の決定が行われ，原則として申請から30日以内に認定結果が通知される．

なお，認定審査の際には厚生労働省による障害高齢者の日常生活自立度（寝たきり度）判定基準（**表Ⅲ-2-4**）と認知症高齢者の日常生活自立度判定基準（**表Ⅲ-2-5**）が用いられるので，看護師も知っておく必要がある．

3 ● 介護保険制度のあゆみ

介護保険法は，2005年から3年ごとに改正が行われ，財政上の課題から国は継続して介護報酬の見直しを行っている．

a. 介護予防サービス・地域密着型サービスの新設

2005年の改正では，予防重視型システムへの転換，施設での食費・居住費の自己負担化，地域密着型サービス・地域包括支援センターの創設などが行われた．

この改正を受け，要支援と認定された高齢者の自立を可能な限り支援し，要介護にならないように予防するために，2006年に**介護予防サービス（予防給付）**が新設された．また，今後増加が見込まれる認知症高齢者や中重度の要介護高齢者などが，できる限り住み慣れた地域で生活が継続できるよう，市町村指定の事業者が地域住民に提供する**地域密着**

表Ⅲ-2-4　障害高齢者の日常生活自立度（寝たきり度）判定基準

生活自立	ランクJ	なんらかの障害等を有するが，日常生活はほぼ自立しており独力で外出する 1.　交通機関等を利用して外出する 2.　隣近所へなら外出する
準寝たきり	ランクA	屋内での生活はおおむね自立しているが，介助なしには外出しない 1.　介助により外出し，日中はほとんどベッドから離れて生活する 2.　外出の頻度が少なく，日中も寝たり起きたりの生活をしている
寝たきり	ランクB	屋内での生活はなんらかの介助を要し，日中もベッド上での生活が主体であるが坐位を保つ 1.　車椅子に移乗し，食事，排泄はベッドから離れて行う 2.　介助により車椅子に移乗する
	ランクC	1日中ベッド上で過ごし，排泄，食事，着替えにおいて介助を要する 1.　自力で寝返りをうつ 2.　自力では寝返りもうたない

［厚生省：平成3年11月18日　老健第102-2号厚生省大臣官房老人保健福祉部長通知，〔https://www.mhlw.go.jp/web/t_doc?dataId=00ta4156&dataType=1&pageNo=3〕（最終確認：2023年11月1日）を参考に作成］

型サービスが新設された．

b.　地域包括支援センターの創設

　同じ2006年に，公正・中立な立場から，地域における介護予防ケアマネジメントや総合相談，権利擁護などの役割をもち，市町村が運営主体となる中核機関として，**地域包括支援センター**（p.135，本章3-B参照）が誕生した．要支援により介護予防サービスを利用する場合には，地域包括支援センターに相談し，**介護予防サービス計画（介護予防ケアプラン）**の作成を依頼する．

c.　地域包括ケアシステムの構築

　2011年の改正では，高齢者の尊厳の保持と自立生活の支援を目指し，住み慣れた地域で生活を維持することができるよう**地域包括ケアシステム**（p.132，本章3-A参照）の構築に向けた内容が組み入れられた．

d.　介護保険の給付と自己負担額

　要介護状態等区分（要介護1〜5，要支援1〜2）に応じて，在宅の場合には支給限度額，施設の場合には保険給付額がそれぞれ決められている．在宅で居宅サービスを利用する場合の支給限度額は，要支援1がもっとも少なく，より介護が必要な状態になるにつれ段階的に金額が多くなっている．支給限度額の範囲内でサービスを利用した場合は，1割（一定以上所得者の場合は2割または3割）が自己負担となるが，支給限度額を超えてサービスを利用した場合は，超えた分が全額自己負担となる．

　介護保険制度開始時，利用者の自己負担は1割であったが，その後2014年には一定以上の所得のある利用者は自己負担2割に，2017年にはとくに所得の高い者は自己負担3割になった（**図Ⅲ-2-16の※1**）．

4 ●要介護状態等区分 （図Ⅲ-2-17）

　要介護状態等区分は，介護保険申請後に要介護認定，要支援認定（以下，「要介護認定等」とする）で判定される介護の必要性の程度などを表し，要介護度ともいわれる．要介護認定等の結果，要介護者，要支援者のいずれにも該当しない「非該当」と判定される場

表Ⅲ-2-5　認知症高齢者の日常生活自立度判定基準

ランク	判定基準	みられる症状・行動の例	判定にあたっての留意事項
Ⅰ	なんらかの認知症を有するが，日常生活は家庭内および社会的にほぼ自立している		在宅生活が基本である，一人暮らしも可能である．相談，指導などを実施することにより，症状の改善や進行の阻止を図る
Ⅱ	日常生活に支障をきたすような症状・行動や意思疎通の困難さが多少みられても，誰かが注意していれば自立できる		在宅生活が基本であるが，一人暮らしは困難な場合もあるので，日中の在宅サービスを利用することにより，在宅生活の支援と症状の改善および進行の阻止を図る
Ⅱa	家庭外で上記Ⅱの状態がみられる	たびたび道に迷うとか，買物や事務，金銭管理などそれまでできたことにミスが目立つなど	
Ⅱb	家庭内でも上記Ⅱの状態がみられる	服薬管理ができない，電話の応対や訪問者との対応など1人で留守番ができないなど	
Ⅲ	日常生活に支障をきたすような症状・行動や意思疎通の困難さがみられ，介護を必要とする		日常生活に支障をきたすような行動や意思疎通の困難さがランクⅡより重度となり，介護が必要となる状態である．「時々」とはどのくらいの頻度を指すかについては，症状・行動の種類などにより異なるので一概には決められないが，一時も目を離せない状態ではない在宅生活が基本であるが，一人暮らしは困難であるので，夜間の利用も含めた居宅サービスを組み合わせることによる在宅での対応を図る
Ⅲa	日中を中心として上記Ⅲの状態がみられる	着替え，食事，排便，排尿が上手にできない・時間がかかるやたらに物を口に入れる，物を拾い集める，徘徊，失禁，大声，奇声をあげる，火の不始末，不潔行為，性的異常行為など	
Ⅲb	夜間を中心として上記Ⅲの状態がみられる	ランクⅢaに同じ	
Ⅳ	日常生活に支障をきたすような症状，行動や意思疎通の困難さが頻繁にみられ，常に介護を必要とする	ランクⅢに同じ	常に目を離すことができない状態である．症状・行動はランクⅢと同じであるが，頻度の違いにより区分される家族の介護力などの在宅基盤の強弱により在宅サービスを利用しながら在宅生活を続けるか，または特別養護老人ホーム・老人保健施設等の施設サービスを利用するかを選択する．施設サービスを選択する場合には，施設の特徴をふまえた選択を行う
M	著しい精神症状や周辺症状あるいは重篤な身体疾患がみられ，専門医療を必要とする	せん妄，妄想，興奮，自傷・他害などの精神症状に起因する問題行動が継続する状態など	ランクⅠ〜Ⅳと判定されていた高齢者が，精神病院や認知症専門棟を有する老人保健施設などでの治療が必要となったり，重篤な身体疾患がみられ老人病院などでの治療が必要となった状態である．専門医療機関を受診するよう勧める必要がある

［厚生省：平成18年4月3日 老発第0403003号厚生労働省老健局老人保健課長通知, p.3, 〔https://www.mhlw.go.jp/stf/shingi/2r9852000001hi4o-att/2r9852000001hi8n.pdf〕（最終確認：2023年11月1日）を参考に作成］

合もある．

a. 要支援

6ヵ月にわたり，継続して日常生活の一部に支障がある状態である．要支援1，要支援2の2段階があり，今の状態を改善あるいは維持するための予防給付を利用できる．

b. 要介護

6ヵ月にわたり，日常生活動作の一部または全面に介助を必要としている状態で，要介

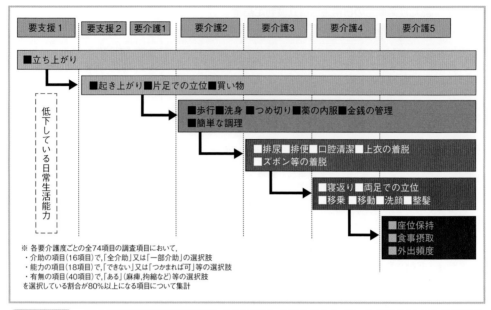

図Ⅲ-2-17　**要介護状態区分別の状態像（80％以上の割合でなんらかの低下がみられる日常生活能力）**

［厚生労働省：第 30 回社会保障審議会介護保険部会資料 給付の在り方＜在宅・地域密着＞等について（平成 22 年 8 月 31 日），p.33.〔https://www.mhlw.go.jp/stf2/shingi2/2r9852000000ojzo-att/2r9852000000ok1z.pdf〕（最終確認：2023 年 11 月 1 日）より引用］

護 1〜5 の 5 段階がある．要介護 1 は一部介助が必要な段階だが，要介護 5 は常時介護が必要な段階であり，介護度の数値が上がるにつれ介護がより必要となる．要介護の場合は介護給付を利用できる．

　表Ⅲ-2-6 に要介護区分と心身状態の目安を示した．

　要支援 2 と要介護 1 の大きな違いは，「状態の安定性」と「認知機能の状態」の 2 つの観点において，介護が不要なのか，それとも必要になるのかといった点にある．短期間で心身の状態が変化することが予測され，おおむね 6 ヵ月以内に要介護状態等の再評価が必要な場合は，要介護 1 と判定される可能性が高くなる．また，「認知症高齢者の日常生活自立度」のランクが重く，予防給付などの利用にかかわる適切な理解が困難であると判断された場合も，要介護 1 と判定される可能性が高くなる．

5 ● 介護保険の対象となる疾病

　第 1 号被保険者の場合は，要介護認定を受けて要支援または要介護と判定されると介護保険の受給者となる．第 2 号被保険者の場合は，介護保険法で定める特定疾病に該当する者だけが介護保険の受給権者となる．

　特定疾病とは，心身の病的加齢現象との医学的関係があると考えられる疾病であって，加齢に伴って生ずる心身の変化に起因し要介護状態の原因である心身の障害を生じさせると認められる疾病である．特定疾病については，その範囲を明確にするとともに，介護保

表Ⅲ-2-6　各要介護区分と心身の状態の目安

区　分	心身の状態
自立	日常生活に支援や見守りが必要ない
要支援1	基本的な日常生活動作は自分で行えるが，一部動作に見守りや手助けが必要
要支援2	筋力が衰え，歩行・立ち上がりがやや不安定．介護が必要になる可能性が高い
要介護1	日常生活や立ち上がり，歩行に一部介助が必要．認知機能低下がみられる場合もある
要介護2	要介護1よりも日常生活動作にケアが必要．認知機能の低下がみられる場合もある
要介護3	立ち上がりや歩行などが自力ではできない．日常生活動作に全面的な介助が必要．認知機能が低下し，見守りが必要になる場合もある
要介護4	要介護3以上に生活上のあらゆる場面で介助が必要．思考力や理解力に著しい低下がみられる場合がある
要介護5	ほぼ寝たきりで日常生活全般に全面的な介助が必要．意志の伝達も困難な場合もある

険制度における要介護認定の際の運用を容易にする観点から，個別疾病名を列記しており[2]，具体的な疾病は**表Ⅲ-2-3**の通りである．

6 ● 介護保険制度の課題

今後見込まれている後期高齢者の増加に対し，財源と人材をいかに確保するかが当面の課題となる．また，保険の対象となる人の数を増やさないための予防が重要であり，今後長期にわたる超高齢社会を見据えて，継続可能な社会保障制度として，この制度が破綻しないための工夫が求められている．

a. 財源の確保

制度開始当初と比べ，第1号被保険者，第2号被保険者ともに介護保険料の負担が増えており，事業者・雇用主の負担を含め保険料負担はもはや限界に達している．今後は，保険料負担の年齢層引き下げや，高所得高齢者などの介護保険料と自己負担額をさらに引き上げることが必要になるであろう．

b. 人材の確保

厚生労働省は，2019年の約211万人の介護職員に対して，2040年には現在の約69万人増となる約280万人の介護職員確保が必要であることを示している[3]．近年，COVID-19の感染が拡大した際，多くの介護職員が懸命に高齢者の生活と命を支えていたが，訪問介護・デイサービスなどの介護サービスは，感染拡大によって事業の継続が困難な状況がある．介護職員の処遇を改善し，サービス利用者である高齢者の生活の継続が困難にならないよう，人材を確保していく必要がある．

c. 介護予防や疾患管理の取り組み

介護保険利用者を増やさないためには，高齢者が介護を受けずに自分の力で生活できる期間をできるだけ延ばし，介護を必要とする時期を遅らせるような取り組みが重要である．加齢による身体機能低下の予防については，科学的根拠を伴った方法が明らかになっており，個々の高齢者の状況に合わせた介護予防を施策として実施していく必要がある[4]．また，個々の高齢者の生活状況や価値観に則した疾患の管理方法の具体化のために，介護支援専門員(ケアマネジャー)を中心に医療と介護サービスのより密な連携が必要となる．

▍引用文献▍
1) 厚生労働統計協会（編）：国民衛生の動向 2022/2023, p.232, 2022
2) 厚生労働省：特定疾病の選定基準の考え方,〔https://www.mhlw.go.jp/topics/kaigo/nintei/gaiyo3.html〕（最終確認：2023 年 11 月 1 日）
3) 厚生労働省：介護人材確保に向けた取組, 第 8 期介護保険事業計画に基づく介護職員の必要数について（令和 3 年 7 月 9 日）,〔https://www.mhlw.go.jp/stf/newpage_02977.html〕（最終確認：2023 年 11 月 1 日）
4) 高野龍昭：介護保険 20 年 さらなる『社会化』のために, NHK 解説委員室 解説アーカイブス（2020 年 4 月 28 日）,〔https://www.nhk.or.jp/kaisetsu-blog/400/428439.html〕（最終確認：2023 年 11 月 1 日）

7 ● 介護保険サービス

a. 介護保険サービスの利用の流れ

介護保険サービスの利用の流れを**図Ⅲ-2-18**に示す．介護保険サービスの利用を希望する被保険者は，市町村の介護保険の窓口に申請をする．心身の状態の調査などを経て要介護認定が行われる．要支援または要介護の認定を受けた場合には，居宅サービス計画・介護予防サービス計画が作成され，介護給付・予防給付を受けることができる．要介護認定で非該当（自立）と判定された場合は，介護保険サービスは利用できないが，市町村が実施する介護予防のための総合事業の対象となる（**表Ⅲ-2-13**も参照）．

(1) 要介護認定

市町村により，調査員による心身の状況の聞き取り調査（認定調査）と主治医の意見書に基づくコンピュータ判定（一次判定）が行われる．一次判定では，生活介助や医療関連行為など 5 つの行為に関する介護の必要量（要介護認定等基準時間）が推計され（**表Ⅲ-2-4, Ⅲ-2-5**），要介護度区分が判定される．次に，一次判定結果と主治医の意見書を基に，専門家から構成される介護認定審査会にて総合的に審査判定（二次判定）を行い，その結果に基づき，市町村が申請者の要介護認定を行う．介護保険申請から認定までの期間は，原則 30 日以内である．認定の有効期間は，新規申請の場合は原則 6 ヵ月（状態に応じ 3〜12 ヵ月）であり，引き続きサービスを利用する場合は有効期間満了までに更新の申請を行う．また，身体の状況に変化が生じたときには，有効期間の途中でも要介護度の変更の申請をすることができる．

(2) 居宅サービス計画・介護予防サービス計画の作成

利用するサービスの種類や内容について，利用者の自己決定に基づいた計画が作成される．要介護 1〜5 に認定され，自宅で暮らしながらサービスの利用を希望する場合は，居宅介護支援事業所のケアマネジャーと契約し，ケアマネジャーに**居宅サービス計画（ケアプラン）**を作成してもらうことができる．要支援 1・2 に認定された場合は，地域包括支援センターにより**介護予防サービス計画（介護予防ケアプラン）**が作成される．利用者やその家族が，これらの計画を作成することも可能である．なお，要介護者となり介護保険施設に入所する場合は，施設のケアマネジャーにより**施設サービス計画（ケアプラン）**が作成される．

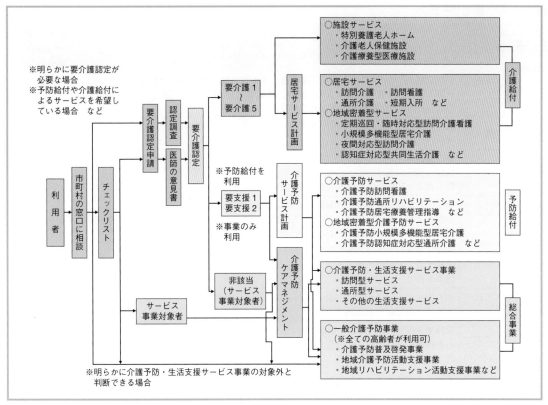

図Ⅲ-2-18　介護サービスの利用手続き

[厚生労働省：介護予防・日常生活支援総合事業―介護予防・日常生活支援総合事業のガイドライン, p.62, [http://www.mhlw.go.jp/file/06-Seisakujouhou-12300000-Roukenkyoku/0000205730.pdf] (最終確認：2023年11月1日) より引用]

> コラム
>
> ### 要介護認定の結果が出る前に，介護保険サービスは利用できるか？
>
> 　介護保険サービスは要介護認定を受けた後に利用することが原則であるが，病状が急速に変化する末期がんなどでは，早急にサービスの利用が必要な場合もある．そのような場合，要支援・要介護の認定が見込まれる人に対しては，要介護認定の申請をした後認定結果が出る前の段階であっても，暫定的なケアプランを作成して介護サービスを提供することができる．また一方で，患者が希望したときにはいつでも安心して在宅療養が開始できるよう，今後の病状変化と介護保険サービス利用の必要性が予測される人に対しては，病院においても，入院時や入院前の早期の段階から，介護保険の情報提供や介護保険サービスとの連携を行い，地域の支援体制を構築しておくことも重要である．

b. 介護給付・予防給付

　要介護者は介護給付，要支援者は予防給付が受けられる（**図Ⅲ-2-18**）．介護給付におけるサービスには，施設サービス，居宅サービス，地域密着型サービスが含まれる．予防給付におけるサービスには，要介護状態の発生の予防という観点から行われる介護予防サービスと，地域密着型介護予防サービスが含まれる．

　居宅サービス（**表Ⅲ-2-7**）は，自宅で生活している要介護者を対象としたサービスであ

表Ⅲ-2-7 居宅サービス

サービス	内　容	介護予防サービスがあるもの
訪問介護	訪問介護員（ホームヘルパー，介護福祉士または一定の研修課程を修了した者）が，居宅を訪問し，身体介護（入浴，排泄，食事など），生活援助（調理，洗濯，掃除など），通院乗降介助など日常生活上の世話を行う	
訪問入浴介護	居宅に浴槽などの設備を運び，看護職員1人以上と介護職員2人以上で入浴の介護を行う	○
訪問看護	訪問看護ステーションまたは病院・診療所の看護師，保健師，理学療法士などが，医師の指示に基づいて，心身・生活機能の維持，向上などを目的として，居宅を訪問し療養上の世話または診療の補助を行う	○
訪問リハビリテーション	病院・診療所，介護老人保健施設または介護医療院の理学療法士，作業療法士，言語聴覚士が，医師の指示に基づいて，心身の機能回復，日常生活の自立の援助を目的として，居宅を訪問しリハビリテーションを行う	○
居宅療養管理指導	病院・診療所または薬局の医師，歯科医師，薬剤師，歯科衛生士，管理栄養士が，通院困難な利用者の居宅を訪問し，心身の状況や環境を把握して，療養上の管理や指導を行う	○
通所介護（デイサービス）	老人デイサービスセンターなどにおいて，入浴，排泄，食事などの介護，その他日常生活上の世話や機能訓練を行う	
通所リハビリテーション（デイケア）	介護老人保健施設や病院・診療所などにおいて，医師が必要と認めた利用者に対し，心身機能の維持回復，日常生活の自立の援助を目的として，リハビリテーションを行う	○
短期入所生活介護（ショートステイ）	介護老人福祉施設などにおいて，短期間の利用者の入所を受け入れ，入浴，排泄，食事などの介護，その他日常生活上の世話や機能訓練を行う．介護者の休息や介護負担の軽減も目的の1つである	○
短期入所療養介護（ショートステイ）	介護老人保健施設，介護医療院などにおいて，短期間の利用者の入所を受け入れ，看護，医学的な管理下における介護，機能訓練，日常生活上の世話を行う	○
特定施設入居者生活介護	特定施設（有料老人ホーム，軽費老人ホーム，養護老人ホーム）において，入居者に対し，その施設の特定施設サービス計画に基づき，日常生活上の世話，機能訓練，療養上の世話を行う	○
福祉用具貸与	利用者の心身の状況，希望や環境をふまえて，福祉用具の選定，取りつけ・調整などの援助を行い，①車椅子，②車椅子付属品，③特殊寝台，④特殊寝台付属品，⑤床ずれ予防用具，⑥体位変換器，⑦手すり，⑧スロープ，⑨歩行器，⑩歩行補助杖，⑪認知症老人徘徊感知器，⑫移動用リフト（吊り具の部分を除く），⑬自動排泄処理装置の福祉用具を貸与する	○
特定福祉用具販売	入浴や排泄のための福祉用具など，貸与にはなじまないもの（特定福祉用具）を販売する．種類は，①腰掛便座，②自動排泄処理装置の交換可能物品，③入浴補助用具，④簡易浴槽，⑤移動用のリフトの吊り具である	○
居宅介護住宅改修費（住宅改修）	居宅の住宅改修費について，9割相当額を支給する（支給限度額20万円）．種類は，①手すりの取りつけ，②段差の解消，③滑り防止などのための床材の変更など，④引き戸などへの扉の取替え，⑤洋式便器などへの便器の取替えなどである	○
居宅介護支援	居宅サービス計画（ケアプラン）を作成し，サービス事業者との連絡調整などを行う	介護予防支援

表Ⅲ-2-8　地域密着型サービス

サービス	内　容	地域密着型介護予防サービスがあるもの
定期巡回・随時対応型訪問介護看護	訪問看護と訪問介護が連携して，日中・夜間を通じて，定期的に（原則，1日複数回），または随時通報（利用者からの連絡）を受けて利用者の居宅を巡回してケアを行う	
夜間対応型訪問介護	訪問介護員（ホームヘルパー）が夜間帯に，定期巡回または随時通報を受けて，居宅を訪問して，入浴・排泄などの介護や調理・洗濯などの家事を行う	
地域密着型通所介護	老人デイサービスセンターなどにおいて，入浴，排泄，食事などの介護，その他日常生活上の世話と機能訓練を行う（利用定員が19人未満のものに限り，認知症対応型通所介護にあたるものを除く）	
療養通所介護	療養通所介護事業所において，常時看護師による観察が必要な難病などの重度要介護者またはがん末期患者を対象とし，入浴，排泄，食事などの介護その他の日常生活上の世話と機能訓練を行う	
認知症対応型通所介護	老人デイサービスセンターなどにおいて，認知症のある人を対象に，入浴，排泄，食事などの介護，その他の日常生活上の世話や機能訓練を行う	○
小規模多機能型居宅介護	居宅への「訪問介護」，施設への「通い」，施設への短期「宿泊」を組み合わせてサービスを提供し，入浴・排泄・食事などの介護，その他日常生活上の世話や機能訓練を行う	○
看護小規模多機能型居宅介護	居宅への「訪問介護」と「訪問看護」，施設への「通い」，施設への短期「宿泊」を組み合わせてサービスを提供し，看護，介護，日常生活上の世話や機能訓練を行う．施設に看護師が配置されているため，医療ニーズの高い人の状況に応じたサービスが提供できる	
認知症対応型共同生活介護（グループホーム）	共同生活住居において，認知症のある人を対象に，日常生活が営めるよう，入浴，排泄などの介護，その他日常生活上の世話や機能訓練を行う	○
地域密着型特定施設入居者生活介護	地域密着型特定施設において，入居している利用者を対象に，その施設の地域密着型特定施設サービス計画に基づき，入浴，排泄，食事などの介護，洗濯，掃除などの家事，その他日常生活上の世話を行う．なお，地域密着型特定施設とは，小規模型（定員が30人未満）の有料老人ホーム，養護老人ホーム，軽費老人ホームをいう	
地域密着型介護老人福祉施設入所者生活介護	地域密着型介護老人福祉施設において，入所している利用者を対象に，その施設が提供する地域密着型施設サービス計画に基づいて，入浴，排泄，食事などの介護，その他の日常生活上の世話や機能訓練を行う．なお，地域密着型介護老人福祉施設とは，小規模型（定員が30人未満）の介護老人福祉施設をいう	

る．具体的には，身体介護などを行う訪問介護や理学療法士などが居宅を訪問しリハビリテーションを行う訪問リハビリテーションなど居宅に訪問してもらうサービス，施設に定期的に通い数時間過ごし介護や機能訓練を受ける通所介護など通いのサービス，短期入所生活介護など短期間施設に宿泊するサービス，福祉用具貸与や居宅介護住宅改修費などが含まれる．居宅サービスのうち，訪問介護と通所介護以外は，要支援者を対象とした**介護予防サービス**がある．

　地域密着型サービス（**表Ⅲ-2-8**）とは，住み慣れた地域で生活が継続できることを目的とし，身近で，多様かつ柔軟なサービスを提供するためのサービスである．看護小規模多機能型居宅介護は，「訪問看護」「訪問介護」「通い」「宿泊」の4つのサービスを自由に組み合わせて利用できる．看護師が配置されているため，医療機器を利用している人，がん

の末期の人，退院直後で自宅での生活に不安のある人なども利用できる．施設での看取りも可能であり，住み慣れた地域で最期まで過ごすことを目指す地域包括ケアにおいて，その役割が期待されている．その他，看護に関連したサービスとしては，看護と介護が連携し日中・夜間に巡回してケアを行う定期巡回・随時対応型訪問介護看護，医療依存度の高い人を対象に通所介護事業所にてケアを行う療養通所介護が含まれる．地域密着型サービスのうち，認知症対応型通所介護，小規模多機能型居宅介護，認知症対応型共同生活介護は，要支援者を対象とした**地域密着型介護予防サービス**がある．施設サービスは，介護老人福祉施設，介護老人保健施設，介護医療院，介護療養型医療施設に入所して受けるサービスである．

8 ● 総合事業（介護予防・日常生活支援総合事業）

　総合事業には，大別して介護予防・生活支援サービス事業と一般介護予防事業の2種類がある．介護予防・日常生活支援総合事業における介護予防ケアマネジメント（以下，**介護予防ケアマネジメント**）は，要支援者および基本チェックリストによって生活機能低下が認められた者に対して，地域包括支援センターが実施する事業である．基本チェックリストは，日常生活関連動作，運動器の機能，口腔機能，閉じこもり，認知症，うつに関する25の質問項目で構成され，心身の機能が低下しており要介護状態などとなるおそれの高い虚弱な状態にある高齢者を把握するために用いられる．これらの対象者に対して，要介護状態の発生をできる限り防ぎ，また，要支援者などが要介護状態となることを予防し，自立した生活を送ることができることを目的として，対象者の心身の状況や環境に合った適切なサービスを包括的に提供する．利用できるサービスには，訪問型サービス，通所型サービス，その他の生活支援サービス，一般介護予防事業や市町村の独自施策，市場において民間企業により提供される生活支援サービスも含まれる（**図Ⅲ-2-19**）．また，一般介護予防事業については，65歳以上のすべての高齢者が利用できる（p.124，本節Gを参照）．

9 ● 介護保険サービスの利用状況

a. 要介護別認定者数

　要介護（要支援）認定者数は，2020年度末で682万人であり，2000年度と比較すると約2.6倍に増加していた（**図Ⅲ-2-20**）．要介護度別でみると，軽度（要支援1～要介護2）の人が半数以上を占めていた．65歳以上の第1号被保険者のうち要介護（要支援）認定者の割合は18.6％であり，そのうち，75歳以上でみると31.9％，85歳以上でみると59.8％となり，高齢になると認定率は高くなっていた（年齢別要介護認定率は，令和2年度介護保険事業状況報告（年報）の全国計および2020年10月1日人口〔総務省統計局人口推計〕を元に筆者が計算）．

b. 介護保険サービス受給者数

　介護保険サービス受給者数は，近年横ばいまたは微増であり，2020年度1ヵ月あたりの平均は，居宅サービス受給者が393万人（68.2％），地域密着型サービス受給者が87万人（15.1％），施設サービス受給者が96万人（16.6％）であった（**図Ⅲ-2-21**）．要介護度（要支援）状態区分別の介護保険サービス受給者の割合は（**図Ⅲ-2-22**），居宅サービスでは，

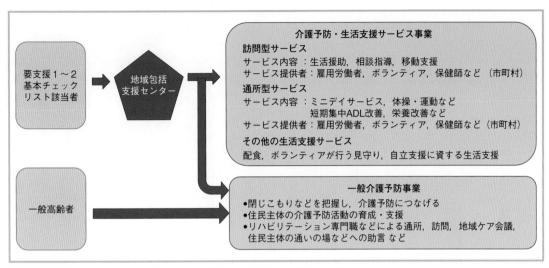

図Ⅲ-2-19　総合事業（介護予防・日常生活支援総合事業）の提供

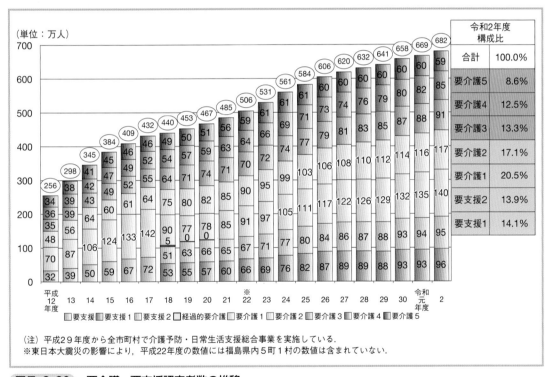

（注）平成29年度から全市町村で介護予防・日常生活支援総合事業を実施している.
※東日本大震災の影響により，平成22年度の数値には福島県内5町1村の数値は含まれていない.

図Ⅲ-2-20　要介護・要支援認定者数の推移

［厚生労働省：令和2年度介護保険事業状況報告（年報）ポイント，p.1，〔https://www.mhlw.go.jp/topics/kaigo/osirase/jigyo/20/dl/r02_point.pdf〕（最終確認：2023年11月1日）より引用］

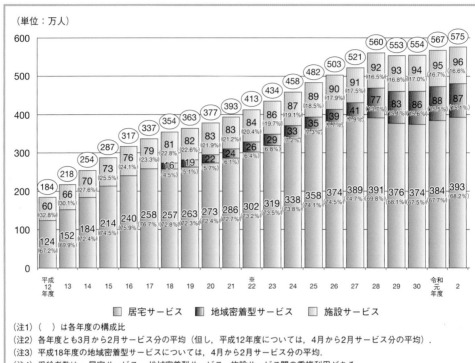

図Ⅲ-2-21　介護保険サービス受給者数

[厚生労働省：令和2年度介護保険事業状況報告（年報）ポイント，p.2，〔https://www.mhlw.go.jp/topics/kaigo/osirase/jigyo/20/dl/r02_point.pdf〕（最終確認：2023年11月1日）より引用]

　第1号被保険者・第2号被保険者ともに，軽度（要支援1〜要介護2）の受給者が60％以上を占めていた．地域密着型サービスは，居宅サービスと比較し，重度（要介護3〜5）の受給者の割合が多かった．施設サービスは，重度（要介護3〜5）の受給者が80％以上を占めていた．

c. 要介護別居宅サービス利用状況

　自宅で生活している介護保険サービス受給者は，個々のニーズに合わせて多様な居宅サービス（**表Ⅲ-2-7**）を組み合わせて利用している．居宅サービスの受給者のうち，訪問介護，訪問看護，通所介護，通所リハビリテーション，短期入所を利用している割合を要介護度別に**図Ⅲ-2-23**に示した．訪問看護は，要介護5では居宅サービス受給者のうちの29.7％，要介護1では12.8％が利用しており，要介護度が高いほど利用者の割合が高かった．訪問介護は，要介護1〜5のどの段階でも30〜40％程度が利用していた．通所介護や通所リハビリテーションは，要介護度が低いと利用している受給者の割合が高く，一方，訪問入浴は，要介護度4，5で利用する割合が高かった．

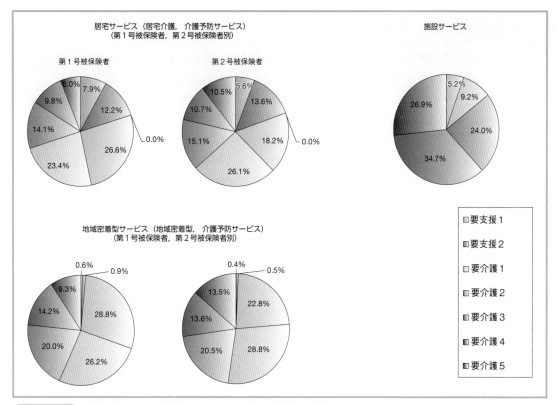

図Ⅲ-2-22　要介護・要支援状態区分別サービス受給者の割合

［厚生労働省：令和 2 年度介護保険事業状況報告（年報）概要, p.10-13, 〔https://www.mhlw.go.jp/topics/kaigo/osirase/jigyo/20/dl/r02_gaiyou.pdf〕（最終確認：2023 年 11 月 1 日）より引用］

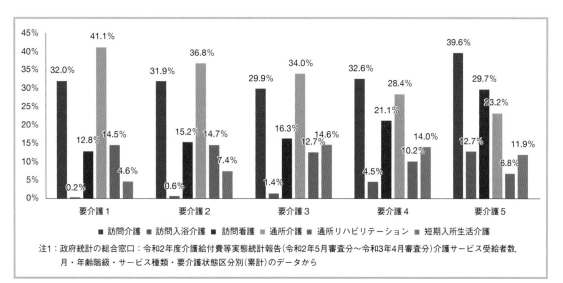

図Ⅲ-2-23　居宅サービス種類別受給者数の利用割合（訪問介護，訪問入浴介護，訪問看護，通所介護，通所リハビリテーション，短期入所生活介護）令和 2 年度

居宅サービス種類別受給者数の利用割合（%）＝居宅サービス種類別受給者数/居宅サービス受給者数×100 として筆者がグラフを作成.

［政府統計の総合窓口（e-Stat）：令和 2 年度介護給付費等実態統計報告（令和 2 年 5 月審査分〜令和 3 年 4 月審査分）件数，年齢階級・介護サービス種類・要介護状態区分別（累計）のデータを基に作成］

E. 社会福祉に関する制度

　人の一生は平坦ではない．生老病死といわれるが，誰かの手を借りたいという状況はよく経験されることである．親の片方が欠ける，病気で仕事ができない，障害を負うなどのなんらかのハンディキャップが加わった場合は，なおいっそうである．このような場合に備え，1946年に制定された日本国憲法第25条では**社会福祉**や社会保障，**公衆衛生**の必要性をうたっており，それを受けて国が**社会保障制度**を整えている．今日，社会福祉は保健・医療，所得保障，雇用と並んで社会保障の重要な柱の1つとして位置づけられている．社会福祉は，生活困窮者，障害者，児童，一人親家庭など，社会において弱い立場にある者を援助し，自立した生活を営めるようにすることが目的である．人の一生における社会福祉の概要を**図Ⅲ-2-24**に示した．

1 ● 社会福祉の柱とその内容

　社会福祉の対象は，以前は「救貧」に焦点が当てられていた時代があったが，現在では「生活の安定」や「自己実現」を支援する制度であるとされている．社会福祉の対象の柱は，障害者（児）福祉，児童福祉，母子・父子・寡婦福祉，老人福祉である．

a. 障害者（児）福祉

　2013年に施行された障害者総合支援法によって身体障害者，知的障害者，精神障害者（発達障害者を含む），難病患者に対して総合的に支援が行われるようになった（いずれも児を含む）．**図Ⅲ-2-25**に示すように，障害福祉サービスの自立支援給付は介護給付，訓練等給付，自立支援医療，補装具で構成されている．自立支援医療では，身体障害を除去・軽減する目的の医療費を助成する．更生医療は18歳以上の身体障害者手帳を有する者，育

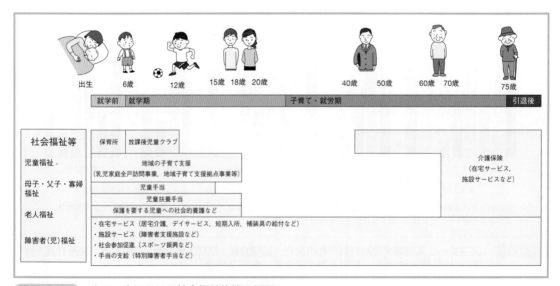

図Ⅲ-2-24　人の一生における社会福祉施策の概要

〔厚生労働省：社会保障を考える．平成24年版厚生労働白書，p.34，〔https://www.mhlw.go.jp/wp/hakusyo/kousei/12/dl/1-03.pdf〕（最終確認：2023年11月1日）を参考に作成〕

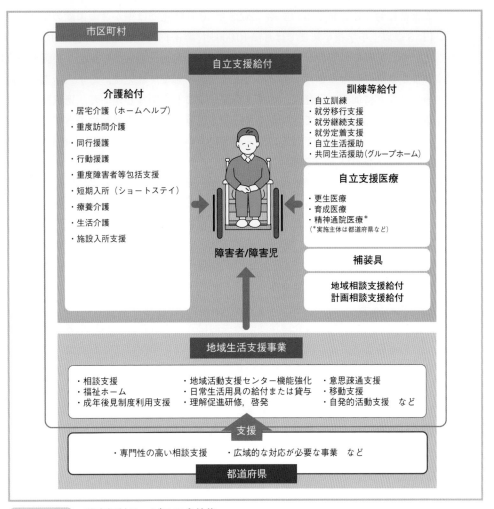

図Ⅲ-2-25　障害福祉サービスの全体像

［WAM NET：障害者福祉制度解説，〔https://www.wam.go.jp/content/wamnet/pcpub/syogai/handbook/system/〕
（最終確認：2023 年 11 月 1 日）を参考に作成］

成医療は 18 歳未満の児童（身体障害者手帳の有無は要件ではない）が対象である．

　　65 歳に達するとすべてが介護保険サービスに移行する．利用者に適したサービスが障害
福祉サービスに限られている場合や介護保険には当てはまるサービスがない場合（同行援
護・行動援護・自立訓練・就労移行支援・就労継続支援など）は障害福祉サービスを継続
する．

　　障害者（児）福祉においては，ノーマライゼーションが重視される．ノーマライゼーショ
ンとはバリアフリーやユニバーサルデザインに代表されるように，障害者（児）が暮らし
やすいように環境を整備するという考え方である．

b. 児童福祉

　　児童福祉は，児童が良好な環境において生まれ，かつ，心身ともに健やかに育成される
よう児童福祉法（p.120，本節 F-3a 参照）を背景に展開される．中学卒業までの児を育て

る世帯に対する児童手当の支給（2023 年 10 月時点では児が 3 歳未満の場合は月額 15,000 円，3 歳以上小学校卒業までは月額 10,000 円［第 3 子以降は 15,000 円］，中学生は月額 10,000 円）や，家庭での養育が困難な児童に対する児童福祉施設での保護・養護と自立に向けたさまざまな援助などを行っている．主な施設として，乳児院，母子生活支援施設，児童養護施設などに加え，保育園，幼保連携型認定こども園などがある．児童福祉法は社会の実情に合わせて改正されてきたが，さらなる児童虐待の防止対策や子育て世帯の支援強化が今後に向けて予定されている（児童虐待については，p.130，本節 G-6 を参照）．

c. 母子・父子・寡婦福祉

母子家庭，父子家庭，寡婦家庭の児童が，その置かれている環境にかかわらず，心身ともに健やかに育成されるために必要な諸条件と，それぞれの家庭の母あるいは父の健康で文化的な生活とが保障されることに向けた福祉サービスが提供される．その内容は，母子家庭の母，父子家庭の父，寡婦，事業団体に対する資金貸付制度（事業開始資金，事業継続資金，技能習得資金，生活資金など），扶養する児童や両親のいない児童に対する修学資金や就業資金の貸付などである．

d. 老人福祉

老人福祉サービスでは介護保険が優先的に適用される．しかし介護者の介護放棄，家族からの虐待などによる緊急事態など，やむをえない事由により介護保険の利用が著しく困難な場合においては，老人福祉法の規定に基づいたサービスを市町村が「福祉の措置」として提供することが決められている．老人福祉サービスは大きく在宅サービスと施設サービスに分けられるが，後者には介護保険法のサービスに含まれないサービスも提供されている．それらを含め，比較対照した表が**表Ⅲ-2-9**である（介護保険の在宅サービスは**表Ⅲ-2-7，Ⅲ-2-8**を参照）．

2● 社会福祉に関する主な相談機関

a. 福祉事務所

福祉事務所はすべての社会福祉の総合窓口である．福祉行政を担う第一線機関でもある．福祉事務所を置くことは都道府県，市，特別区に義務づけられているが，町村は任意である．福祉事務所では専門職員が相談にあたり，生活能力などを調査し，福祉サービスの適応を判断する．そのうえで施設への入所，手当の支給，在宅サービスなどの実施と指導を行っている．

b. 児童相談所

児童福祉のための第一線機関である．都道府県，指定都市に設置が義務づけられているほか，中核市や特別区も設置することができる．ここには児童福祉司，児童心理司，医師または保健師，弁護士などが配置されている．児童相談所では，児童とその家庭，保護者に対する相談・指導，調査・判定を行う．扱う主な相談内容は，養護相談（虐待，育児困難，養子縁組など），保健相談（虚弱児など），障害相談（心身・知的障害，自閉症など），非行相談（触法行為），育成相談（不登校など）である．児童の一時保護，里親支援，養子縁組に関する相談支援などを行っている．

表Ⅲ-2-9　老人福祉に関連する施設サービスなどの比較

		名　称（括弧内は介護保険法における名称）	年齢制限	利用方法	対象者	受けられるサービス
入所施設	措置・介護保険	養護老人ホーム	65歳以上	・行政による入所措置 ・利用の際は市町村に申し込む	主に経済的な理由で居宅において養護を受けることが困難な者	入浴, 食事の提供, 機能訓練, 介護方法の指導その他の便宜を提供
		特別養護老人ホーム（介護老人福祉施設）	65歳以上	・行政による入所措置 ・介護保険法による利用	身体上または精神上の著しい障害があるため, 常時介護を必要としかつ在宅生活が困難な高齢者	入浴・排泄・食事などの日常生活の世話, 機能訓練, 健康管理, 療養上の世話を提供
	契約入所	軽費老人ホーム	60歳以上	・利用の相談は市町村や地域包括支援センター ・利用は施設に申し込む ・無料または低額な料金で利用	独立した生活に不安がある者	A型：給食, 日常生活に必要な便宜を提供 B型：原則自炊, 日常生活に必要な便宜を提供 C型（ケアハウス）：給食・生活支援サービス
通所施設		老人福祉センター	高齢者	施設に申し込む	地域に住む高齢者	健康増進・教養の向上・レクリエーションのための便宜を総合的に提供
		老人デイサービスセンター（指定通所介護事業所）	65歳以上	・行政による措置 ・介護保険法による利用	日常生活を営むのに支障のある高齢者	入浴, 食事の提供, 機能訓練, 介護方法の指導その他の便宜を日帰りで提供

c. 厚生相談所

　身体障害者厚生相談所と知的障害者厚生相談所がある. 都道府県と政令指定都市に設けられている. 障害者や家族からの相談に応じ, 手帳の交付や補装具の処方においては専門的な指導や判定業務を行う.

d. 社会福祉協議会

　地域福祉にかかわる幅広い活動を行う非営利の民間組織である. すべての都道府県, 市町村に設置されている. 行政の委託事業, ボランティア活動の支援, 民間の福祉事業者と行政との仲立ち, 地域福祉事業などを行っている.

3● 社会福祉の担い手

a. 社会福祉士, 介護福祉士, 精神保健福祉士

　近年になって福祉の担い手には高い専門性が求められるようになり, この3つの職能が誕生した. いずれも国家資格である. **表Ⅲ-2-10**にあるように, その活動の場は医療の場も含めて多様性に富み, それぞれの場での通称は旧来からの呼称とも重なって多様である.

b. 介護支援専門員（ケアマネジャー）

　p.132, 本章3およびp.144, 本章5-Aを参照.

表Ⅲ-2-10　社会福祉士，介護福祉士，精神保健福祉士の比較

	社会福祉士	介護福祉士	精神保健福祉士
国家資格	1987 年～	1987 年～	1997 年～
主な業務	• 相談者への助言や指導 • 利用可能な制度，サービスの紹介 • サービスの利用やサービス関係者にかかる調整，連絡	• 介護業務（身体介護や家事援助） • 介護方法や生活動作に関する説明・指導 • 介護に関する相談への助言	• 受診・入退院の支援 • 施設入所者の在宅復帰支援，退所後の生活支援 • 精神保健福祉分野からの人権擁護，行政計画立案
職場と通称名（例）	• 社会福祉協議会の福祉活動支援員 • 社会福祉施設の生活指導員 • 病院の医療ソーシャルワーカー • 居宅介護支援事業所のケアマネジャー • 福祉事務所等のケースワーカー • 地域包括支援センター　など	• 病院 • 訪問介護事業所のケアマネジャー，ホームヘルパー • 社会福祉施設（特別養護老人ホームなど）の介護職員	• 精神科医療施設 • 精神障害者社会復帰施設 • 小規模作業所 • グループホーム • 保健所 • 精神保健福祉センター　など
登録者数（2023 年 6 月）	約 28 万人	約 193 万人	約 10 万人

c. 訪問介護員（ホームヘルパー）

　ホームヘルパーは在宅で身体介助や生活援助，通院介助を行う人の総称である．介護福祉士に加えて，ホームヘルパーになるための介護職員初任者研修または実務者研修[*1]の修了者が含まれる．旧来の1～3級ヘルパーの研修制度は廃止された．なお，初任者研修の修了者は，旧来のヘルパー2級と差がないとされている．医行為である痰の吸引は，条件を満たした者が行うことができる[*2]．

d. 民生委員・児童委員

　民生委員は民生委員法に基づき厚生労働大臣が委嘱し，児童委員を兼ねることになっている．市町村の各担当地区の住民の生活状態を把握し，福祉事務所や市町村と連絡をとり，地域住民が適切なサポートを受けられるように支援する．給与は支給されないが身分は非常勤特別職の地方公務員である．

[*1]実務者研修：実務者研修は「文部科学大臣及び厚生労働大臣の指定した学校又は厚生労働大臣の指定した養成施設において介護福祉士として必要な知識及び技能を修得」するための研修．

[*2]介護職が行う痰の吸引：在宅福祉が整備された今日，痰の吸引の担い手が課題となり，介護福祉士をはじめ，一定の研修を受けた介護職が一定の口腔範囲の吸引を行うことができるようになった．介護福祉士は実地研修を受講して登録された者，それ以外のホームヘルパーは，登録研修機関にて「喀痰吸引等研修」を受けた者が行うことができる．

F. 子どもの成育環境をとりまく法制度

1 ● 子どもの成育環境をとりまく社会の動き

　子どもが健やかに育つことは昔から重要視されており，日本では第二次世界大戦後間もない1951年に児童憲章が発せられた．児童憲章では，児童は人として尊ばれること，社会の一員として重んぜられること，よい環境の中で育てられることをうたっている．

　世界では1959年に国際連合において児童権利宣言が採択され，子どもが健全な成育，幸福，および社会的権利を保障されるべきことを発信しており，日本もその支持を表明している．さらに，児童権利宣言を有名無実化しないよう，1989年に国際連合において子どもの権利条約（児童の権利に関する条約）が採択された．憲章や宣言と異なり法的拘束力をもち，大人と同じように子どもも1人の人間としてのさまざまな権利を有すること，成長の過程にあっては保護や配慮を受ける権利があることを定めている．日本は1994年にこの条約に批准した．日本の批准は世界の中で158番目という遅さであったが，このように遅れたのは，この条約は紛争国や発展途上国のものという受け止め方が日本では多かったためであるとされている．

　条約の批准国は定期報告の際に国連から改善すべき点の勧告を受ける．日本では，婚外子や外国籍の子ども・障害のある子どもへの差別，子どもの虐待の頻発，子どもの自殺の頻発，ポルノなどの子どもへの性的搾取，人権教育の不十分さ，過度に競争的な教育システムなどがこれまでに指摘された．

2 ● 子どもの成育環境の近年の状況

　核家族やひとり親家庭の増加，さらには地域社会の相互の声のかけ合いの減少などにより，近年子どもの成育環境が変化している．さまざまな人がもつ多様な考えに囲まれて刺激を受けることが柔軟な考え方や対処の仕方を学ぶことにつながると考えられているが，人との接触が希薄で多様性の乏しい環境下では，親の育児姿勢や育児力が直接的に子どもに影響する．親のストレスが子どもに向けられ，虐待が発生することもある．また，学校に通うようになると教職員の存在が子どもに大きく影響するが，近年，教職員にも疲弊やその結果の休職が増えている．児童・生徒の学習意欲を励まし，その豊かな成長を促すべき教職員の"元気度"レベルの低下が子どもに与える影響も心配されている．

　その他，貧困や教育機会の格差なども子どもの心身の健康に影響を及ぼす．貧困は低栄養状態や感染症の罹患などに結びつきやすく，教育格差は健康情報を正しく理解することや自己管理能力の獲得の不十分さにつながりやすい．また，受験戦争の過熱によって子どもの人間的成長や子どもらしい元気さが減弱する懸念もある．さらに，現代生活は多様な情報機器に囲まれており，乳児期のテレビ・ビデオの長時間視聴，小中学生のゲームやインターネット，携帯電話の長時間使用，外遊びの減少などによる就寝時間の遅れ，運動不足，肥満傾向などの健康への影響が懸念されている．

コラム

子どもの集団での遊びがもつ重要性

　社会構造の変化を受けて，近年は子どもの成育環境・生活環境への注目が盛んである．日本学術会議は 2008 年に提言を発し，その中で子どもが群れる場の重要性について論じている[i]．これは少子化や大人と交流する機会の減少に加えて，車優先の社会になり，街のつくりが子どもにとって外で遊びにくい環境になっていることを懸念したものである．その背景には，子どもは仲間集団と自由に群れ遊ぶことが大切で，とくに異年齢集団との人間関係においてはルールを守る，耐える，勇気をもつ，考えて工夫する，思いやることなどを学び，基礎的な運動能力をも身につけるものであるという考えがある．このような過程は，動物，とりわけサルなどの霊長類の社会においても認められ，心理的・精神的発達にとても重要であるとされている．子どもにとって群れて遊ぶことはリーダーシップや心遣いの仕方を練習するよい機会なのである．同様のことは現存する狩猟採集民の子どもの遊びを観察した調査からも明らかにされている．とくにおままごとのように大人たちの活動を取り入れるなど，暮らしが子どもの遊びと一体化しており，自然で自由な遊びは，その後の自制力を高めるなどの重要な意味をもつと結論づけられている[ii]．

　引用文献
　i）日本学術会議子どもの成育環境分科会：我が国の子どもの成育環境の改善にむけて―成育空間の課題と提言，2008 年 8 月 28 日，p.2-3，〔https://www.scj.go.jp/ja/info/kohyo/pdf/kohyo-20-t62-15.pdf〕（最終確認：2023 年 11 月 1 日）
　ii）グレイ・P：遊びが学びに欠かせないわけ―自立した学び手を育てる（吉田新一郎訳），p.45，築地書館，2019

3 ● 日本における子どもの成育環境に関連する法と施策

　子どもが健やかに育ち多様な人生を謳歌できることは，その子自身や周囲の大人，そして今後の社会にとって大変喜ばしい．しかし，今日の子育ては，保護者や家族だけでは対処しきれない大きな社会的な枠組みの中で行われている．すべての子どもが健やかに育つよう，社会全体で子どもの成育環境という観点でとらえて改善を図ることが必要な状況が生じており，そのためにさまざまな法整備がなされている．

a. 児童福祉法

　児童福祉法は児童の福祉を担当する公的機関の組織や，児童福祉に関連する施設，事業にかかわる基本原則を定めたもので，子どもの健全な育成において欠かせない法律である．2016 年の改正において，子どもが権利の主体として日本ではじめて法的に位置づけられた．2022 年の改正では，子育て世帯への包括的な支援，児童相談所による支援の強化，障害児入所施設の弾力的運営，虐待を受けた子どもの保護実務者の専門性の向上，児童をわいせつ行為から守る環境整備などがその内容となっている．

b. 母子保健法

　母と子の心身の健康を守り，次の世代を担う子どもを健全に育て，国民の保健の向上を図ることが目的である．母子保健対策の基本的母子保健サービスの主体は市町村であり，妊産婦・新生児・乳幼児の健康診査・訪問指導を行う（p.90，本節 B-2 参照）．

c. 児童虐待防止法

　18 歳以下の児童への虐待を禁止し，児童の人権を守るために 2000 年に制定された．主な内容は，児童虐待の種類とその防止，国や自治体の親子支援や職員の研修の実施，通告

義務や早期発見への努力義務などである．通告先は，市町村あるいは福祉事務所もしくは児童相談所である．

d. 次世代育成支援対策推進法

　急速な少子化対策の一環として2003年に成立した法律である．次代の社会を担う子どもが健やかに生まれ，育成される環境の整備を図ることがその目的とされ，国や自治体，企業（事業主），国民が担う責務を明らかにしている．2025年までの時限立法である．

e. 成育基本法

　次代の社会を担う成育過程にある子どもの個人としての尊厳が重んぜられ，その心身の健やかな成育を確保することがいっそう重要になっていることなどを背景に2018年に成立し，2019年に施行された法律である．個別の医療のほか，公衆衛生学的な視点や，教育，福祉などの幅広い分野において，児童福祉法，母子保健法，児童虐待防止法などの個別の法律でバラバラに対応されてきた従来の主な施策に関し基本理念を定め，成育過程にある子どもおよびその保護者，ならびに妊産婦に対して必要な成育医療などを切れ目なく提供するための施策を総合的に推進することを目的とする．

4 ● 健やかな子育て環境の整備のための施策

a. 健やか親子21 （図Ⅲ-2-26）

　母子保健をとりまく課題は，母子の健康に対する直接的な働きかけ，およびそれに関連する社会的要因を含めた取り組みが必要なこととととらえ，これらに対し，「健やか親子21」と名づけて2001年からさまざまな取り組みをしてきている．2015年からは3つの基盤課題と2つの重点課題を設けて，10年計画で第2次「健やか親子21」を開始した．

　第1次計画で悪化した指標の1つにあげられた子どもの自殺率の状況を図Ⅲ-2-27に示した．中学生，高校生の自殺数は現在も増加している．自殺の原因は，学校問題（学業不振，学友との不和，入試，教師との人間関係，いじめなど）がもっとも多く，次に続くのは家庭問題（親の叱責，親との不和）[1]である．

b. 保育施設の整備

　子どもを育てる親であっても，自己の人生に照らして子育て期間の自分の時間をどの程度子どもに向けるか，親自身が悩むことも多い．子育てに大切なのは時間なのか，子を思う気持ちの深さなのか．そのような課題に対して，子ども・子育て支援新制度によって仕事と育児の両立を望む親に対する保育施設の整備が行われた．その概要は表Ⅲ-2-11の通りである．

　2006年に制度が開始された認定こども園は，幼稚園と保育園の機能を併せ持っている．その内容は一律で同じではなく，法的性格や設置主体などが異なる4タイプの施設が整備されているため，利用に際してはそれぞれの特徴を確かめる必要がある．認定こども園開始の背景には，共働きの家庭の増加に伴い，1日の滞在時間が短い幼稚園の利用児童が大幅に減少したことがある．

c. 子どもの貧困対策

　親の貧困という生育環境が子どもの将来を左右することに注目が集まり，2014年に子どもの貧困対策の推進に関する法律が施行された．子どもが生まれてからだけでなく，親の

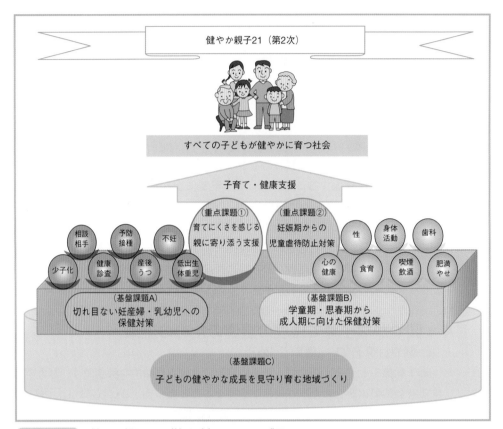

図Ⅲ-2-26　健やか親子21（第2次）のイメージ図
［厚生労働省：「健やか親子21」スライド集，健やか親子21（第2次）全体版，p.5，〔https://www.mhlw.go.jp/stf/sei
sakunitsuite/bunya/0000060348.html〕（最終確認：2023年11月1日）より引用］

妊娠期・出産期における早期の課題把握から，子どもの乳幼児期，学校教育段階，卒業して社会的自立が確立されるまでの継続的な視点での支援体制の構築や，さまざまな事情を抱える子どもたちが安心して過ごせる居場所を安定的につくっていくこと，親の就労支援など，さまざまな角度から検討が行われている．

d．子育ての経済的保障

　近年まで，日本の社会保障制度には子育てを保証するための経費は計上されてこなかった．その理由は，子育ては家族や保護者が私的に努力するものと考えられてきたからである．高齢者の介護に対しても日本では長く家族が担うことが当然と考えられてきたが，一足先に見直されて介護保険制度ができ社会保障体制に組み込まれた．少し遅れたが，子育てについても子どもは社会が育てるものという認識が広まり，ヨーロッパ諸国のように子育てを支援する経費が国家予算に計上されることになった．

　子育て支援に関する手当には，児童手当と児童扶養手当がある．児童手当は，中学校卒業までの児童を育てる世帯に支給される．児童扶養手当は，一人親世帯の児童や両親のいずれかが障害状態になってしまった世帯など，なんらかの理由によって子の養育が困難な状態にある世帯の養育者に対して支給される．支給期間は，児童手当は中学校卒業（15歳

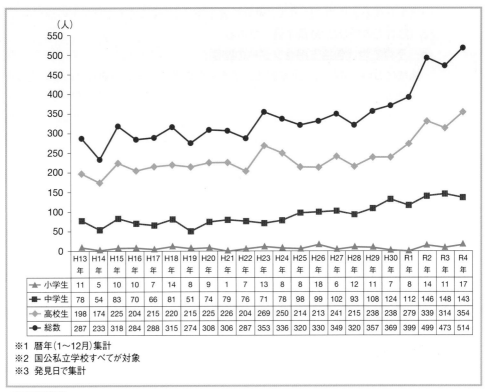

	H13年	H14年	H15年	H16年	H17年	H18年	H19年	H20年	H21年	H22年	H23年	H24年	H25年	H26年	H27年	H28年	H29年	H30年	R1年	R2年	R3年	R4年
小学生	11	5	10	10	7	14	8	9	1	7	13	8	8	18	6	12	11	7	8	14	11	17
中学生	78	54	83	70	66	81	51	74	79	76	71	78	98	99	102	93	108	124	112	146	148	143
高校生	198	174	225	204	215	220	215	225	226	204	269	250	214	213	241	215	238	238	279	339	314	354
総数	287	233	318	284	288	315	274	308	306	287	353	336	320	330	349	320	357	369	399	499	473	514

※1 暦年(1〜12月)集計
※2 国公私立学校すべてが対象
※3 発見日で集計

図Ⅲ-2-27　児童生徒の自殺者数（推移）

[警察庁：自殺者数，〔https://www.npa.go.jp/publications/statistics/safetylife/jisatsu.html〕（最終閲覧日：2023年5月19日）のデータを基に作成]

表Ⅲ-2-11　認定こども園・保育所・幼稚園の概要

	認定こども園	保育所	幼稚園
管轄省庁	内閣府	厚生労働省	文部科学省
施設の位置づけと法的性格	幼稚園と保育所の機能や特長を併せ持ち，地域の子育て支援も行う	就労などのため家庭で保育のできない保護者に代わって保育する児童福祉施設	小学校以降の教育の基礎をつくるための幼児期の教育を行う学校
利用できる年齢	0〜5歳	0〜5歳	3〜5歳
利用できる保護者	（0〜2歳）共働き世帯，親族の介護などの事情で，家庭で保育のできない保護者（3〜5歳）制限なし	共働き世帯，親族の介護などの事情で，家庭で保育のできない保護者	制限なし
利用できる認定区分	1号・2号・3号	2号・3号	制限なし
保育料	国が定める上限額の範囲内でそれぞれの市町村が定める	国が定める上限額の範囲内でそれぞれの市町村が定める	それぞれの施設が定める
標準的な保育時間	4〜11時間	8〜11時間	4時間
保育者の資格	保育士幼稚園教諭	保育士	幼稚園教諭
給食の提供	義務	義務	任意

の誕生日後の3月31日）まで, 児童扶養手当は18歳に達する日以後の最初の3月31日まで（障害児の場合は20歳未満）である.

e. 子育て世代包括支援センターの整備

　地域において妊娠期, 出産直後, 子育て期の各ステージの切れ目のない支援を行うために各機関と連携して必要な情報を共有し, 自ら支援, または関係機関のコーディネートを行う機関として2015年に整備が決定された. 2022年現在, 全国に2,486ヵ所整備されており[2], その約半数は保健所や市町村保健センターに置かれている.

■引用文献■

1)　厚生労働省：令和3年. 付録1 年齢階級別, 原因・動機別自殺者数①. 自殺の統計：各年の状況, 〔https://www.mhlw.go.jp/stf/seisakunitsuite/bunya/hukushi_kaigo/seikatsuhogo/jisatsu/jisatsu_year.html〕（最終確認：2023年11月1日）
2)　厚生労働省：2022年度子育て世代包括支援センター実施状況調査, p.7, 〔https://www.mhlw.go.jp/content/11900000/000662087.pdf〕（最終確認：2023年11月1日）

G. 保健・予防活動の実際

1 ● 生活習慣病予防

a. 生活習慣病の進行と予防の段階

　生活習慣病の進行と予防の段階を図Ⅲ-2-28に示す. 食生活, 運動習慣, 休養, 喫煙, 飲酒などの生活習慣は改善が可能であり, 一次予防から対策を行う必要がある.

b. 予防活動

　生活習慣の改善は可能とはいえ, 個人がこれまでの生活習慣を変えることは容易ではない. 食生活の改善や運動の習慣化などによる一次予防は主に保健師, 栄養士が担っており, 地域住民が自分自身の健康状態を認識し, 主体的に生活習慣の改善に取り組めるよう支援している. 個別の健康相談, 各種団体など集団への生活習慣病予防の講話, 地域への働きかけとして, 食生活改善推進員（食生活に関する地域ボランティア）などと協働した活動（たとえば減塩みそ汁の試食会）などが行われている. また, 特定健康診査の結果をもとに特定保健指導が行われている.

　発症予防の取り組みだけでなく, 二次予防, 三次予防である重症化予防, 合併症予防の取り組みも重要である. たとえば糖尿病については, 重症化し合併症を発症すると人工透析が必要となり, 患者は日常生活でさまざまな負担を強いられる. このため重症化のリスクが高い糖尿病者を対象に, 糖尿病性腎症重症化予防プログラムが市町村など自治体で実施されている. 適切な治療につなぎ, 効果的な保健指導が行えるよう, 市町村などの保健師は医師会や専門医療機関などと連携しながら進めている.

2 ● 基本チェックリスト, 後期高齢者の質問票と介護予防

　高齢者の健康状態や生活状況を把握するための質問票として, 基本チェックリストと後期高齢者の質問票（フレイル健診ともいわれる）があり, 概要を表Ⅲ-2-12に示す.

a. 基本チェックリスト

　基本チェックリストは, 市町村窓口などにおいて高齢者の状況を25項目の質問によって

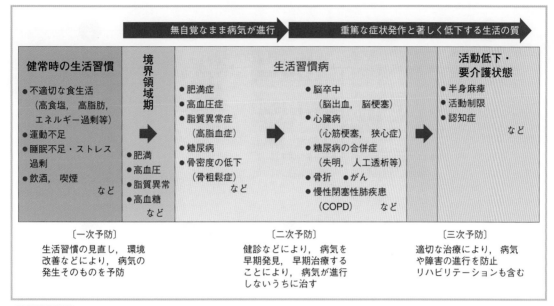

図Ⅲ-2-28　生活習慣病の進行と予防の段階
［社会保険出版社編集部（編）：生活習慣病のしおり2022, p.7, 社会保険出版社, 2022より引用］

表Ⅲ-2-12　基本チェックリストと後期高齢者の質問票の概要

	基本チェックリスト	後期高齢者の質問票
法制度	介護保険法	高齢者の保健事業と介護予防の一体的な実施
目的	生活の困りごとなどの相談をした被保険者に対して利用すべきサービス区分の振り分けを行う	フレイルなど高齢者の特性をふまえて健康状態を総合的に把握する
対象	65歳以上高齢者	75歳以上高齢者
活用場面	地域包括支援センターの窓口 市町村窓口	健康診査で実施 通いの場で実施 かかりつけ医などの受診の際に実施
内容の構成	全25項目の内容で構成される．大別して以下の点を確認する ①日常生活関連動作，②運動機能，③栄養状態，④口腔機能，⑤閉じこもり，⑥認知症，⑦うつ	全15項目の内容で構成される．大別して以下の点を確認する ①健康状態，②心の健康状態，③食習慣，④口腔機能，⑤体重変化，⑥運動・転倒，⑦認知機能，⑧喫煙，⑨社会参加，⑩ソーシャルサポート

確認するツールであり，生活機能の低下のおそれがある高齢者を早期に把握し，介護予防・日常生活支援総合事業や要介護認定申請による必要なサービスにつなげている．**図Ⅲ-2-29**は相談窓口後のサービス利用の流れであり，サービス利用の意向を確認のうえ，振り分けを行う（**図Ⅲ-2-18**参照）．地域包括支援センターや市町村の高齢者担当保健師は，把握した高齢者に対して介護予防ケアマネジメントなどの個別支援を行ったり，一般介護予防事業で認知症予防に関する教室を行うなど集団への支援を行っている．

b. 後期高齢者の質問票

　後期高齢者になるとフレイルが顕著に進み，医療と介護，双方のニーズが高まる．後期

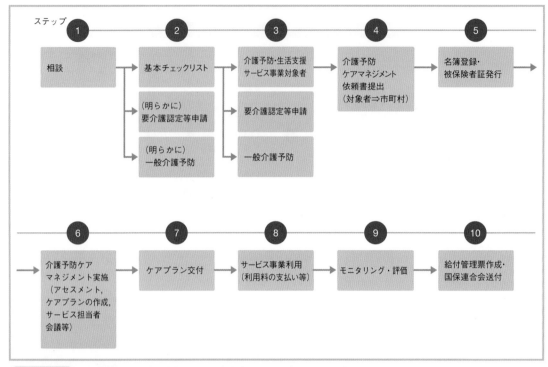

図Ⅲ-2-29　介護予防・日常生活支援総合事業のサービス利用の流れ
［厚生労働省：介護事業所・生活関連情報検索 介護予防・日常生活支援総合サービス利用の流れ，〔https://www.kaigokensaku.mhlw.go.jp/commentary/flow_synthesis.html〕（最終確認：2023 年 11 月 1 日）より引用］

　高齢者の質問票を活用し，一人ひとりのフレイルを早期に発見し，必要に応じて保健事業や医療機関，介護予防の事業などへとつなぐ．高齢者の保健事業と介護予防の一体的な実施により，市町村の保健師などは，把握されたリスクの高い高齢者に対する個別支援（ハイリスクアプローチ）や**通いの場**などへの積極的な関与（ポピュレーションアプローチ），事業全体のコーディネートを行うことが期待されている．

c. 通いの場

　介護予防に資する住民主体の通いの場は，体操（運動），会食，茶話会，認知症予防，趣味活動などを主な活動としている．2021 年度は全国 123,890 ヵ所で展開され，高齢者人口の 5.5％が通いの場に参加していた[1]．地域の実情や参加者の特性などにより，通いの場の運営，場所，活動内容などは多様であり，厚生労働省ホームページには全国の通いの場が紹介されている．

┃引用文献┃
1)　厚生労働省老健局老人保健課：介護予防・日常生活支援総合事業等（地域支援事業）の実施状況（令和 3 年度実施分）に関する調査結果（概要），p5-9，〔https://www.mhlw.go.jp/content/12300000/001152587.pdf〕（最終確認：2023 年 11 月 1 日）

3 ● 介護予防と地域支援事業

　介護予防とは，要介護状態・要支援状態になること，および要介護状態の軽度から重度

への移行を予防することを指す．地域支援事業（**表Ⅲ-2-13**）は，介護予防のため，もしくは要介護状態になったとしても可能な限り地域において自立した日常生活を営むことができるよう，地域住民を支援することを目的として市町村が行う事業である．事業の内容は，直接的に対象者に介護予防プログラムを提供するものから，その相談および支援体制づくりや人材養成まで幅広い．また，事業費の一部は国から交付されている．

　地域支援事業は 2008 年の創設以降，複数回見直され，新たな事業が追加されて規模が拡大され，内容も充実されてきた．また，地域包括ケアシステムの構築とも関連性が高く，住み慣れた地域で長く暮らし続けるために重要である．

　介護予防・生活支援サービス事業，一般介護予防事業，包括的支援事業はいずれの市町村でも行われている．任意事業は行うかどうか市町村の判断に任されている．また，事業の多くは地域包括支援センターに委託されている．

4 ● メンタルヘルス活動（学校・職場）

　メンタルヘルス（mental health）とは「心の健康」のことである．日本における精神疾患で入院・通院する患者数は国民の約 30 人に 1 人の割合に相当し，精神疾患は誰にでもかかりうる可能性がある身近な疾患である．しかし，精神疾患は身体疾患に比べ，周囲から気づかれにくく，また本人も気づきにくい．そのため，心の健康問題の早期発見と，心の健康に関する正しい知識の普及が重要である．

a. 学校におけるメンタルヘルス活動

　子どもの心の健康問題は，いじめや不登校，貧困家庭など，多様化・複雑化している．**養護教諭**は，心の健康問題を抱える児童生徒の支援だけでなく，保護者や担任からの相談対応も少なくない．そのため，養護教諭が中心となり関係教員などと連携し組織的に対応することが必要である．また，これらの問題は学校だけで解決することは困難であり，医療機関や地域保健などの校外専門職と連携をとり解決にあたる．そのため，養護教諭はこれらの関係機関などと適切な連携が図れるように，日ごろからネットワークづくりに努めることが重要である．

　児童生徒は自分の心の健康問題を自覚していないことや，言葉で表現することがうまくできないことが多い．心の健康問題は腹痛，頭痛などの身体症状や，行動や態度の変化などとなって表出されることが多いため，養護教諭は日ごろからきめ細やかな観察を行い早期発見に努める．校内巡回時に児童生徒に声がけをするなど，信頼関係を築き相談できる関係性をつくっておくことも重要である．また，児童生徒が心身の発達や心の健康について正しい知識を修得し，自ら心の健康を保持増進する力を高められるように，心の健康教育を学校全体で積極的に取り組むことが大切である．

b. 職場におけるメンタルヘルス活動

　厚生労働省の調査によると，労働者の約半数が仕事や職業生活に関する強い不安，悩み，ストレスを感じており，職場のメンタルヘルスケアは重要な課題である．厚生労働省は「事業場における労働者の心の健康づくりのための指針」にて，事業所のメンタルヘルスケアとして 4 つのケア，①セルフケア（労働者本人によるストレスへの気づきや対処など），②ラインによるケア（管理監督者が行う職場環境改善や労働者からの相談対応など），③事業

表Ⅲ-2-13　地域支援事業の概要（2018年以降）

	介護予防・日常生活支援　総合事業		包括的支援事業	任意事業
事業名	①介護予防・生活支援サービス事業	②一般介護予防事業	③包括的支援事業	④任意事業
対象者	要支援1〜2，基本チェックリスト該当者	65歳以上の者，支援のための活動に加わる者	—	—
事業の内容	**ア　訪問型サービス** 要支援者などに対し，掃除，洗濯などの日常生活上の支援を提供 **イ　通所型サービス** 要支援者などに対し，機能訓練や集いの場など日常生活上の支援を提供 **ウ　その他の生活支援サービス** 栄養改善を目的とした配食や住民ボランティアなどが行う一人暮らし高齢者などへの見守りを提供 **エ　介護予防ケアマネジメント** 要支援者などに対するサービスなどが適切に提供できるようなケアマネジメントの実施	**ア　介護予防把握事業** 収集した情報などの活用により，閉じこもりなどのなんらかの支援を要する者の把握，介護予防活動へのつなぎ **イ　介護予防普及啓発事業** 介護予防活動の普及・啓発の実施 **ウ　地域介護予防活動支援事業** 住民主体の介護予防活動の育成・支援の実施 **エ　一般介護予防事業評価事業** 介護保険事業計画に定める目標値の達成状況などの検証，一般介護予防事業の評価の実施 **オ　地域リハビリテーション活動支援事業（新）** 介護予防の取り組みを機能強化するため，通所，訪問，地域ケア会議，住民主体の通いの場などへのリハビリテーション専門職などによる助言などの実施	**ア　地域包括支援センターの運営** ⅰ）介護予防ケアマネジメント業務 ⅱ）総合相談支援業務 ⅲ）権利擁護業務（虐待の防止，虐待の早期発見など） ⅳ）包括的・継続的マネジメント支援業務 **イ　地域ケア会議の開催（地域ケア個別会議）** 地域包括支援センターなどにおける，多職種協働による個別事例の検討などの実施，地域のネットワーク構築，ケアマネジメント支援，地域課題の把握の推進 **ウ　在宅医療・介護連携推進事業** 地域の医療・介護関係者による会議の開催，在宅医療・介護関係者の研修などの実施，在宅医療と介護サービスの一体的な提供体制の構築を推進 **エ　認知症総合支援事業** 初期集中支援チームの関与による認知症の早期診断・早期対応や，地域支援推進員による相談対応などの実施，認知症の人本人の意思が尊重され，できる限り住み慣れた地域の環境で自分らしく暮らし続けることができる地域の構築を推進 **オ　生活支援体制整備事業** 生活支援コーディネーターの設置による地域資源の開発など（多様な主体による多様な取り組みのコーディネート機能を担い，一体的な活動を推進）	**ア　介護給付等費用適正化事業** **イ　家族介護支援事業** ⅰ）介護教室の開催 ⅱ）認知症高齢者の見守り体制の構築 ⅲ）家族介護継続支援事業 **ウ　その他の事業** 介護保険事業の運営の安定化および被保険者の地域における自立した日常生活の支援のため必要な事業の実施

［厚生労働省：地域支援事業の推進（参考資料），〔https://www.mhlw.go.jp/file/05-Shingikai-12601000-Seisakutoukatsukan-Sanjikan shitsu_Shakaihoshoutantou/0000125468.pdf〕（最終確認：2023年11月1日）を参考に作成］

場内産業保健スタッフなどによるケア（産業医や保健師などによるセルフ・ラインケア支援や相談対応など），④事業場外資源によるケア（外部専門家との連携など）の策定・実施を求めている．産業保健看護職は産業医，衛生管理者らと協力し，事業場内のメンタルヘルスケアを効果的に促進する．

産業保健看護職は，労働者にとって身近な医療専門職である．労働者のメンタルヘルス不調を確認した際には，産業医らと協力し早期受診につなげることや，業務内容や業務量

の変更により心身の負担を軽減するなど就業上の配慮を行う．

　また，精神疾患により休業した労働者に対しては，休養に専念できるような支援や，円滑な職場復帰支援のための関係者間の連絡や調整を図る．

5 ● 健診・検診と二次予防（学校・職場）

　「健診」は，健康診断または健康診査の略であり，各種検査や診察にて健康状態を評価するものである．一方，「検診」は，特定の疾患の早期発見のために行う検査や診察を指す．健康診断や検診の実施により，疾患や障害の早期発見，早期対処といった二次予防に取り組む．

a. 学校における健診と二次予防

　学校では，学校保健安全法に基づき，就学時健康診断，児童生徒の健康診断および職員の健康診断が実施される．健康診断は，児童生徒などの健康の保持増進を図る活動である「保健管理」の中核に位置づけられる．健康診断には，疾患および異常の有無や発育発達上の問題をスクリーニングし，学校生活を送るにあたり支障があるかどうかについて健康状態を把握する役割と，学校における健康課題を明らかにし健康教育に役立てるという2つの役割がある．

　健康診断の結果，疾患や異常が認められた場合は，本人や保護者に受診の必要性を説明し，医療機関や専門機関への受診につなげる．とくに感染症や学習に支障を生ずるおそれのある疾患や，授業を受けることによりさらなる健康被害がある疾患および異常がある者については，早期に医療へつなげる必要がある．また，健康診断の結果に基づいて，学習または運動・作業の軽減など適切な処置を行わなければならない．

b. 職場における健診・検診と二次予防

　職場の健康診断には，一般健康診断と特殊健康診断がある．主に労働安全衛生法に基づいて実施され，費用は事業者が全額負担する．一般健康診断に代表されるのは定期健康診断で，常時雇用する労働者に対し年1回実施する．特殊健康診断は，有機溶剤を取り扱うなど有害な業務に従事する者に対して，有害業務により生じるおそれのある健康障害の早期発見のために行われる．その多くは6ヵ月以内ごとに1回実施される．

　労働契約法第5条に，「使用者は，労働契約に伴い，労働者がその生命，身体等の安全を確保しつつ労働することができるよう，必要な配慮をするものとする」と，雇用者は労働者に対し安全配慮義務を負うことが明文化されている．よって，健康診断の結果に対し，安全配慮義務も念頭に置きながら，労働者の健康状態を評価することが重要である．労働者の健康状態に，作業中の事故の危険性や感染症など他の労働者への影響がないかなど，労働者の作業内容や作業環境などと照らし合わせながら評価を行う．また，結果より疾患の疑いや異常があった場合は，労働者に対し産業医と協力して早期受診を勧める．

　職場で行われる検診として代表的なものに「がん検診」がある．職場におけるがん検診には法令根拠はなく，福利厚生の一環として事業者や医療保険者が実施しているのが実態である．がん検診の結果，精密検査が必要とされた労働者には，産業医らと協力し医療機関への受診を勧める．また，治療による休業が必要になった場合には，傷病休暇など利用できる社内制度を紹介するなど，労働者が安心して療養できるように支援する．

6 ● 児童虐待予防

a. 児童虐待とは

　児童虐待は，①**身体的虐待**（叩く，激しく揺さぶるなど），②**性的虐待**（子どもへの性的行為，ポルノグラフィの被写体にするなど），③**ネグレクト**（食事を与えない，適切な医療を受けさせないなど），④**心理的虐待**（言葉による脅し，きょうだい間での差別的扱い，子どもの目の前で家族に対して暴力をふるうなど）の4形態に分類される．多くは併発しており，とくに心理的虐待は虐待を受けた子ども全員が経験しているといわれている．

　児童虐待の発生要因として，親側の要因（望まない妊娠，医療につながっていない精神障害，被虐待経験，育児に対する不安やストレスなど），子ども側の要因（未熟児，なんらかの育てにくさをもっている子どもなど），養育環境の要因（親族や地域社会から孤立した家庭，夫婦関係をはじめ人間関係に問題を抱える家庭など），社会の要因（親へのサポートの不足，母性神話など）が明らかにされており，これらの要因が複雑に絡み合って児童虐待という行為に結びつくと考えられている．

　児童虐待は，子どもの心身の成長や人格形成に多大な影響を与える．さらにその影響は，後年にわたって自己肯定感の低下や対人関係障害などをもたらす．さらに，自分の子育てにも悪影響を及ぼす世代間連鎖を引き起こす可能性もある．このため，発生予防が重要となる．児童虐待は特別な家族の問題としてとらえるのではなく，どの家庭にも起こりうるものと認識し，リスクアセスメントしながら予防的支援を進めていく必要がある．

b. 発生予防のための支援

　児童虐待の通告を受けてから支援を始めることが多い児童相談所，福祉事務所に比べて，保健機関や医療機関は，母子保健活動の機会を通じてどの家庭にもかかわることができ，虐待の発生予防に関して重要な役割を担っている．妊娠期の家庭にかかわる職種としては，保健所や市町村保健センターなどの保健師・助産師など，医療機関の助産師・看護師などが考えられる．また，乳幼児期の子どもがいる家庭に対しては，保育士や教員など，学童期・思春期の子どもがいる家庭には，学校の教職員，養護教諭，スクールカウンセラーなどが支援者となりうる．

　支援者は「指導する」のではなく，「支援する」という姿勢が必要である．まずは「親の相談者になる」ことで親の心理社会的の孤立を解き，「わかってもらえる・話してみよう」と思えるような安心できる関係性の構築が重要である．その援助関係を軸に，社会資源の活用を勧めるなどを通して，親の生活ストレスの実質的軽減を図る．同時に，家族や保育施設・治療機関などの他の大人が子どもに直接かかわることで，子どもの心身の健康の改善を図る．これらの援助により親の負担が軽減した後で，子育てを改善する働きかけを親にも行う．児童虐待予防支援は，長期の専門的な援助が必要で，その援助活動はストレスが大きく，個人や1つの機関の支援では限界があり，必要な支援ができない可能性が大きい．そのため複数かつ多職種・多機関で支援できるように，各市町村には**要保護児童対策地域協議会**が置かれ，2020年度時点で1,738ヵ所（99.8%）の市町村に設置されている．ハイリスク家庭を把握したときは，市町村や児童相談所に通告・相談し，要保護児童対策地域協議会を通じて，その家庭を多面的にサポートする体制を早期に整えることが重要である．

学習課題

1. 現代の日本の保健・医療・福祉施策が，人々が抱えるどのような健康問題に対処するためのものなのか，説明してみよう．
2. 医療保険制度と介護保険制度の対象と受けられるサービスを比較してみよう．
3. 自分たちの身の回りで行われている保健・予防活動にはどのようなものがあるか，考えてみよう．

3 地域包括ケアシステムと地域包括支援センター

この節で学ぶこと

1．地域包括ケアシステムの目的と考え方を学ぶ．
2．地域包括支援センターの目的と事業について学ぶ．

A. 地域包括ケアシステム

1 ● 地域包括ケアシステムの背景

　日本では少子高齢化が進み，2007年には高齢化率が21％に到達し超高齢社会に突入した．高齢者人口は，2043年に3,953万人でピークを迎え，その後は減少に転じるが，少子化の影響で高齢化率はその後も上昇傾向にあると推計される[1]．高齢者人口でも，とくに75歳以上の高齢者（後期高齢者）が増加を続けると見込まれている．今後，人口の多数を占める後期高齢者が寿命で亡くなると，ますます人口減少が進み多死社会に向かう．65歳以上を15〜64歳で支える比率をみると，団塊の世代が75歳を迎える2025年に2.0人になり，その後も減少傾向にあると推計されている[1]．団塊の世代が75歳以上となる2025年以降は，国民の医療や介護の需要がさらに増加すると見込まれる．

2 ● 医療介護総合確保推進法

　医療と介護を確保するために制定されたのが，地域における医療及び介護の総合的な確保を推進するための関係法律の整備等に関する法律（医療介護総合確保推進法，2014年成立）である．地域において効率的かつ質の高い医療提供体制を構築するとともに**地域包括ケアシステム**を構築することを通じ，地域における医療および介護の総合的な確保を推進するため，医療法，介護保険法などの関係する法律の整備が行われた．厚生労働省は2017年に地域医療構想を示し，これまで一般病床として一体化していた病床を，高度急性期，急性期，回復期，慢性期といった患者の状態ごとに編成し直すことで，病床の機能を明確にし，効率的かつ質の高い医療提供体制の構築を図った．この結果，1つのところで長く入院するのではなく，状態が変わればその状態に合わせた医療を受けるために病棟あるいは病院を移り，そして入院治療の必要がなくなれば，外来治療や在宅医療へと移行することが促進された．こうした流れから，入院日数の短縮化が進んでいる．一方，退院後の受け皿となる地域医療や福祉サービス提供の環境を整えるため，2011年の介護保険法改正では介護保険サービスの基盤強化が行われ，2014年の介護保険法改正においては，地域包括ケアシステムの構築を推進することが示された．2025年をめどに，高齢者の尊厳の保持と自立生活の支援の目的のもと，可能な限り住み慣れた地域で自分らしい暮らしを人生の最

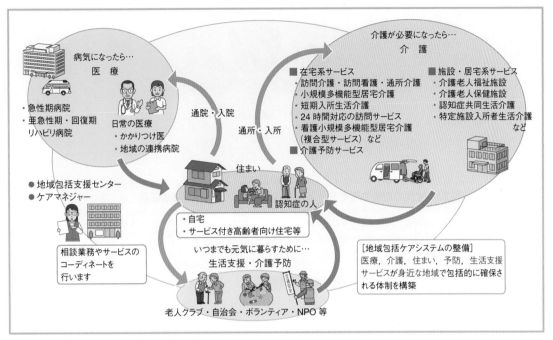

図Ⅲ-3-1　地域包括ケアシステムの姿
［厚生労働省：平成28年版厚生労働白書―人口高齢化を乗り越える社会モデルを考える，p.149，〔https://www.mhlw.go.jp/wp/hakusyo/kousei/16/dl/1-04_03.pdf〕（最終確認：2023年11月1日）を参考に作成］

期まで続けることができるよう，地域の包括的な支援・サービス提供体制（地域包括ケアシステム）の構築が目的とされている．地域包括ケアシステムには国や都道府県といった自治体，とりわけ市町村が主体となって地域性に合わせたしくみを構築することが大切である．

3● 地域包括ケアシステムの構築と地域ケア会議

　各市町村は，3年ごとの介護保険事業計画の策定・実施を通じて地域の特性に応じた地域包括ケアシステムの構築を進めている（**図Ⅲ-3-1**）．

　地域包括ケアシステムを構築するためには，高齢者個人に対する支援の充実と，それを支える社会基盤の整備とを同時に進めることが重要である．システム構築を実現していく手法として重要な役割を担っているのが，**地域ケア会議**である．地域ケア会議では，個別ケースの支援内容の検討を通して，介護支援専門員（ケアマネジャー）による自立支援に資するケアマネジメントの支援，地域包括支援ネットワークの構築，地域課題の把握と社会資源の発掘につなげる．個別ケースの検討を積み重ねる中で明らかになった地域課題への対応を検討することを通して，地域ネットワーク機能，地域課題発見機能，地域づくり，資源開発機能，政策形成機能を駆使し，対応策を決定・実行していくことで課題を解決していく．さらに，地域ケア会議の結果を介護保険事業計画の策定などに活用していくことで，その市町村の実情に合わせた地域包括ケアシステムの構築へとつなげることが可能になると期待されている．

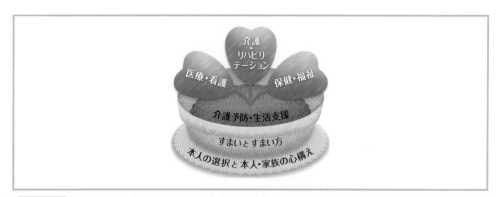

図Ⅲ-3-2　住民の地域生活を支える地域包括ケアシステムの構成要素

〔三菱 UFJ リサーチ&コンサルティング「<地域包括ケア研究会>地域包括ケアシステムと地域マネジメント」（地域包括ケアシステム構築に向けた制度及びサービスのあり方に関する研究事業），平成 27 年度厚生労働省老人保健健康増進等事業，〔http://www.murc.jp/sp/1509/houkatsu/houkatsu_01.html〕（最終確認：2023 年 11 月 1 日）より引用〕

a. 地域包括ケアシステムを構成する要素

　地域包括ケアシステムの考え方には，2 つのポイントがある．1 つ目は，5 つの構成要素に分けて考えることが地域包括ケアシステムの推進には欠かせないということである．5 つの構成要素は，「植木鉢」にたとえられた構成図（**図Ⅲ-3-2**）として示されている．この図は，地域における生活の基盤となる「すまいとすまい方」を植木鉢，「介護予防・生活支援」を土，「医療・介護・保健・福祉」などを葉にたとえて，地域包括ケアシステムが目指す姿を表現している．地域包括ケアシステムの構成要素は，それぞれにおいて「医療・看護」の担い手である看護職の役割とも大いに関係する（p.150，第Ⅳ章 1 を参照）．

　植木鉢の「鉢」となる「すまいとすまい方」は，地域包括ケアシステムの土台となる部分である．生活の基盤として，必要な住まいが整備され，どのようにそこに住むのかという住まい方が確保されていることは，地域包括ケアシステムの前提となる．「すまいとすまい方」の上にある「介護予防・生活支援」は植木鉢を満たし，かつ植物が育つために必要な養分を含んだ「土」にたとえられる．地域包括ケアシステムも同様であり，立派な住まいがあっても，健康を維持し地域で暮らし続けるための継続的な活動（介護予防）や最低限の尊厳ある生活を送るための支え合う生活支援がなければ，住み慣れた地域で生活を継続することはできない．一人ひとりの「介護予防」や近隣住民の支え合いまでを含む幅広い「生活支援」を充実させる，「土」としての役割が重要となる．上記の植木鉢と土があってこそ成り立つのが「医療・看護」「介護・リハビリテーション」「保健・福祉」であり，これらは植物の「葉」にたとえられる．個々人の抱える課題に合わせて専門職によって提供される専門サービスは，ケアマネジメントに基づき，各専門職種が相互に連携・協働しながら一体的に提供される．また，これらの専門的な医療・介護・福祉を地域に定着させるために，「土」にたとえられる「介護予防」と「生活支援」の充実が求められている．

　以上，述べてきた地域包括ケアシステムの構成要素を示した植木鉢の下には「受け皿」として，「本人の選択と本人・家族の心構え」がある．今後も高齢化社会の進行は見込まれており，単身・高齢者のみ世帯が主流となる中で，もし介護が必要になった場合にどのような生活を送りたいのかについて各個人が自ら選択し，家族も含め，心がまえをもつこと

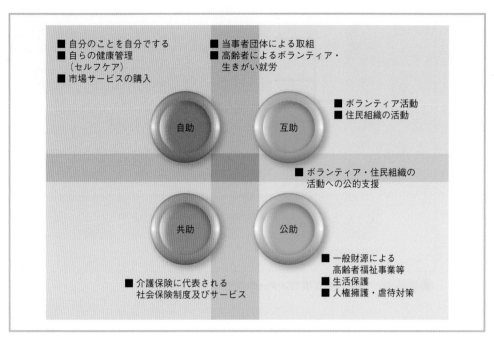

図Ⅲ-3-3 「自助・互助・共助・公助」からみた地域包括ケアシステム
［地域包括ケア研究会. 地域包括ケアシステム構築における【今後の検討のための論点整理】—概要版, p.2,〔https://www.murc.jp/uploads/2013/04/koukai130423_gaiyou.pdf〕（最終確認：2023 年 11 月 1 日）より引用］

が重要である．地域包括ケアシステムのすべての構成要素の基盤として，「本人の選択と本人・家族の心構え」が必要不可欠である．在宅看護においては家族の選択が優先されがちだが，植木鉢の土台にもあるように「本人の選択」が重要であり，医療者はそれを心にとどめておく必要がある．

b. 地域包括ケアシステムにおける 4 つの「助」

　もう 1 つは，4 つの「助」が連携して高齢者の生活を支えることである（**図Ⅲ-3-3**）．

　少子高齢化が進むに従い，財源の減少，医療や介護サービスの需要の増加が見込まれる．そのため「共助」「公助」の大幅な拡充を期待することはむずかしく，「自助」「互助」の果たす役割が大きくなると予想されている．

B. 地域包括支援センター

1 ● 設置目的，設置体制

　地域包括支援センターは，地域住民の心身の健康の保持および生活の安定のために必要な援助を行うことにより，地域住民の保健医療の向上および福祉の増進を包括的に支援することを目的として，包括的支援事業などを地域において一体的に実施する役割を担う中核的機関として設置される（介護保険法第 115 条の 46 第 1 項）．設置主体は，①市町村，②地域支援事業（包括的支援事業）（p.128，**表Ⅲ-2-13** 参照）の実施の委託を市町村から受けた者である．

　介護保険法改正により地域包括支援センターが制定される前から高齢者の相談・調整の

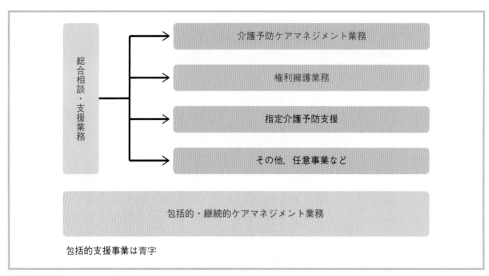

図Ⅲ-3-4　地域包括支援センターの業務

業務を担っていたのが在宅介護支援センターである．2006年度以降，地域包括支援センターを設置しない市町村への経過的予算補助を除き予算補助が廃止され，在宅介護支援センターの多くは，地域包括支援センターへ移行した．

2 ● 職員体制と設置基準，設置状況

　地域包括支援センターには原則として，①保健師，あるいは保健師の確保がむずかしい場合は地域ケア・地域保健などに関する経験のある看護師，②社会福祉士，③主任介護支援専門員の3職種を置くことが規定されている．例外措置として，小規模市町村の場合は担当する区域における第1号被保険者の数に応じて，おおむね1,000人未満では①②③のうちから1人あるいは2人，おおむね1,000人以上2,000人未満が①②③のうちから2人（常勤1人），2,000人以上3,000人未満で①が常勤で1人と②③のいずれかで1人とすることができる．

　設置主体は市町村であり，市町村は在宅介護支援センター*などの法人に業務を委託することもできる．地域包括支援センターは，地域包括ケアシステムの要として各中学校区に1ヵ所設置されている．

3 ● 業　　務

　包括的支援事業の業務である総合相談（総合相談・支援業務）は，すべての事業の入口として機能している（**図Ⅲ-3-4**）．相談内容によっては，地域包括支援センター内の業務だけでなく，必要に応じて適切な機関や職種につなぐ役割も担っている．相談者は高齢者本人とは限らない．高齢者が困っている状況を把握した家族，近隣住民，民生委員，関係

---

*在宅介護支援センターは，老人福祉法を根拠に市町村あるいは市町村からの委託を受けた者が設置主体となり，職員として社会福祉士などのソーシャルワーカー，保健師，看護師，介護福祉士，ケアマネジャーのいずれか1人が配置されている．

機関などから相談が入ることも少なくない．相談が持ち込まれる前提として，日ごろから高齢者を対象にした予防活動，地区組織活動の支援，ネットワーク会議・連絡会などへの参加，ケアマネジメントなどを通して，地域住民，地区組織，医療・保健・介護分野の多職種などとつながっている必要がある．

　センターでは，介護予防ケアマネジメント業務を担っている．基本チェックリストによって，介護予防支援サービス事業該当と判定された者（特定高齢者）と要介護認定審査によって要支援認定された者が，介護予防・日常生活支援総合事業の利用対象となり，地域包括支援センターの職員によるケアマネジメントが行われている．指定介護予防支援の一部は，指定居宅事業者に委託できる．権利擁護業務では，成年後見制度の制度活用や高齢者虐待の対応などを行っている．

学習課題

1．地域包括ケアシステムの目的やしくみについて説明してみよう．
2．自分の暮らす市町村の地域包括支援センターでは，どのような取り組みを行っているかを調べてみよう．

▌引用文献▌
1）　内閣府：令和5年版高齢社会白書（全体版），第1章 高齢化の状況，〔https://www8.cao.go.jp/kourei/whitepaper/w-2023/zenbun/pdf/1s1s_01.pdf〕（最終確認：2023年11月1日）

4 在宅医療

この節で学ぶこと

1．在宅医療の提供体制について学ぶ．
2．在宅で活用されている ICT について学ぶ．

A. 在宅医療の提供体制

1 ● 在宅医療に関連するサービス

在宅医療は保険診療上，「在宅での療養を行っている患者であって，疾病，傷病のために通院による療養が困難な者」に対して行われる．とくに近年は，2013 年の社会保障制度改革国民会議報告書において，「**病院完結型**」から地域全体で治し，支える「**地域完結型**」への転換の方向性が示され，医療計画に在宅医療が位置づけられるとともに，在宅医療は2025 年に向けた国の基本政策である地域包括ケア政策の重要な柱となっている[1]．

医師による在宅医療には，計画的・定期的に患者の自宅などに医師が訪問し，診療を行う「**訪問診療**」と，急変の際などに不定期に患者の自宅などに医師が訪問し，診療を行う「**往診**」がある[2]．かかりつけ医などは，患者の状態に応じて適切なサービスを受けられるよう，他の医療従事者などへ指示を行っている．

在宅医療で受けられる主なサービスとしては，医師による訪問診療・往診のほか，訪問歯科衛生指導・訪問歯科診療，訪問看護，訪問薬剤管理，訪問リハビリテーション，訪問栄養食事指導がある．

2 ● 地域連携クリニカルパス

クリニカルパスとは，良質な医療を効率的，かつ安全，適正に提供するための手段として開発された診療計画表のことである[3]．もとは 1950 年代，多くの関係者が複雑にかかわって 1 つの作業を行う際の工程管理のために米国の工業界で導入され始めたツールであり，1980 年代に米国の医療界で使用されるようになった．日本には 1990 年代に導入された．クリニカルパスの使用により，診療の標準化，根拠に基づく医療（evidence-based medicine：EBM）の実施，インフォームド・コンセントの充実，業務の改善，チーム医療の向上などの効果が期待されている．

急性期から在宅療養にいたるまで切れ目のない医療サービスを保障し，地域完結型医療の実現のために，**地域連携クリニカルパス**（**図Ⅲ-4-1**）がある．これは，急性期病院から回復期病院を経て早期に自宅に帰れるよう診療計画を作成し，治療を受けるすべての医療機関間で共有して使用するものであり，診療報酬に算定できる．対象疾患には，脳卒中，

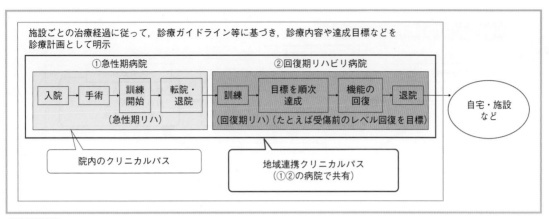

施設ごとの治療経過に従って，診療ガイドライン等に基づき，診療内容や達成目標などを診療計画として明示

①急性期病院　　　　　　　②回復期リハビリ病院

入院 → 手術 → 訓練開始 → 転院・退院　　（急性期リハ）

訓練 → 目標を順次達成 → 機能の回復 → 退院　（回復期リハ）（たとえば受傷前のレベル回復を目標）

→ 自宅・施設など

院内のクリニカルパス

地域連携クリニカルパス（①②の病院で共有）

図Ⅲ-4-1　地域連携クリニカルパスのイメージ
［厚生労働省：Ⅱ　安心・信頼の医療の確保と予防の重視，〔https://www.mhlw.go.jp/bunya/shakaihosho/iryouseido01/taikou03.html〕（最終確認：2023年11月1日）を参考に作成］

大腿骨頸部骨折，糖尿病，がん，急性心筋梗塞などがある．地域連携クリニカルパスの活用により，診療にかかわる複数の医療機関が役割分担を含め，事前に診療内容を患者に提示・説明することにより，患者が安心して医療を受けることができる．

3 ● 在宅医療の体制構築

国は，2017年に『在宅医療の体制構築に係る指針』を提示し，在宅医療提供体制のイメージを**図Ⅲ-4-2**のように示している[4]．在宅医療の体制について，都道府県が策定する医療計画に地域の実情をふまえた課題や施策などを記載することを求めている．

図Ⅲ-4-2において，在宅医療の提供体制に求められる医療機能として，①退院支援，②日常の療養支援，③急変時の対応，④看取りをあげており，病院や訪問看護は，これらの機能の中心的役割を担うといえる．

在宅医療において積極的役割を担う医療機関として，在宅療養支援診療所，在宅療養支援病院など，在宅医療に必要な連携を担う拠点として，医師会など医療関係団体，保健所，市町村などがそれぞれ位置づけられている．

4 ● 在宅医療・在宅介護の連携推進

2018年度から在宅医療・介護連携推進事業が全市町村に義務化され，在宅医療と在宅介護の連携も強化されている．在宅医療・介護連携推進事業は，介護保険法の地域支援事業（p.128, **表Ⅲ-2-13**参照）に位置づけられ，市区町村が主体となって郡市区医師会などの関係団体と連携しつつ取り組まれている[4]．具体的な事業内容は，（ア）地域の医療・介護の資源の把握，（イ）在宅医療・介護連携の課題の抽出，（ウ）切れ目のない在宅医療と在宅介護の提供体制の構築推進，（エ）医療・介護関係者の情報共有の支援，（オ）在宅医療・介護関係者に関する相談支援，（カ）医療・介護関係者の研修，（キ）地域住民への普及啓発である．

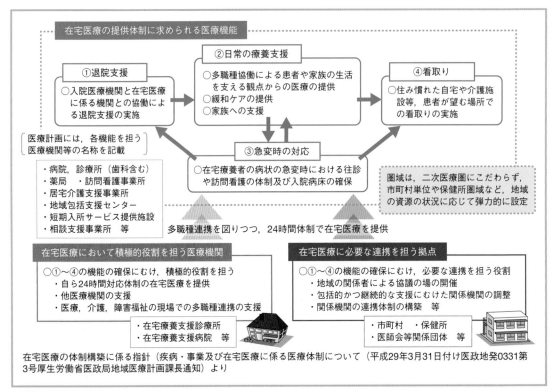

図Ⅲ-4-2　国が示す在宅医療提供体制のイメージ
[厚生労働省：在宅医療の現状について，p.12，〔https://www.mhlw.go.jp/content/10800000/000909712.pdf〕（最終確認：2023年11月1日）より引用]

B. 在宅医療で活用されている ICT

　　在宅医療の円滑な提供に向けて，情報通信技術（information and communication technology：ICT）の活用が進んでいる．訪問看護ステーションでも電子カルテを使用したり，利用者の医療介護情報をネットワーク上で他機関に所属する医師や多職種と共有，交換したりすることも行われてきている．

1 ● 遠隔医療の推進

　　2020年初頭からの新型コロナウイルス感染症（COVID-19）の感染拡大も相まって，ICTの活用による遠隔医療の普及も進んでいる．遠隔医療とは，「情報通信機器を活用した健康増進，医療に関する行為」のことである[5]．

　　看護師が行う**遠隔看護（テレナーシング）**とは，「ICTと遠隔コミュニケーション（telecommunication）を通じて提供される看護活動」を指す[6]．看護師がICTを利用して利用者と通信し，利用者の健康状態，バイタルサインデータや住環境を把握してアセスメントを行い，必要な相談，教育，指導などを行う．医師の指示のもと，心不全，慢性閉塞性肺疾患を有する患者などを対象にテレナーシングが実施されている．2018年の診療報酬改定では，在宅酸素療法指導管理料などに遠隔モニタリング加算が創設された．

　医師によるオンライン診療は，遠隔診療においてICTが導入されたことが始まりである．1997年に，離島や僻地での遠隔診療を認める厚生省健康政策局長通知が発出された[7]．厚生労働省は2018年に『オンライン診療の適切な実施に関する指針』を公表している．この指針において，オンライン診療とは，「遠隔医療のうち，医師-患者間において，情報通信機器を通して，患者の診察及び診断を行い診断結果の伝達や処方等の診療行為を，リアルタイムにより行う行為」と定義されている[5]．また，薬剤師によるオンライン服薬指導は，2019年度に関連の法令改正が行われ，2020年9月より法制化されている[8]．

　さらに，2022年度診療報酬改定において，医師が行う死亡診断などについて，ICTを活用した在宅での看取りに関する研修を受けた看護師が補助した場合の評価として，訪問看護ターミナルケア療養費に遠隔死亡診断補助加算が新設された[9]．訪問看護ターミナルケア療養費とは，主治医との連携のもとに在宅での終末期の看護を提供した際に算定できるものである．遠隔死亡診断補助とは，ICTを活用した在宅での看取りに関する研修を受けた看護師が死の三徴候（心拍停止，呼吸停止，瞳孔散大・対光反射の消失）を確認し，医師が行う死亡診断などについて補助することを指す．

2● 介護ロボットの活用

　増加する介護ニーズと介護人材の不足に対応するべく，日本において介護ロボットの開発・普及が促進されている．厚生労働省は，ロボットを「情報を感知（センサー系），判断し（知能・制御系），動作する（駆動系），この3つの要素技術を有する，知能化した機械システム」と定義し，ロボット技術が応用され利用者の自立支援や介護者の負担の軽減に役立つ介護機器を**介護ロボット**と呼んでいる[10]．ロボット技術の介護利用における重点分野として，「移乗介助」「移動支援」「排泄支援」「見守り・コミュニケーション」「入浴支援」「介護業務支援」の6分野（**表Ⅲ-4-1**）が定められている[11]．すでに，装着型パワーアシスト（移乗介助），歩行アシストカート（移動支援），自動排泄処理装置（排泄支援），見守りセンサ（見守り・コミュニケーション）などが開発され，介護保険を利用してレンタルできるものも存在する．尿の貯留の程度によって排尿のタイミングを知らせる排泄予測支援機器は，2022年4月に特定福祉用具販売の対象品目に追加された．重点分野以外にも，設定した時刻に薬を取り出したり，アラームで知らせたりする服薬支援ロボットなどが実用化されている．

　今後も介護ロボットの開発は進展すると考えられる．一人暮らし高齢者や認知症高齢者の増加が見込まれる日本において，看護師は，介護者の負担軽減のみではなく，療養者本人の自立支援やプライバシー保護の視点をもち，介護ロボットの開発，現場での利用状況について，在宅医療に携わる者の一員として関心や知識を深めるとともに，介護ロボットの活用にかかわっていくことが求められる．

表Ⅲ-4-1　ロボット技術の介護利用における重点分野

開発重点分野	機器の概要
移乗介助	・ロボット技術を用いて介助者のパワーアシストを行う装着型の機器 ・ロボット技術を用いて介助者による抱え上げ動作のパワーアシストを行う非装着型の機器
移動支援	・高齢者などの外出をサポートし，荷物などを安全に運搬できるロボット技術を用いた歩行支援機器 ・高齢者などの屋内移動や立ち座りをサポートし，とくにトイレへの往復やトイレ内での姿勢保持を支援するロボット技術を用いた歩行支援機器 ・高齢者などの外出などをサポートし，転倒予防や歩行などを補助するロボット技術を用いた装着型の移動支援機器
排泄支援	・排泄物の処理にロボット技術を用いた設置位置の調整可能なトイレ ・ロボット技術を用いて排泄を予測し，的確なタイミングでトイレへ誘導する機器 ・ロボット技術を用いてトイレ内での下衣の着脱などの排泄の一連の動作を支援する機器
見守り・コミュニケーション	・介護施設において使用する，センサや外部通信機能を備えたロボット技術を用いた機器のプラットフォーム ・在宅介護において使用する，転倒検知センサや外部通信機能を備えたロボット技術を用いた機器のプラットフォーム ・高齢者などとのコミュニケーションにロボット技術を用いた生活支援機器
入浴支援	・ロボット技術を用いて浴槽に出入りする際の一連の動作を支援する機器
介護業務支援	・ロボット技術を用いて，見守り，移動支援，排泄支援をはじめとする介護業務に伴う情報を収集・蓄積し，それを基に，高齢者などの必要な支援に活用することを可能とする機器

［厚生労働省：「ロボット技術の介護利用における重点分野」を改訂しました，〔https://www.mhlw.go.jp/stf/houdou/0000180168.html〕（最終確認：2023 年 11 月 1 日）を参考に作成］

学習課題

1．自身が居住する自治体の在宅医療の提供体制について調べてみよう．
2．在宅で使用できる介護ロボットにはどのようなものがあるか調べてみよう．
3．介護ロボットの活用における倫理的課題について話し合ってみよう．

引用文献

1）　日本在宅ケアアライアンス：基本文書 2（令和元年 10 月版）在宅医療の概念および当面の諸課題について，p.2，2019，〔https://www.jhhca.jp/documents/〕（最終確認：2023 年 11 月 1 日）
2）　厚生労働省保険局医療課：令和 4 年度診療報酬改定の概要 在宅（在宅医療，訪問看護），〔https://www.mhlw.go.jp/content/12400000/000920430.pdf〕（最終確認：2023 年 11 月 1 日）
3）　厚生労働省：Ⅱ 安心・信頼の医療の確保と予防の重視，〔https://www.mhlw.go.jp/bunya/shakaihosho/iryouseido01/taikou03.html〕（最終確認：2023 年 11 月 1 日）
4）　厚生労働省：在宅医療の現状について，〔https://www.mhlw.go.jp/content/10800000/000909712.pdf〕（最終確認：2023 年 11 月 1 日）
5）　厚生労働省：オンライン診療の適切な実施に関する指針，p.5，〔https://www.mhlw.go.jp/content/0001126064.pdf〕（最終確認：2023 年 11 月 1 日）
6）　日本在宅ケア学会：テレナーシングガイドライン，p.4，〔http://jahhc.com/wp-content/themes/jahhc/pdf/guideline20210817.pdf〕（最終確認：2023 年 11 月 1 日）

7) 厚生省健康政策局長：情報通信機器を用いた診療（いわゆる「遠隔診療」）について．健政発第 1075 号，1997 年 12 月 24 日，〔https://www.mhlw.go.jp/bunya/iryou/johoka/dl/h23.pdf〕（最終確認：2023 年 11 月 1 日）

8) 日本薬剤師会：オンライン服薬指導について〜制度と実務，p.7，2021，〔https://www.nichiyaku.or.jp/assets/uploads/pharmacy-info/onlinemedicationinstruction/20220406-04.pdf〕（最終確認：2023 年 11 月 1 日）

9) 厚生労働省：令和 4 年度診療報酬改定の概要【全体概要版】，p.38，2022〔https://www.mhlw.go.jp/content/12400000/001079186.pdf〕（最終確認：2023 年 11 月 1 日）

10) 厚生労働省：介護ロボットとは，〔https://www.mhlw.go.jp/file/06-Seisakujouhou-12300000-Roukenkyoku/0000210895.pdf〕（最終確認：2023 年 11 月 1 日）

11) 厚生労働省：「ロボット技術の介護利用における重点分野」を改訂しました，〔https://www.mhlw.go.jp/stf/houdou/0000180168.html〕（最終確認：2023 年 11 月 1 日）

5　保健・医療・福祉の専門職

この節で学ぶこと

1．在宅ケアに携わる保健・医療・福祉の専門職の種類と業務について理解する．
2．在宅ケアに携わる保健・医療・福祉の専門職が働く機関について理解する．

A．在宅ケアに携わる保健・医療・福祉の専門職とその業務

　在宅ケアとは，療養者の自宅など暮らしの場で，保健，医療，福祉，介護，予防，就労，教育，住まいなどに関連する専門職や住民ボランティアなどの非専門職の連携・協働による複合的なケアおよびケアサービスを提供することである．在宅医療とは，在宅ケアの一部であり，医学的管理，医療処置が必要な自宅療養者のために，医師，歯科医師，薬剤師，看護師，理学療法士などが連携・協働して自宅での療養を支援することである．

　在宅療養者が地域で医療やケアの提供を受けながら生活を送るためには，保健・医療・福祉の専門職がチームを形成して連携・協働することが必要となる．そして，チームの各専門職の専門性が発揮されるよう，看護職も各専門職の業務を知ることが重要である．

　表Ⅲ-5-1に保健・医療・福祉の主な専門職などとその業務を示す．このようにさまざまな専門職が**根拠法**に基づいて在宅における医療やケアに携わる．

　看護職は，保健師，助産師，看護師，准看護師すべてが保健・医療・福祉の分野で在宅ケアに携わることができる．対象となる人々に対して，保健師は保健指導を，助産師は助産や保健指導を，看護師は療養上の世話または診療の補助を行う．

　他の職種では，医師は病歴や健康状態を把握し，診療のほか，健康管理のアドバイスを行う．また，看護師に業務を指示し，本人，家族，チームメンバーなどへの病状の説明や，治療方針の提案などを行う．歯科医師は歯科の診療やアドバイスに関して同様の役割があり，歯科衛生士は診療の補助や保健指導をともに行う．薬剤師は調剤，服薬方法や副作用の説明などを行う．

　リハビリテーション専門職では，理学療法士（PT）は身体に障害のある者の基本的動作能力の回復を図る運動を，作業療法士（OT）は身体または精神に障害のある者の応用的動作能力または社会的適応能力の回復を図る作業を，言語聴覚士（ST）は音声機能，言語機能または聴覚に障害のある者の機能の維持向上を図る訓練・助言・指導などを行う．管理栄養士はバランスのとれた食事のアドバイスや栄養状態のチェック，栄養改善指導などを行う．

　介護支援専門員（ケアマネジャー）は要介護者または要支援者からの相談に応じ，心身の状況などに応じ適切な居宅サービスなどを利用できるよう，関係者との連絡調整などを

表Ⅲ-5-1　在宅ケアに携わる保健・医療・福祉の専門職とその業務

職　種	根拠法	所属する組織	在宅ケアでの業務内容
保健師	保健師助産師看護師法第二条	保健所，市町村保健センター，地域包括支援センター，社会福祉協議会，母子健康包括支援センター，企業など	保健指導
助産師	保健師助産師看護師法第三条	病院，助産所など	助産，妊婦・じょく婦・新生児の保健指導
看護師	保健師助産師看護師法第五条	病院，訪問看護ステーション，看護小規模多機能型居宅介護，通所介護，通所リハビリテーションなど	療養上の世話，診療の補助
准看護師	保健師助産師看護師法第六条		
医師	医師法第一条	病院（主治医，訪問医）	診療医療，保健指導
歯科医師	歯科医師法第一条	歯科医院	歯科医療，保健指導
歯科衛生士	歯科衛生士法第二条		歯科診療の補助，歯科保健指導
薬剤師	薬剤師法第一条	かかりつけ薬局	薬の調剤や服薬方法，副作用の説明，訪問しての服薬指導，飲みやすくする工夫など
理学療法士（PT）	理学療法士及び作業療法士法第二条第一・三項	病院，診療所，訪問看護ステーション，通所リハビリテーション	起き上がる，歩くなどの基本的動作訓練
作業療法士（OT）	理学療法士及び作業療法士法第二条第二・四項		食べる，着替えるなどの日常生活動作の訓練
言語聴覚士（ST）	言語聴覚士法第二条		飲み込む，聞く，話す機能の訓練
管理栄養士・栄養士	栄養士法第一条	病院，老人福祉施設，介護保険施設，児童福祉施設，小・中学校，行政機関，企業など	バランスのとれた食事のアドバイスや栄養状態のチェック
医療ソーシャルワーカー（MSW）	なし	病院など	療養中の心理的・社会的・経済的問題解決の援助
精神保健福祉士（PSW）	精神保健福祉士法第二条	詳細は p.118，表Ⅲ-2-10 を参照	
社会福祉士	社会福祉士及び介護福祉士法第二条第一項		
介護福祉士	社会福祉士及び介護福祉士法第二条第二項		
訪問介護員（ホームヘルパー）	介護保険法施行令第三条第一・二項および障害者総合支援法第五条第二・三項	訪問介護事業所	買い物や食事の準備，掃除などの生活援助，入浴や排泄などの身体介護，通院介助，生活や介護についてのアドバイス
介護支援専門員（ケアマネジャー）	介護保険法第七条第五項	居宅介護支援事業所	要介護認定の申請，サービス事業者などとの連絡調整，ケアプランの作成，地域に不足している資源の提案
福祉用具専門相談員	介護保険法施行令第四条第一・二項	福祉用具店など	福祉用具の選び方や使い方の説明，アドバイス
民生委員	民生委員法第一条	詳細は p.114，本章 2-E を参照	

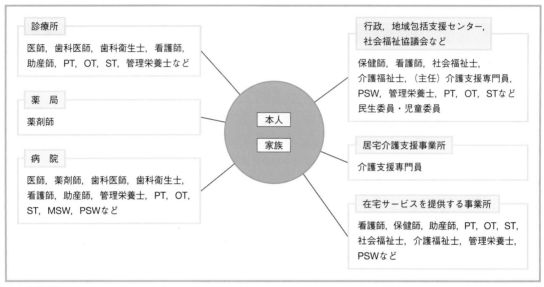

図Ⅲ-5-1　在宅ケアに携わる保健・医療・福祉の専門職が働く機関

行う．ケアマネジャーになれる職種としては，医師，歯科医師，薬剤師，保健師，助産師，看護師，准看護師，PT，OT，社会福祉士，介護福祉士，視能訓練士，義肢装具士，歯科衛生士，ST，あん摩マッサージ指圧師，はり師，きゅう師，柔道整復師，栄養士（管理栄養士を含む），精神保健福祉士であり，保健・医療・福祉分野での実務経験が5年以上ある専門職である．

そのほかにも，医療ソーシャルワーカー（MSW），精神保健福祉士（PSW），社会福祉士，介護福祉士，ホームヘルパー，福祉用具専門相談員などが，それぞれの役割を担っている．

B.　在宅ケアに携わる保健・医療・福祉の専門職が働く機関

在宅ケアに携わる保健・医療・福祉の専門職が働く機関は，**図Ⅲ-5-1** に示すように，行政や居宅介護支援事業所という保健機関・福祉機関，診療所や病院，薬局などの医療機関，そして在宅サービスを提供する保健・医療・福祉の事業所などがある．

行政およびその委託先で在宅ケアを担当する機関には，保健所，市町村保健センター，地域包括支援センター，社会福祉協議会などがあり，保健師，看護師，社会福祉士，介護福祉士，（主任）介護支援専門員，PSW，管理栄養士，PT，OT，ST などが配置される．居宅介護支援事業所にはケアマネジャーが配置される．

診療所，病院の外来部門や入院部門，薬局には，医師，歯科医師，歯科衛生士，薬剤師，看護師，助産師，PT，OT，ST，管理栄養士，MSW，PSW などが配置され，在宅療養者などに合わせて，通院あるいは訪問診療，往診という方法により在宅医療を行う．

在宅サービスを提供する事業所には，訪問看護ステーション，訪問入浴介護，通所介護（デイサービス），通所リハビリテーション（デイケア），（看護）小規模機能型居宅介護，

短期入所療養介護（ショートステイ）などがあり，看護師，保健師，助産師，PT，OT，ST，社会福祉士，介護福祉士，管理栄養士，PSW などが必要に応じて配置されている．入退院時には，病院と在宅の専門職が連携して調整を行う．各施設の詳細について，訪問看護ステーションは第Ⅴ章3（p.183）を，それ以外は同章1（p.162）を参照されたい．

学習課題

1．自分の地域の在宅ケア提供機関で働く職種について調べてみよう．
2．在宅ケアに携わる保健・医療・福祉の専門職の業務はどのように規定されているか，法律で確認してみよう．

第IV章

生命（いのち）と暮らしを地域で見守る看護

学習目標

1. 地域包括ケアシステムにおいて看護職がどのような役割を担っているのかを理解する．
2. 地域共生社会の意義および地域共生社会づくりにおいて看護職が果たす役割を理解する．

1 地域包括ケアシステムにおける看護職の役割

この節で学ぶこと

1．地域包括ケアシステムの中で看護職が担う多様な役割を知る．

　地域の概念をつかみ，そこで生活を営む療養者をイメージできたら，次にそれぞれの場で機能を発揮する看護職について考えてみたい．

A．地域包括ケアシステムにおける看護職

　地域包括ケアシステムの中に看護職がどのように位置づいているのかを考えてみよう．

1●地域包括支援センター

　人々が暮らす「住まい」が中央にあり，それを「医療」「介護」「生活支援・介護予防」が取り囲み，主たる地域のサポーターとして，地域包括支援センターが人々の住まいの傍らに位置づいている（p.133, 図Ⅲ-3-1参照）．地域包括支援センターに所属する看護職は主に保健師であるが，管轄している中学校区に暮らす療養者を対象に，保健・医療分野の専門職としての役割を発揮し，主に心身の健康面からアセスメントしながら，主任介護支援専門員や社会福祉士と協働して，療養者の生活全体の安定を図っている．必要に応じて，療養者宅に直接訪問したり，療養者や家族が関係する地域の医療機関や訪問看護ステーションと連携することもある．

2●医　療

　地域には，急性期から慢性期，病院から診療所まで，機能分化された複数の医療機関が存在する．医療の場においてほぼすべてに看護職は存在し，そこで地域の人々とかかわる存在であり**チーム医療**の一員として機能している．

3●介　護

　要介護者に対する介護保険サービスは，居宅系サービス・施設系サービスに大別されているが，それらのサービスの多くにも，やはり看護職の配置が義務づけられている．また，介護予防においては，介護保険外のサービスとなる各市町村独自の総合事業として予防事業が展開され，そこには市町村の保健師などの看護職も予防的な視点からかかわっている．

　看護職による訪問型サービスは，訪問看護ステーションからの訪問看護が主となっていたが，看護小規模多機能型居宅介護事業所からの訪問看護も2012年から新たに加わってい

る．地域の在宅療養者を対象にした看護職による訪問活動の源流には保健師の家庭訪問活動の歴史がある．2000年以降は，要介護高齢者らに対しては介護保険制度が優先されるようになったが，妊産婦から乳幼児，そして高齢者まで全年齢層の住民のニーズに応じた家庭訪問は現在もなお実施されている．保健所または市町村の保健師や看護師による家庭訪問は訪問看護制度とは異なり，契約の締結や利用料金の支払いを必要とせず，行政の責任において無償で提供する公的なサービスである．

4 ● 生活支援・介護予防

　地域の人々の生活を支えるためには，「寝食の場」となる「住まい」が必要であり，三度の食事に困らず，仕事や家庭内の役割を発揮し，他者と交流する機会をもつというように，日々の暮らしを支えているのは家族，近隣住民，あるいはインフォーマルな関係者であることが多く，看護職は必ずしも必要とされていない．しかし，要介護状態や疾患の悪化予防には，「保健」や「疾患の早期発見，健康維持・増進」に資する知識が有用であり，医師・看護師・保健師・各種療法士・薬剤師・栄養士など専門職へのニーズは高い．

B. 地域包括ケアシステムにおける多職種との連携

　暮らしの場は，患者が入院する医療施設に比べ年代や健康レベル，個々人の価値観や生活様式が多様である．したがってどの療養者にも，病気の治療に主眼を置いている治療計画とは異なる個々人に合わせたオーダーメイドのケア計画，つまりそれぞれの人生の質の向上を目的とした支援計画が必要となる．そしてその計画を実施するためには，保健・医療・福祉の専門職以外のさまざまな地域資源やソーシャルキャピタルの役割を担う人々と連携し，それぞれが同じ視座と共有できる言葉を用いて手をつなぎ，所属を超えて協働するチームを構築することが必須となる．地域に暮らす人々の生活は，看護職だけあるいは医療職だけで支援できるものではないことを理解したうえでチームを構築し，円滑に機能させ，ケアの効果を実感できるように，各自がまずチームメンバーとして努力する姿勢は，地域包括ケアシステムの中のどこに位置づく看護職にも共通して求められている．

C. 社会情勢と地域で暮らす人々に合わせた看護サービスの提供体制

　地域で暮らす人々の生活の場に訪問する看護には，上記以外に看護師免許を有する介護支援専門員（ケアマネジャー）による訪問も存在する．ケアマネジャーの支援については制度上，訪問看護ステーションのような利用者の自己負担料金は発生しない．このように，さまざまな制度や組織から地域に暮らす人々への看護サービスが提供されていることを理解し，医療機関で働く看護師と地域で働く看護師が互いの役割を理解し連携・協働することによって，同じ地域に暮らす住民の健康ニーズに合わせて役割を分担したり，協力してサービスを提供したりすることが，地域住民の個々のニーズにフィットしより充実した看護支援体制を整備することにつながるのである．言い換えれば，地域包括ケアシステムと

して稼働している地域の看護職同士が互いを理解し，それぞれの立場と役割の特徴を生かして，適宜柔軟に連携し合えるような関係構築が重要となる．

　病院の歴史より古い家庭看護の時代，保健師の家庭訪問の時代を経て，超高齢社会を見越して，医療機関から看護師が退院患者宅に訪問する形として再び復活した訪問看護は，訪問看護制度の創設とともに訪問看護ステーション事業として発展し，さらに介護保険制度の進展に伴い，介護保険サービス事業所の中にさまざまな形の訪問看護として取り込まれてきたという，これまでの経緯がある．そして少子超高齢社会である日本では，医療依存度や重症度の高い高齢者，ならびに認知機能が低下した超高齢者が増加している．このような社会情勢の変化を常にとらえて，看護職はさまざまな形で在宅療養者を支える専門職として，また医療と福祉にまたがるチームの要として，時代のニーズに合わせて柔軟にその役割を発揮しなければならない．今日，医療機関の看護だけでなく，地域や在宅における看護にも，よりいっそう大きな期待が寄せられているといえるだろう．

学習課題

1．地域包括システムの図（p.133，図Ⅲ-3-1）をみながら，どこに看護職が位置づいているか説明してみよう．

2 地域共生社会における看護職の役割

この節で学ぶこと

1. 生活困窮，社会的孤立，支援拒否などの事例とその背景を理解する．
2. 地域共生社会が目指す専門職や地域社会の姿を学び，そこでの看護師の役割や活動について理解する．

A. 地域社会における健康・生活上の課題

　地域包括ケアシステムの整備が進み，たとえ疾患や障害で入院や入所を要しても治療後は在宅での療養や生活が可能な体制が整えられてきた．一方で，高齢化や単身世帯の増加，社会的孤立などの影響により，人々が暮らしていくうえでの課題はさまざまな分野の課題が絡み合って「複雑化」し，また，個人や世帯において複数の分野にまたがる課題を抱えるなど「複合化」しているといわれるようになった．

　そのような例として生活困窮者がある．生活困窮者は，働きたくても仕事がない，家族の介護のために仕事ができない，再就職に失敗して雇用保険が切れた，社会に出ることが怖くなったなどの理由で生活に困窮している人を指す．これらの理由の背景にはさらに，過去のいじめの経験，自己肯定感の低さなどの多様な要因がある．これらの要因は複雑に絡み合い，単一な制度では支援がむずかしい．2015年4月から生活困窮者自立支援法が開始され，2018年には改正生活困窮者自立支援法が施行され，社会的孤立にいたる複雑な要因の理解とともに生活困窮者を支援する体制づくりや地域社会との関係性の改善の必要性が取り上げられている．

　別の例としては，介護と育児に同時に直面する世帯（ダブルケア）や，壮年の引きこもり者とその老親が地域で孤立していること（8050問題）などがあげられる．どちらも生活困窮とも関連が深いが，高齢化した親が背景にあることから高齢社会の側面から注目されている．ダブルケアでは，働き手となる世代が仕事と親の介護と子育ての3つを抱えて負担が過大になるという点，8050問題では，引きこもりを続ける無職独身の子の世話をする親が高齢となって限界を迎えているにもかかわらず，世間体を気にして周囲から孤立し，外部支援者に対しても家を閉ざす「支援拒否」に陥りやすいという点が課題である．虐待やネグレクトなどの問題が家庭内で発生するまで（事件化するまで）周囲に気がつかれずに過ぎていることもあり，このような課題を抱えた世帯が潜在的に増えていることが近年懸念されている．

　これらの例に対しては，対象別・機能別に"縦割り"で整備された介護保険制度，障害者支援制度，子ども・子育て支援制度などの個々の制度のみでは解決できない複合的な課

題としてとらえた働きかけが必要であると考えられている．

　別の角度から日本の今後を考えてみよう．これまでは急増する高齢者への施策に力が入れられてきたが，最近は働き手にあたる人口（生産年齢人口）の割合が減ることが注目されるようになってきた．生産年齢人口割合の減少は，地域や国の経済基盤を弱体化させ，地域の活力や保健・医療・福祉施策をはじめとしたさまざまな施策の持続可能性を脅かす．それに対して住民間の助け合いなどに期待が向けられているが，保健・医療・福祉の充実を図ってきた日本では，住民はサービスの“受け手”となっており，身の回りの困っている人のための“支え手”であるという意識が減少している．

B. 地域共生社会づくりと看護職の役割

　これらの地域社会における健康・生活上の新たな課題に対しては，人口減少社会に対応した**地域共生社会**づくりが2040年に向けて準備されている．

　地域共生社会とは，制度・分野ごとの「縦割り」や「支え手」「受け手」という関係を超えて，地域住民や地域の多様な主体が「わがこと」として参画し，人と人，人と資源が世代や分野を超えて「丸ごと」つながることで，住民一人ひとりの暮らしと生きがい，地域をともにつくっていく社会（厚生労働省「我が事・丸ごと」地域共生社会実現本部決定）であると説明されている．これは，支え手側と受け手側が常に固定しているのではなく，皆が役割をもち，支え合いながら自分らしく活躍できる地域社会の実現を目指すものである．このことは**図Ⅳ-2-1**に示すようなイメージで考えられている．また縦割り型で機能しがちな支援機関の改善においては，**図Ⅳ-2-2**にみられるような総合的な相談支援体制づくりの必要性が指摘されている．それぞれのもつ専門的な知識や技術を出し合って複雑化，複合化した課題に対する包括的な支援につなげることが狙いである．

　地域共生社会の実現において看護師の役割は大変重要である．訪問看護師は対象者のみならず家族にもかかわる機会が多い．そのため，孤立した家族員の存在や，家庭の中に生じている危機的な状況にも気がつきやすい．支援拒否に傾いている世帯にも看護を提供す

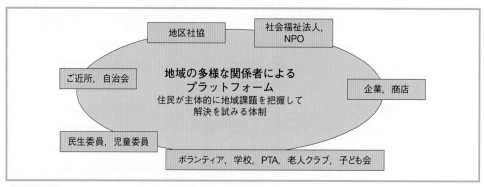

図Ⅳ-2-1　「わがこと」として支え合う社会のイメージ

［厚生労働省地方厚生（支）局業務支援特別プロジェクト推進室：2040年を見据えた社会保障・地域共生社会，p.47，〔https://kouseikyoku.mhlw.go.jp/tohoku/gyomu/bu_ka/tiikihoukatsu/documents/000124682.pdf〕（最終確認：2023年11月1日）を参考に作成］

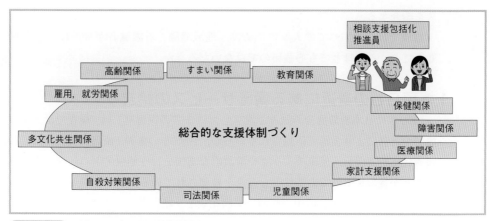

図Ⅳ-2-2　横つながり型の支援体制

[厚生労働省地方厚生（支）局業務支援特別プロジェクト推進室：2040年を見据えた社会保障・地域共生社会，p.47，〔https://kouseikyoku.mhlw.go.jp/tohoku/gyomu/bu_ka/tiikihoukatsu/documents/000124682.pdf〕（最終確認：2023年11月1日）を参考に作成]

るために訪問するなど，ほかの誰もがなかなか立ち入ることのできない家にかかわることもある．このような日ごろの活動から，家族間の確執の存在や，社会的孤立にいたった経緯など，解決の糸口になるような情報を知る立場にもなることができ，地域共生社会における「縦割り」にとらわれない総合的支援体制づくりの中心的役割を果たすことができる．また，地区の保健師や民生委員などと連携することで，その地区の住民間のつながりの特徴と個別家族に生じている課題とを関係づけて考えられ，「わがこと」「丸ごと」の地域づくりに貢献する役割を担うことができる．

　また，看護師は元来，住民から公的・私的にかかわらずその存在は何かと頼りにされる．自治体や施設に正規に雇用されていなくても，独自の活動を創出し，住民の相談を受ける，住民の集いの場を設けるなどによって，地域に不足する社会資源の1つとなることが可能である．また，そのような場の有志ボランティアを地域住民に担ってもらうなど，さまざまなアイデアを取り入れることによって「支え手」「受け手」という固定役割を乗り越えた人々を創出し，地域共生社会の実現に貢献できる．そのような活動はすでにいくつか存在する．そのような例を次項で学ぼう．

C.　暮らしの身近で看護職者が提供するさまざまなサービス

　地域には，気軽に立ち寄れて，ゆったりと話しながら健康の相談ができる場がたくさんある．そのような場に共通する特徴としては，地域で暮らしている人々のニーズに寄り添いながら，発起人の情熱でサービスを提供していることではないだろうか．そのような看護職の活動は，まちの保健室や暮らしの保健室のような医療の知識，家族の知識，高齢者の知識などの専門的な知識をもった人が，隣人という横並びの存在として暮らしの中でサービスを提供したり，コミュニティナースのような暮らしの動線の中でのサービスの提供など多様化している．ここでは，自然発生的にできているさまざまな地域にあるサービ

スを紹介する.

　地域で暮らすすべての人々のために，地域で働く看護職者が身近にある多様な組織を知っておくことはとても心強いのではないだろうか.

1 ● 暮らしの身近にある看護サービスの始まり

　1996年に日本看護協会の試みで誕生した「**まちの保健室**」は，現在では大学や県の看護協会の運営により全国で活動されているが，1995年の阪神・淡路大震災時に，仮設住宅や復興住宅を訪問し，健康チェックや看護的な支援を行う健康アドバイザー事業を行っていたことが後の兵庫県での基盤となったと推測されている[1].

　2011年には，暮らしの中の些細な健康相談を一緒に考え，気軽に立ち寄れる「**暮らしの保健室**」が開設された[2].「暮らしの保健室」は，①相談窓口，②市民との学びの場，③安心な居場所，④交流の場，⑤連携の場，⑥育成の場の6つの機能があり，地域ニーズと自分たちの得意なことが重なるところに事業コンセプトがある. それぞれの暮らしの保健室が個性的であり，地域密着型特別養護老人ホームで開設している「暮らしの保健室ふくやま」では，「スナック五本松」というお酒を飲みながら気軽に地域住民，利用者，家族，ボランティア，市役所職員，他の病院職員，介護支援専門員（ケアマネジャー），大学生などさまざまな人々が語り合う企画もある.

　2015年から島根県雲南市では，制度にとらわれることなく，住民の暮らしの動線に溶け込み，住民の健康と幸福に寄与する活動をする**コミュニティナース**の活動も始まった. コミュニティナースとは，「地域の住民たちとの関係性を深めることで，健康的なまちづくりに貢献する医療人材」である[3]. 訪問看護ステーションに所属するコミュニティナースの活動では，地域活動として「落語」や「おもしろ川柳」を行い住民とともに健康について語り合うなど，100人いたら100通りのコミュニティナースの活動があると，全国にさまざまな方式で広がっている[4].

2 ● 多様で自然発生的なサービスの数々

　多様で主体的なサービスは，生まれ・消えていくもの，長く継続しているものと，時の流れとともに形を変えて変化している. 多くの場合は，発起人の強い思いがあり，思いを言葉に出し，同じ思いの人々が集まり生まれてきている. 顔のみえる関係，暮らしの動線，娯楽の場を共有するなど，個々が提供しているサービスの具体例をあげる.

a. 島根県雲南市鍋山地区「ちょんてご」医療ボランティアチーム （図Ⅳ-2-3）

　雲南市鍋山地区に住んでいる医療従事者を中心に地区住民を見守り，医療分野において鍋山地区を支える活動をしている. 特徴は，コミュニティナースと協働し立ち上げ，現在は鍋山地区の住民でかつ看護師免許のある人々が中心となり，多世代間交流，健康づくり，憩いのカフェなどを提供していることである. 中山間地域にありながら病気になれば病院へ行けばよいと考えている住民意識を変えようと，寸劇，カフェ，健康教室など住民のニーズに応じた企画を住民とともに考え，住民の自立，コミュニティ・エンパワメント，ヘルスリテラシーの向上に影響を及ぼしている. 活動には，鍋山地区の地域自主組織も協働している.「ちょんてご」リーダーは，地域自主組織の会長がともに考え活動をしてくれ

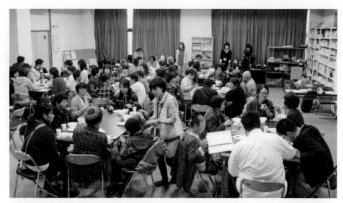

図Ⅳ-2-3　鍋山地区で開催した「ちょんてごカフェ」の風景
［鍋山地区長からの提供写真］

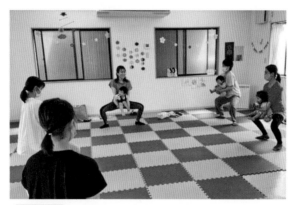

図Ⅳ-2-4　ママトレーニングの風景
［参加者の許可を受けて撮影・掲載］

ることが自分たちの活動の輪を広げることにつながっていると話している．

b. 赤ちゃんとママのトレーニングの運営　（図Ⅳ-2-4）

　2019年に第一子出産を機に，産後の身体的苦痛，体型変化，子どもの接し方への悩みなどを運営者自身が経験し，幼少期から活動していたダンスや骨格トレーニングインストラクターの資格を生かし，個別訪問，スタジオや認可外保育園などで活動をしている．自らの小児科看護師経験，保健師経験を生かし，産後の運動不足解消，母子が一緒にトレーニングすることでの母子コミュニケーションの促進，児への刺激と成長発達支援を行っている．トレーニングをすると自然に皆が笑顔になり，家から外出がむずかしい昨今，コロナ禍の中でも少人数でできる癒しの場を提供している．

c. 一般社団法人笑顔の花

　2019年長野県の病児の母親が自身の経験をもとに，病気とともに生きる子どもと家族の支援を行い，また国内外における国際交流の推進を図るとともに，教育，文化，音楽，芸術，福祉，医療など広く公益に寄与することを目的として開設した．代表者は，先天性心

　疾患の長女（当時 6 歳）が高度な小児医療を受けた経験から，2020 年，病児や家族の滞在施設としてマザーハウスをオープンした．また 2021 年には，看護学科の学生や訪問看護師などを対象とし，医療的ケア児の家をリモート訪問してもらい，暮らしの中の看護を伝えるなどの小児看護師育成サポーター養成講座などの活動も開始し，病児に質の高いケアを提供する人材育成も行っている．

学習課題

　1．壮年期の引きこもり者にはどのような要因が関連しているか調べ，その解決に何が必要かをグループで話し合ってみよう．
　2．訪問看護師や保健師以外に身近な地域で働く看護職が存在するかどうか調べてみよう．

■ 引用文献 ■

1)　鈴木達也，寺裏寛之，間辺利江ほか：地域の保健室に関する文献的検討．自治医科大学紀要 42：47-56，2020
2)　秋山正子：「暮らしの保健室」ガイドブック「相談／学び／安心／交流／連携／育成」の場―地域の中で"もう一歩"先へ．p.16-23，日本看護協会出版会，2021
3)　矢田明子：コミュニティナース―まちを元気にする"おせっかい"焼きの看護師．p.11，木楽舎，2019
4)　中澤ちひろ：コミュニティナースで広がる地域での看護実践―暮らしの中から日常の健康づくりを．文化看護学会誌 11（1）：67-69，2019

第**2**部

生活の場における
看護の基盤となる知識

第V章

日本の訪問看護の現状と諸外国の在宅看護

学習目標

1. 訪問看護制度のしくみを理解する.
2. 訪問看護サービスを提供する施設や訪問看護サービス利用者の現状について理解する.
3. 訪問看護ステーションの運営・管理に必要な知識,業務の流れを理解する.
4. 医行為の考え方および居宅などにおける医行為の現状を理解する.
5. 諸外国の在宅医療や訪問看護制度の概要を理解する.

1 訪問看護制度のしくみ

この節で学ぶこと

1．医療保険が適用される訪問看護制度について理解する．
2．介護保険が適用される訪問看護制度について理解する．

A. 訪問看護制度とは

　訪問看護制度は，1992年に高齢者への対策として開始され，1994年には全年齢対象に拡大された．2000年には介護保険制度が新設されたことにより，介護保険制度に基づく訪問看護制度も加わった．

　訪問看護サービスを利用するために必ず必要となるのが，主治医からの**訪問看護指示書**（**図Ⅴ-1-1**）である．これは主疾患の主治医が，自分とは所属の異なる組織である訪問看護事業所宛に指示を出す書類である．これによって医学的な視点から利用者に何がなされているのかを知ることができ，訪問看護師が医療面からどのような支援をするべきかがわかる．訪問看護師は，医師の指示書を基に初回訪問を行い利用者の状況をアセスメントし，**訪問看護計画書**を作成する．

　訪問看護指示書には，介護保険と医療保険共通の訪問看護指示書，精神科訪問看護指示書，特別訪問看護指示書の3種がある．利用者の医療情報が記載された主治医からの訪問看護指示書が交付されると，訪問看護サービスを開始することができる．訪問看護制度は，医療保険制度と介護保険制度によるものに分かれており，年齢や疾患，病態によってどちらの制度による訪問看護を利用するのかが決められる．この2つの制度による違いは**表Ⅴ-1-1，Ⅴ-1-2，図Ⅴ-1-2**に示すように，やや複雑なしくみになっている．以降，医療保険制度による訪問看護と介護保険制度による訪問看護のしくみについて順に説明する．

B. 医療保険制度による訪問看護

　医療保険制度による訪問看護には，ケアプラン（p.106参照）が存在しない．そのため，訪問時間は1日の訪問につき，おおむね30分以上90分未満という枠があるのみである．訪問頻度としては，原則週3日までの訪問が可能となっている．また，看護師が訪問するために要する交通費の実費を，保険料とは別に利用者が負担することになっている．

1●年　齢

　訪問看護制度は，1992年に老人訪問看護制度として始まったが，1994年からは訪問看護

（別紙様式16）

訪　問　看　護　指　示　書
在宅患者訪問点滴注射指示書

※該当する指示書を〇で囲むこと

訪問看護指示期間　（　　　年　月　日　〜　　　年　月　日）
点滴注射指示期間　（　　　年　月　日　〜　　　年　月　日）

患者氏名		生年月日	年　　月　　日（　　　歳）
患者住所		電話（　　）　　−	
主たる傷病名	（1）　　　　　　（2）　　　　　　（3）		

現在の状況（該当項目に〇等）	病状・治療状態			
	投与中の薬剤の用量・用法	1.　　　　　　　　　　　　2. 3.　　　　　　　　　　　　4. 5.　　　　　　　　　　　　6.		
	日常生活自立度	寝たきり度	J1　J2　A1　A2　B1　B2　C1　C2	
		認知症の状況	I　IIa　IIb　IIIa　IIIb　IV　M	
	要介護認定の状況	要支援（　1　2　）　要介護（　1　2　3　4　5　）		
	褥瘡の深さ	DESIGN-R2020分類　D3　D4　D5　　　NPUAP分類　III度　IV度		
	装着・使用医療機器等	1.　自動腹膜灌流装置　　2.　透析液供給装置　　3.　酸素療法（　　　　　　　1／min） 4.　吸引器　　　　　　　5.　中心静脈栄養　　6.　輸液ポンプ 7.　経管栄養　　（経鼻・胃瘻：サイズ　　　、　　　日に1回交換） 8.　留置カテーテル（部位：　　　　　サイズ　　　、　　　日に1回交換） 9.　人工呼吸器　　（陽圧式・陰圧式：設定　　　　　　　　　　） 10.　気管カニューレ（サイズ　　　　　　） 11.　人工肛門　　　　12.　人工膀胱　　　　13.　その他（　　　　　　）		

留意事項及び指示事項
I　療養生活指導上の留意事項

II　1．理学療法士・作業療法士・言語聴覚士が行う訪問看護
　　［　1日あたり（　　　　　　）分を週（　　　　　　）回　　　　　　　　］
　　2．褥瘡の処置等
　　3．装着・使用医療機器等の操作援助・管理
　　4．その他

在宅患者訪問点滴注射に関する指示（投与薬剤・投与量・投与方法等）

緊急時の連絡先
不在時の対応

特記すべき留意事項（注：薬の相互作用・副作用についての留意点、薬物アレルギーの既往、定期巡回・随時対応型訪問介護看護及び複合型サービス利用時の留意事項等があれば記載して下さい。）

他の訪問看護ステーションへの指示
　　（　無　　有：指定訪問看護ステーション名　　　　　　　　　　　　　　　　　　　　　　）
たんの吸引等実施のための訪問介護事業所への指示
　　（　無　　有：訪問介護事業所名　　　　　　　　　　　　　　　　　　　　　　　　　　　）

　上記のとおり、指示いたします。

　　　　　　　　　　　　　　　　　　　　　　　　　　　　　　年　　　月　　　日

　　　　　　　医療機関名
　　　　　　　住　　　所
　　　　　　　電　　　話
　　　　　　　（FAX.）
　　　　　　　医師氏名　　　　　　　　　　　　　　　　印
　事業所　　　　　　　　　　　　殿

図V-1-1　訪問看護指示書（見本）

［厚生労働省：診療報酬算定方法の一部改正に伴う実施上の留意事項について（保医発0304第1号），p.660, 2022より引用］

表Ⅴ-1-1　医療保険制度による訪問看護

		高齢者医療確保法 (後期高齢者医療制度)	健康保険法	障害者総合支援法	難病法・公費負担制度
対象者		原則75歳以上の後期高齢者医療広域連合加入者	各種健康保険組合・国民健康保険加入者	自立支援医療対象者	指定難病患者・公費負担医療制度対象者
		【精神科訪問看護の場合は，精神障害を有する者だけでなく，その家族なども対象となる】			
利用者負担※1		1割（一定以上の所得者は2割，現役並み所得者は3割）	3割．未就学児（6歳未満）は2割，70〜74歳高齢者は2割（現役並み所得者は3割）	1割	利用者・制度により異なる
従事者	訪問看護 ステーション	訪問看護ステーションに勤務する保健師・助産師・看護師・准看護師・理学療法士・作業療法士・言語聴覚士【精神科訪問看護の場合は，保健師・看護師・准看護師・作業療法士】			
	医療機関	医療機関に勤務する保健師・助産師・看護師・准看護師【精神科訪問看護の場合は，保健師・看護師・准看護師・作業療法士・精神保健福祉士】			
内容		主治医の診療に基づいた訪問看護指示書を受けて利用者を訪問し，必要な看護・療養指導・医師の指示による医療処置を行う			
訪問頻度		原則週3日までだが，厚生労働大臣が定める疾病等※2，特別訪問看護指示書の指示期間等の条件により異なる			
算定保険料金	訪問看護 ステーション (単位は「円」)	条件によって，①②の料金にさらに加算料金が追加される ①訪問看護基本療養費：Ⅰ・Ⅱ・Ⅲの3種に分けられており，Ⅰは標準，Ⅱは同一建物居住で同日に3人以上の訪問の場合（2人までの訪問はⅠと同じ報酬），Ⅲは外泊中の場合が適応される．また保健師・助産師・看護師と准看護師，専門の研修を受けた看護師の場合で料金が異なる【精神科の場合は，精神科訪問看護基本療養費Ⅰ・Ⅲ・Ⅳの3種に分けられる※3】 ②訪問看護管理療養費：機能強化型1・2・3・従来型の4種に分けられており，月の初日と2日目以降の料金が異なる ③加算：緊急訪問看護加算，難病等複数回訪問加算，長時間訪問看護加算，乳幼児加算，複数名訪問看護加算，夜間・早期訪問看護加算，深夜訪問看護加算，24時間対応体制加算，退院時共同指導加算，退院支援指導加算，在宅患者連携指導加算，在宅患者緊急時等カンファレンス加算，訪問看護ターミナルケア療養費，遠隔死亡診断補助加算，訪問看護情報提供療養費など【精神科の場合も，各種加算あり】			
	医療機関 (単位は「点」)	条件によって，①の料金にさらに加算料金が追加される ①在宅患者訪問看護・指導料または同一建物居住者訪問看護・指導料（同一建物内で同日に3人以上の訪問の場合．2人までの訪問は在宅患者訪問看護・指導料と同じ報酬）：保健師・助産師・看護師と准看護師，専門の研修を受けた看護師の場合で料金が異なる【精神科の場合は，精神科訪問看護・指導料Ⅰ・Ⅲに分けられる※4】 ②加算：緊急訪問看護加算，難病等複数回訪問加算，長時間訪問看護・指導加算，乳幼児加算，複数名訪問看護・指導加算，夜間・早朝訪問看護加算，深夜訪問看護加算，在宅移行管理加算，在宅患者連携指導加算，在宅患者緊急時等カンファレンス加算，在宅ターミナルケア加算，退院前訪問看護・指導料，退院後訪問指導料，外来感染症対策向上加算など【精神科の場合も，各種加算あり】			
交通費		原則，実費を利用者から徴収する			

※1 世帯の所得に応じて負担上限月額が設けられている　　　※2 **表Ⅴ-1-4**に定める
※3 精神科訪問看護基本療養費Ⅱは廃止された　　　　　　　　※4 精神科訪問看護・指導料Ⅱは廃止された

の対象者に年齢制限はなくなった．介護保険制度を利用できるのは，第1号被保険者（65歳以上）と第2号被保険者（46〜65歳）であるため，どちらにも該当しない40歳未満の人が訪問看護サービスを利用する場合は，医療保険あるいは障害者総合支援法による自立支援医療による訪問看護となる．

表V-1-2　介護保険制度による訪問看護

	介護保険法
対象者	・65 歳以上の第 1 号被保険者で，要支援・要介護認定者 ・40〜65 歳未満の第 2 号被保険者かつ老化に起因する特定疾病[※1]の該当者で，要支援・要介護認定者 ・原則，精神科訪問看護の対象者は除く
利用者負担[※2]	・1 割（一定以上所得者の場合は 2 割または 3 割）
従事者　訪問看護ステーション	・訪問看護ステーションに勤務する保健師・看護師・准看護師・理学療法士・作業療法士・言語聴覚士　※管理者は原則，保健師・看護師であること
従事者　医療機関	・医療機関に勤務する保健師・看護師・准看護師
内容	・主治医の診療に基いた訪問看護指示書を受けて利用者を訪問し，必要な看護・療養指導・医師の指示による医療処置を行う
訪問頻度	・原則，利用者ごとに計画されたケアプランに基づき訪問する
算定保険料金 （単位は「単位」）	①基本単位：訪問時間で①20 分未満，②30 分未満，③30 分以上 1 時間未満，④1 時間以上 1 時間 30 分未満の 4 種に分けられており，それぞれ単位数が異なる 　・准看護師の場合，所定額の 90/100 を算定 　・訪問看護事業所と同一または隣接する敷地内の建物[※3]内の居住者に訪問する場合や，利用者が 20 人以上いる建物に訪問する場合には，所定額の 90/100 を算定 ②定期巡回・随時対応型訪問介護看護との連携型訪問看護：月 1 回算定 　・准看護師の訪問が 1 回でもあれば，所定額の 98/100 を算定 ③加算：夜間・早朝加算，深夜加算，複数名訪問加算，長時間訪問看護加算，特別地域訪問看護加算，緊急時訪問看護加算，特別管理加算，初回加算，退院時共同指導加算，看護・介護職員連携強化加算，ターミナルケア加算，サービス提供体制強化加算，看護体制強化加算など ④理学療法士，作業療法士，言語聴覚士による訪問看護は，1 回あたり 20 分以上とし，週に 6 回を限度として算定
交通費	・原則，保険算定料金に含まれるので利用者負担はない

[※1]表III-2-3（p.101 参照）に定める
[※2]高額介護（介護予防）サービス費という制度もあり，設定された世帯合算と個人の負担上限額（月額）を超えるときは払い戻される
[※3]養護老人ホーム・軽費老人ホーム・有料老人ホーム・サービス付き高齢者向け住宅などを指す

2●精神科訪問看護

　2014 年以降，精神疾患が主診断名とされ，主治医である精神科医からの**精神科訪問看護指示書**が出された場合には，年齢に関係なくすべて医療保険の訪問看護となった．これにより，介護保険サービスを利用している第 1 号被保険者であっても，訪問看護サービスだけは介護保険サービスからはずされて医療保険サービスとなり，介護支援専門員（ケアマネジャー）が作成するケアプランからもはずされる．

　精神科訪問看護の場合，原則週 3 回の訪問が可能であるが，退院直後は週 5 日間の訪問が可能であったり，利用者が入院中であってもその家族への訪問看護が認められるなど，他疾患と異なる独自のしくみを有している．

　精神科訪問看護を実施できるのは，保健師，看護師，准看護師，作業療法士だが，「精神疾患を有する者に対する看護について相当の経験を有する者」に限定され，その要件は**表V-1-3**に示す通りである．近年，20 時間以上の研修会が各地で開催され，研修修了者が増加すると同時に精神科訪問看護を実施する訪問看護ステーションも増加している．

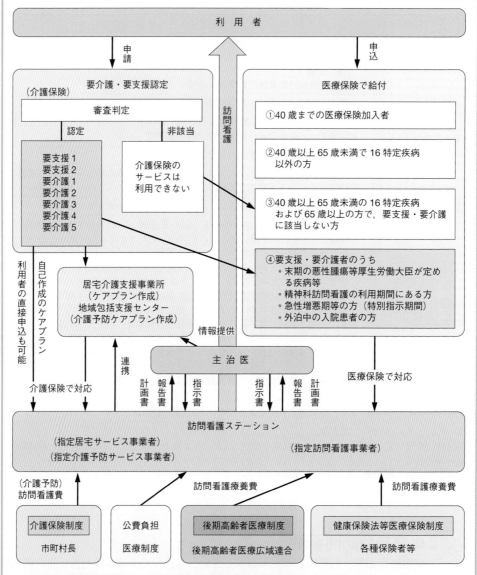

図Ⅴ-1-2　介護保険と医療保険の訪問看護の調整

［日本訪問看護財団：2022年版訪問看護関連報酬・請求ガイド，p.15，2022より引用］

※1 要介護・要支援被保険者では介護保険給付の訪問看護が医療保険給付より優先される．

※2 介護保険給付対象であっても，末期の悪性腫瘍その他別に厚生労働大臣が定める疾病等は医療保険給付となる．

※3 精神科訪問看護（認知症が主傷病である患者を除く．ただし精神科在宅患者支援管理料の算定患者にあってはこの限りでない）は，医療保険給付となる．「医療保険と介護保険の給付調整に関する留意事項及び医療保険と介護保険の相互に関連する事項等について」の一部改正（通知）（令和4年3月　老老発0325第1号，保医発0325第2号）

※4 急性増悪等で週4日以上の頻回な訪問が必要な利用者は，特別訪問看護指示書の交付により医療保険給付となる．（14日〔1回/月〕を限度とする．ただし，気管カニューレを使用している状態と真皮を越える褥瘡の状態は特別訪問看護指示書を月2回交付可．）

※5 訪問看護ステーションは都道府県知事等へ必要な届出をして指定医療機関となり，生活保護，自立支援医療，難病法等による医療費助成制度等公費負担医療制度による訪問看護を行うことができる．

※6 訪問看護ステーションは訪問看護の費用（9〜7割）を各種保険者等に請求し，利用者から各負担割合（1〜3割）の利用料を受領する．

表Ⅴ-1-3　精神科訪問看護に従事するために必要な要件

1. 精神科を標榜する保険医療機関において，精神病棟または精神科外来に勤務した経験を 1 年以上有する者
2. 精神疾患を有する者に対する訪問看護の経験を 1 年以上有する者
3. 精神保健福祉センターまたは保健所等における精神保健に関する業務の経験を 1 年以上有する者
4. 国，都道府県または医療関係団体等が主催する精神科訪問看護に関する研修（20 時間以上）を修了している者

表Ⅴ-1-4　厚生労働大臣が定める疾病等

①末期の悪性腫瘍	⑧進行性筋ジストロフィー症	⑮人工呼吸器を使用している状態
②多発性硬化症	⑨パーキンソン病関連疾患	⑯ライソゾーム病
③重症筋無力症	⑩多系統萎縮症	⑰副腎白質ジストロフィー
④スモン	⑪プリオン病	⑱脊髄性筋萎縮症
⑤筋萎縮性側索硬化症	⑫亜急性硬化性全脳炎	⑲球脊髄性筋萎縮症
⑥脊髄小脳変性症	⑬後天性免疫不全症候群	⑳慢性炎症性脱髄性多発神経炎
⑦ハンチントン病	⑭頸髄損傷	

3 ● 厚生労働大臣が定める疾病等に該当する者

　指定難病やがん末期患者など，重度の疾患や介護の必要性が高い病態 20 種類は，**厚生労働大臣が定める疾病等**（**表Ⅴ-1-4**）として，介護保険の被保険者であっても，訪問看護サービスの利用に限っては医療保険制度を優先してサービスを利用することが決められている．たとえば，悪性腫瘍で介護保険による訪問看護や訪問介護サービスを利用していた利用者が，病状の悪化に伴いがん末期の診断を受けた場合，それ以降の訪問看護サービスは医療保険に切り替わることになる．同時にケアマネジャーが立案するケアプランからも訪問看護サービスははずされる．

　完治がむずかしく症状が進行していく疾患や末期がん患者の場合，治療法がない，または積極的な治療を希望せずにベスト・サポーティブ・ケア*（best supportive care：BSC）を選択する場合がある．その際は，本人や家族の選択を尊重し，訪問診療医と訪問看護師が連携して最期まで支援できるように薬剤師，介護職，各種療法士，福祉用具業者，医療機器業者などの多職種によるチームを編成する．さらに，本人や家族が心身ともに穏やかに日々暮らせることを目標に，チームメンバーが連携，工夫しながら 365 日 24 時間いつでも不安に対応できる体制でケアを提供する．

4 ● 小児への訪問看護

　2012 年，急速な少子化の進行に伴い，高齢者だけでなく子育て支援の充実を図る「子ども・子育て支援法」が制定された[1]．また 2013〜2014 年には，小児等在宅医療連携拠点事業のモデル事業が 8〜9 都県で実施され，介護保険の対象となる療養者と同様に，重度の障害児が高次機能病院から在宅への移行をスムーズにできるように，在宅支援診療所の医師と訪問看護師が連携し，地域の相談支援事業所がコーディネート機能を担う体制づくりが

*ベスト・サポーティブ・ケア：主にがんに対し積極的な治療が困難となった場合に，症状緩和の治療に切り替えること．

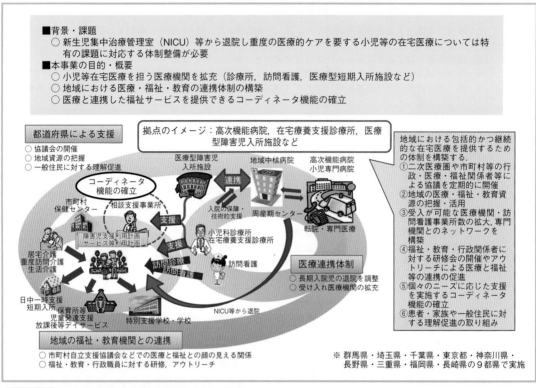

図Ⅴ-1-3　小児等在宅医療連携拠点事業の概要

[国立成育医療研究センター：事業の内容，指標及び進捗管理について，p.3，2016年7月9日，〔https://www.mhlw.go.jp/file/06-Seisakujouhou-10800000-Iseikyoku/0000071086.pdf〕（最終確認：2023年11月1日）より引用]

施行された．今後はさらに，成長するという小児の特性に対して必要な保育・教育機関との連携や，保健センター，生活介護サービスなども含め各地域の特性を生かした支援体制の整備を図るものとされている[2]（**図Ⅴ-1-3**）．

　2021年には，人工呼吸器管理や喀痰吸引，経管栄養，その他の医療行為を要する児の健やかな成長を図るとともに，その家族の離職を防止し，安心して子どもを産み育てることができる社会の実現に寄与することを目的とした「**医療的ケア児及びその家族に対する支援に関する法律**」が制定され，2023年からは新たに内閣府の外局に「こども家庭庁」が設置された[3]．

　このように，増加する高齢者の問題だけでなく，歯止めがかからない少子化問題への施策も重視するという国の政策や社会情勢に伴い，これまで少数の訪問看護師のみが担っていた小児への訪問看護活動の推進が後押しされたことにより，今後在宅で療養する重度の障害児とその家族のニーズに対応することが訪問看護にも期待されている．とはいえ，高齢者に比べると小児に対応している訪問診療医や訪問看護事業所はいまだ少ない状況である．しかし，少数ながら小児訪問看護に特化して活動している訪問看護ステーションも散見されるようになり，今後は高齢者だけでなく，小児にも対応可能な訪問看護事業所の増加が望まれる．

5 ● 特別訪問看護指示書の交付

　　訪問看護サービスの利用者の病状が急に悪化したり不安定になったりすることによっ
て，看護師の訪問が毎日必要になることもある．たとえば，褥瘡の処置に毎日訪問する，
毎回血糖値を測定してそのつど適量のインスリンを在宅で注射するなどの場合である．こ
のような場合には，主治医から**特別訪問看護指示書**が交付される．これは，病状が落ち着
くまでひと月に14日間に限り，週4日以上あるいは毎日の訪問看護を指示するという指示
書である．気管切開を行っている，あるいは真皮を超える褥瘡を有している利用者の場合
には，月2回の交付が認められており，月28日間まで訪問が可能となる．この指示書が交
付された場合，たとえ介護保険制度による訪問看護を提供されていた利用であっても，こ
の期間に限り医療保険制度による訪問看護に切り替わる．そして指示期間が終了すると，
介護保険による訪問看護に戻る．

C. 介護保険制度による訪問看護

　　介護保険制度（p.99，第Ⅲ章2-D参照）によって実施されるサービスの1つとして，訪
問看護サービスが位置づいている．

1 ● ケアプランに位置づく訪問看護

　　介護保険による訪問看護では，多くの場合，サービス利用をマネジメントする**ケアマネ
ジャー**が存在する．ケアマネジャーが毎月作成する**ケアプラン**の中に，訪問頻度，訪問時
間が利用者の支給限度額内に収まるように訪問看護サービスが組み込まれる．ケアマネ
ジャーと主治医，訪問看護師や療法士などは，利用者の許可を得て利用者の医療面に関す
る情報を共有し，連携をとりながら病状に合わせたサービスを提供し，必要時にはサービ
ス利用の頻度や時間を本人や家族，ケアマネジャーと相談して変更することも可能であ
る．サービス提供の実際については，毎月ケアマネジャーがモニタリングをすることに
なっている．

2 ● 訪問看護の展開

　　訪問看護師は主治医からの訪問看護指示書とケアマネジャーのケアプランを確認し，利
用者本人，家族，他のサービス提供者からの情報などを基にアセスメントし，毎月訪問看
護計画を立案する．立案した訪問看護計画書は，利用者本人および家族，主治医，必要に
応じてケアマネジャーに提示し，情報共有を図る．計画通りの看護を実施して定期的に評
価し，新たな修正を加える．主治医には，毎月**訪問看護報告書**を提出する．

D. 他のサービスや支援者との連携

　　訪問看護サービスを利用している利用者の場合，医療保険による訪問看護の利用者で
あっても，日常生活面で訪問介護・通所介護・通所リハビリテーションなどの介護保険
サービスも同時に利用していることが多い．サービス開始時や利用者の要介護度の変更

時，病状や介護環境が変化した際に，ケアマネジャーを中心に**サービス担当者会議**が開催されることがある．このような機会を通じて，訪問看護以外の日々を利用者がどのように過ごしているのか，どんなサービスを利用して日々の生活が成立しているのかなどをアセスメントすることができる．

またサービス担当者会議は，利用者にかかわっている複数の支援者が一堂に顔見知りとなる機会でもある．ケアマネジャーを中心としたワンチームとなり，利用者の情報を共有し，全員が同じ目標に向かってそれぞれの専門的視点から支援計画を立てて実施するためには，主治医だけでなく，利用者にかかわるさまざまな支援者の役割を包括的にとらえて，その中で発揮すべき看護師の役割を認識して実践することが重要である．それは，介護保険，医療保険どちらによる訪問看護にも共通するものである．

近年，情報通信技術（ICT）の発達により，インターネットを介した連絡体制も整備されつつある．今後はオンライン会議サービスなどの発達によって，互いの距離が離れていても顔を見ながら担当者間で連絡がとれるようになっていくだろう．

E. 訪問看護サービスを提供する機関

1 ● 訪問看護ステーション

訪問看護を提供する機関として代表的なのは**訪問看護ステーション**と呼ばれる**訪問看護事業所**である．訪問看護ステーションは，1992 年に誕生した看護師が訪問看護事業を専門に提供する事業所であり，地域に暮らす利用者とその家族の生活の質の向上を目的として，利用者宅において医療処置，看護ケア，リハビリテーションなどを提供している．1人の看護職（看護師または保健師）が常勤の管理者となり，そのほかに常勤換算で 1.5 人分の看護職員（看護師・保健師・助産師・准看護師）が確保され，規程通りの環境を整備されれば事業所として都道府県の指定を受けることができる．看護職のほかに療法士（PT，OT，ST）や事務職員，看護補助者が就労している訪問看護ステーションもあるが，それらは 1.5 人分の看護職員数には含まれない．法的には，療法士が訪問看護ステーションから訪問する場合は，訪問リハビリテーションの位置づけではなく，訪問看護業務の一部としてのリハビリテーションを利用者宅で提供しているものである．訪問看護ステーションの規模はさまざまであるが，看護職員が常勤換算で 2.5～7 人以上所属する場合が多く，なかには 20 人以上が所属する事業所もある．

訪問看護ステーションは，職員が主治医と異なる組織に所属し，複数の医師からの訪問看護指示書に基づいて主体的に看護を展開する点が特徴であり，医師が管理者である医療機関の傘下で，医師の指示の下で医療処置や看護を提供する体制とは異なっている．訪問看護ステーションに医師は所属していないため，他の医療機関の主治医から交付される訪問看護指示書がなければ訪問看護を実施することができない．また医療機関のように診療科目を標榜しないため，看護の対象となる人の疾患は診療科別で限定されず，利用者の年齢も妊婦（胎児を含む）から高齢者まで幅が広いのが一般的だが，なかには利用者を老人や小児のみに限定したり，精神科訪問看護に特化したりする訪問看護ステーションもある．

また，在宅医療の推進のために 24 時間対応，ターミナルケア対応，重症度の高い患者の

受け入れへの対応，居宅介護支援事業所の併設など，高い機能をもつ訪問看護ステーションを，**機能強化型訪問看護ステーション**と呼ぶ．その類型は1，2，3の3種があり，強化された機能がそれぞれ異なる．もっとも強化されているのは1類型で，常勤換算の訪問看護師数は7名以上である．

2●医療機関

病院や診療所である医療機関に所属する看護師が，当該医療機関の患者宅を訪問して訪問看護を提供することもある．所属を同じくする医師と看護師であるため，医療機関内での指示関係が成立しており，この場合，患者カルテに訪問看護について記載されていればよい．したがって訪問看護指示書は不要であり，交付しても診療報酬は算定できない．訪問看護師の人数に規定はなく，1人でも訪問看護は実施でき，他部署との兼務も可能となっている．

3●看護小規模多機能型居宅介護

2012年に地域密着型サービスの1つとして小規模多機能型居宅介護サービスに訪問看護を加えた**看護小規模多機能型居宅介護**（通称：看多機（かんたき））と呼ばれる事業所が創設された．看護師，保健師，その他が管理者となる．通所サービスとしての機能，滞在型の短期宿泊施設としての機能，訪問系のサービスとしての機能をすべて兼ね備え，限定された地域住民のみが利用できる定員制のサービスである．利用者は1事業所あたり29人まで登録でき，通い（デイサービス・デイケア），泊まり（ショートステイ），訪問サービス（介護・看護）を利用者の状態に合わせて同じ事業所から利用することができる．看護職が配置されているため，医療処置やターミナルケアにも対応が可能であり，住み慣れた地域で暮らしたい療養者と家族にとっては頼もしい存在であるといえる．訪問看護ステーションだけでなく，この事業所からも訪問看護サービスは提供されているため，ここに勤務する看護職も訪問看護に従事することができる．

4●定期巡回・随時対応型訪問介護看護を行う事業所

介護職員や看護職員が1日の中で定期的に複数回訪問する巡回型の地域密着型サービスで，2012年に創設された．定期巡回だけでなく，夜間も随時通報を受け必要に応じて対応するが，この事業所からも訪問看護サービスが提供される．

F. 訪問看護を提供する場

1●自　宅

訪問看護は当初，通院が困難で自宅で療養する人々のための看護サービスとして実施されていた．現在でも，従来から利用者が日常暮らしている自宅が訪問看護を提供する場となることが一般的である．

2 ● サービス付き高齢者向け住宅

　高齢者の超高齢化とその数の増加に伴い，家族介護者が不在となったり自宅での生活が困難になったりする要介護者も多い．高齢者が住み慣れた地域で最後まで暮らすという地域包括ケアシステムの理念を実現するためには，まず安心して暮らせる「住まい」の確保が必要であることから，2011 年に「高齢者住まい法」の改正によって**サービス付き高齢者向け住宅**（通称：サ高住（こうじゅう））が創設された[4]．高齢者世帯が暮らす賃貸住宅であり，その数は今日増加傾向にある．高齢者ケアに従事する職員が日中常駐し，安否確認や生活相談に乗ることが法律上義務づけられているが，看護職の配置は少ない．したがって主治医から訪問看護指示書が発行された場合には，訪問看護師がサ高住に暮らす高齢者を訪問することもある．その場合，日常の安否確認をしている職員との連携が重要となる．

3 ● 認知症対応型共同生活介護

　認知症高齢者も増加しており，介護保険の地域密着型サービスの 1 つである**認知症対応型共同生活介護**（通称：**グループホーム**）で暮らす認知症高齢者も多い．グループホームに看護職の配置は義務づけられていないため，医療的管理を要する場合に，グループホームは訪問看護ステーションと契約することがある．その場合には，契約している訪問看護ステーションから定期的に訪問看護師が訪問し，医師の指示のもとに，入居者の健康管理を介護職員と連携をとりながら行っている．

4 ● 有料老人ホーム

　介護保険サービスの中に「特定施設入居者生活介護」があるが，これは介護保険制度における居宅介護サービスに位置づけられる．この特定施設の基準を満たす介護つきの**有料老人ホーム**では，日常の介護・看護は職員によって実施されているため，介護保険による訪問看護は利用できない．しかし，有料老人ホームの類型には，介護・看護などのサービスがつくもの以外にも生活支援などのサービスがついた住宅型，食事などのサービスがついた健康型がある[5]．どちらも要介護状態にない健康的な高齢者が入居することができる有料老人ホームである．したがって，要介護状態になった場合には介護つきの施設に移動する，あるいは外部から介護保険サービスの提供を受けてそこに住み続けるという選択をする必要がある．後者のような選択をした要介護高齢者に対して，訪問看護師が外部サービスとして訪問することもある．

5 ● 介護老人福祉施設

　介護保険の施設サービスは 3 種類あるが，そのうちの介護老人保健施設，介護医療院は医療機関であり，看護師が常駐している．しかし，福祉施設である**介護老人福祉施設**（**特別養護老人ホーム**）は生活の場であり，高齢者の終の棲家として選択された場でもある．したがって看護師が不在になることも多く，病状が悪化したり生命の危機にいたると判断された場合には，すみやかに医療機関に受診し入院することになる．しかし近年，住み慣れたホームで最期まで暮らしたいという超高齢者や入院しないで最期を穏やかに迎えてほしいと願う家族も多く，その希望に沿い超高齢者を自然に看取りたいという特別養護老人

ホームも増加してきている.

　看護職の配置がないグループホームでも同様の傾向がみられる. 本来, 介護保険サービスの1つとしての位置づけにある住まいであるため, 介護保険サービスとしての訪問看護は利用できないが, がん末期など医療保険による訪問看護の対象者の場合には利用可能である. そのため, 入院せずに住み慣れた特別養護老人ホームやグループホームで過ごすために, 訪問看護師が最期まで支援することもある.

6 ● 学　校

　人工呼吸器を装着し頻回な吸引を必要としたり, 経管栄養法を実施しながら日常生活を送っていたりする, いわゆる医療的ケア児（p.179 参照）と称される児童も増加傾向にある. 彼らは学びの場を選択でき, 特別支援学校や普通校に通学していることもある. しかし, 吸引や経管栄養の注入は誰もができることではないため, 家族が付き添っていなければならないという場合が多い. それに対して, 訪問看護師が定期的に学校に訪問して必要な処置を実施するということが認められている自治体があり, そこでは訪問看護師が利用者である児童の看護を学校内で担うこともある.

G. 診療報酬, 介護報酬

　訪問看護師の給与はどこから支払われるのだろうか. 訪問看護事業による報酬は, 医療保険の場合には**診療報酬**, 介護保険の場合には**介護報酬**という. 国が定めた最新の報酬体系に沿って各事業所の実績に応じて保険者から事業所や保険医療機関に支払われ（p.95, **図III-2-14**, p.100, **図III-2-16**参照）, それを各訪問看護師や職員に分配するのである. 診療報酬は隔年, 介護報酬は3年ごとに改定されるため, 各報酬体系がどのように変化するかによって, 訪問看護事業所の収益は影響される. とくに看護職が管理者である場合には, 常に報酬体系や運営管理への感度を高くもち続けながら看護実践を行う姿勢が重要である.

学習課題

1. 地域で暮らす人々が訪問看護サービスを活用するまでのプロセスを, 身近な人を例にあげて説明してみよう.
2. 年齢, 主診断名, 症状などの条件をさまざまに変えながら, 訪問看護サービスの利用可能な時間, 頻度, 自己負担額などを比べてみよう.

┃引用文献┃

1) e-Gov：子ども・子育て支援法（平成24年8月22日法律第65号），〔https://elaws.e-gov.go.jp/document?lawid=424AC0000000065〕（最終確認：2023年11月1日）
2) 国立成育医療研究センター：事業の内容, 指標及び進捗管理について, 2016年7月9日,〔https://www.mhlw.go.jp/file/06-Seisakujouhou-10800000-Iseikyoku/0000071086.pdf〕（最終確認：2023年11月1日）
3) 内閣官房：こども政策の推進（こども家庭庁の設置等），〔https://www.cas.go.jp/jp/seisaku/kodomo_seisaku_

suishin/index.html〕（最終確認：2023 年 11 月 1 日）

4）　厚生労働省：サービス付き高齢者向け住宅について，介護事業所・生活関連情報検索　介護サービス情報公開システム，〔https://www.kaigokensaku.mhlw.go.jp/publish_sumai/〕（最終確認：2023 年 11 月 1 日）

5）　厚生労働省：有料老人ホームの設置運営標準指導指針について，別表　有料老人ホームの類型，〔https://www.mhlw.go.jp/file/06-Seisakujouhou-12300000-Roukenkyoku/0000083169.pdf〕（最終確認：2023 年 11 月 1 日）

2 訪問看護を提供する施設や利用者の状況

この節で学ぶこと

1. 訪問看護サービスを提供するさまざまな施設の現状を理解する.
2. 訪問看護サービスの利用状況を理解する.

A. 訪問看護ステーションからの訪問看護の状況

1 ● 訪問看護ステーションに勤務する看護職

2020 年の調査では, 訪問看護ステーションに勤務する看護職は, 看護師, 准看護師合わせて 68,000 人弱であり, 従事者は毎年徐々に増加しているものの, 看護職員総数約 168 万人のうちのおよそ 4%である[1]. また, 2019 年 10 月 1 日時点で, 訪問看護ステーション 1 ヵ所あたりの平均訪問看護従事者総数は常勤換算で 7.6 人 (看護職員 5.3 人, その他 2.3 人) であった[2]. 訪問看護ステーションの数も微増傾向にあり, 2022 年 9 月時点では全国に 12,985 ヵ所とされている (図V-2-1).

2 ● 訪問看護ステーションの設置主体

訪問看護ステーションの設置主体は, 図V-2-2 に示す通り営利法人が最多で約 6 割を

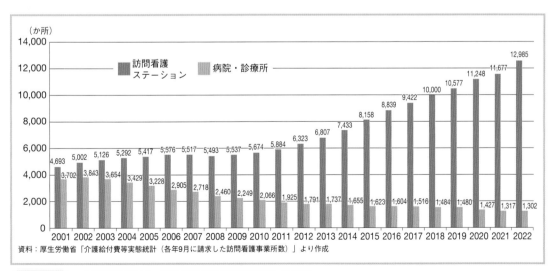

資料：厚生労働省「介護給付費等実態統計（各年9月に請求した訪問看護事業所数）」より作成

図V-2-1　介護保険制度における訪問看護事業所数の推移

［日本訪問看護財団：令和 5 年度日本訪問看護財団事業のご案内，p.7，〔https://www.jvnf.or.jp/homecare-web.pdf〕（最終確認：2023 年 11 月 1 日）より引用］

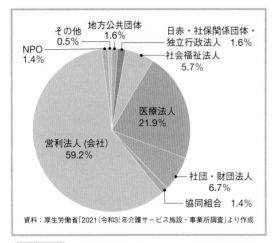

図Ⅴ-2-2　訪問看護ステーションの設置主体別割合

［日本訪問看護財団：令和5年度日本訪問看護財団事業のご案内，p.7，〔https://www.jvnf.or.jp/homecare-web.pdf〕（最終確認：2023年11月1日）より引用］

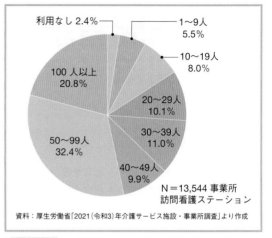

図Ⅴ-2-3　利用人員階級別事業所数の構成割合

［日本訪問看護財団：令和5年度日本訪問看護財団事業のご案内，p.7，〔https://www.jvnf.or.jp/homecare-web.pdf〕（最終確認：2023年11月1日）より引用］

占め，医療法人と合わせて約8割を占めている．そのほかには，各種法人（社会福祉法人・社団法人・財団法人など）や協同組合，日本赤十字社，NPO法人などがある．

3 ● 訪問看護の利用者の状況

　訪問看護の利用者数を介護サービス事業所の調査から割り出したものが**図Ⅴ-2-3**である．利用者数が50～99人の事業所がもっとも多く，次に100人以上であるが，40人未満の事業所も3割以上みられ，なかには10人未満の事業所もあり多様であることがわかる．

　利用者には医療保険と介護保険の利用者があるが，2021年時点のそれぞれの利用者数は，介護保険が約69万人，医療保険が約36万人になっている．2011年から2021年にかけて，医療保険の利用者数は大きく増化する傾向が続いている（**図Ⅴ-2-4**）．

a. 介護保険制度による訪問看護の利用者の状況

　介護保険による訪問看護の利用者は，主に65歳以上の高齢者または40歳以上の特定疾病の診断を受けたものであるが，利用者を傷病別にみると脳血管疾患がもっとも多く，認知症，筋肉骨格系，心疾患，悪性新生物，統合失調症とさまざまな疾患を有していることがわかる（**図Ⅴ-2-5**）．また，2021年の要介護度別利用者の構成割合をみると，要介護2がもっとも多く22%，要介護1を合わせると42.5%となる一方で，要介護4・5の割合は25.7%であり[2]，軽度の利用者割合が増加している．

　2019年度の介護サービス施設・事業所調査による訪問看護サービス内容は，**図Ⅴ-2-6**に示す通りであった．病状観察は看護師の業務としては欠かせないものであるので最多となり，それに伴い安全に療養するための療養指導についても多かった．次にリハビリテーション，服薬管理，身体の清潔保持・管理，家族の介護指導・支援，認知症・精神障害に対するケア，褥瘡予防・処置，栄養・食事指導，浣腸・摘便などの順である．在宅看護の特徴として，日々のADLが円滑に行われるための援助，そして傷病による障害を軽減す

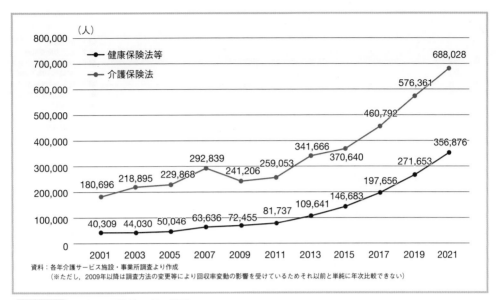

図V-2-4　訪問看護利用者の推移

［日本訪問看護財団：令和5年度日本訪問看護財団事業のご案内，p.8，〔https://www.jvnf.or.jp/homecare-web.pdf〕（最終確認：2023年11月1日）より引用］

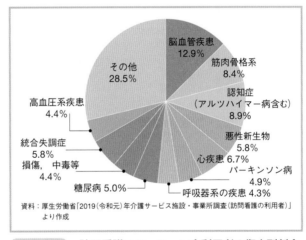

図V-2-5　訪問看護ステーション全利用者の傷病別割合

［日本訪問看護財団：令和5年度日本訪問看護財団事業のご案内，p.9，〔https://www.jvnf.or.jp/homecare-web.pdf〕（最終確認：2023年11月1日）より引用］

るためのリハビリテーションが重要であることがここからわかる．また要介護状態の療養者に欠かせない服薬管理，寝たきり状態の利用者に対する褥瘡ケア，さらに認知症や精神障害によってセルフケアが不十分な療養者への対応も多い．入院中の患者の看護に多くみられる医療処置や検査の介助は少ないが，吸引や点滴，在宅酸素療法や薬物による疼痛管理・がん化学療法，さらにはターミナルケアまで急性期病院に入院中の患者同様のニーズをもつ療養者もおり，幅広い看護が求められていることが読み取れる．

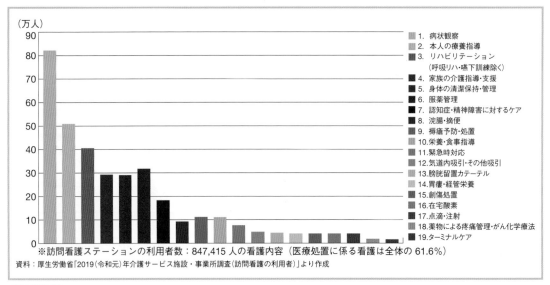

※訪問看護ステーションの利用者数：847,415人の看護内容（医療処置に係る看護は全体の61.6％）
資料：厚生労働省「2019（令和元）年介護サービス施設・事業所調査（訪問看護の利用者）」より作成

図Ⅴ-2-6　訪問看護の内容（複数回答）
〔日本訪問看護財団：令和5年度日本訪問看護財団事業のご案内，p.9，〔https://www.jvnf.or.jp/homecare-web.pdf〕（最終確認：2023年11月1日）より引用〕

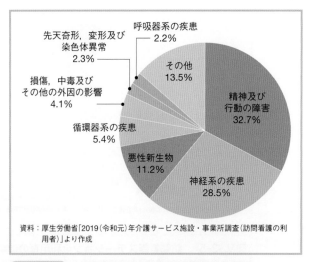

資料：厚生労働省「2019（令和元）年介護サービス施設・事業所調査（訪問看護の利用者）」より作成

図Ⅴ-2-7　医療保険の訪問看護利用者の主傷病
〔日本訪問看護財団：令和5年度日本訪問看護財団事業のご案内，p.9，〔https://www.jvnf.or.jp/homecare-web.pdf〕（最終確認：2023年11月1日）より引用〕

b. 医療保険制度による訪問看護の利用者の状況

（1）精神科訪問看護の状況

　医療保険制度による利用者では，精神疾患がもっとも多い（**図Ⅴ-2-7**）．精神科の患者総数でみると，気分障害，神経性障害の順に多いが，訪問看護の対象である外来患者でみると，統合失調症，気分障害の順に多くなっている[3]．訪問看護の利用者は，男性に比べ女性が，年代では40〜60歳台が多く，訪問看護事業所の利用者は医療機関の訪問看護より

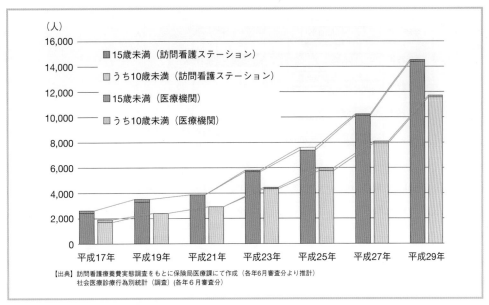

【出典】訪問看護療養費実態調査をもとに保険局医療課にて作成（各年6月審査分より推計）
　　　社会医療診療行為別統計（調査）（各年6月審査分）

図Ⅴ-2-8　　**小児の訪問看護利用者数の推移**

[厚生労働省：在宅医療（その2）について．中央社会保険医療協議会総会（第434回）議事次第，2019年11月20日，p.12，〔https://www.mhlw.go.jp/content/12404000/000598347.pdf〕（最終確認：2023年11月1日）より引用]

若い傾向にあった．また，利用者の半数は単身者であり，国民健康保険が4〜5割，生活保護の利用が3〜4割を占め，疾患では統合失調症・妄想性障害が約半数を占めていた．利用者のGAF尺度*をみると，51〜60が多く，21〜30の重度者は病院からの訪問看護の利用者に多かった[4]．

(2) 難治性疾患患者への訪問看護の状況

医療保険による訪問看護の利用者で，精神疾患の次に多いのは神経系の疾患，そして悪性新生物である（**図Ⅴ-2-7**）．難病などにより複数回訪問加算を算定している利用者の病態をみると，留置カテーテルを使用している，末期の悪性腫瘍である，訪問点滴注射管理を要する，経管栄養を実施している，人工呼吸器を装着している，真皮を超える褥瘡がある状態の利用者が多い[5]．

(3) 小児への訪問看護の状況

訪問看護を利用する小児には，小児慢性特定疾病の疾患群[6]に含まれる疾患患者が多く，とくに難病や医療的ケア該当者数の増加が著しいことがわかる[7]（**図Ⅴ-2-8，Ⅴ-2-9**）．医療的ケア児数の推移は**図Ⅴ-2-10**の通りであり，全国に約2万人と推定されている．**医療的ケア児**とは，日常生活および社会生活を営むため，恒常的に人工呼吸器による呼吸管理，喀痰吸引，気管切開，鼻咽頭エアウェイの管理，酸素療法，経管栄養，中心静脈カテーテルの管理，皮下注射，血糖測定，継続的な透析，導尿などの医療的ケアを受けることが不可欠である児童（18歳未満の者および18歳以上の者であって高等学校などに在籍するものをいう）とされている[8]．

---

*GAF（機能の全体的評定）尺度：個人の心理的・社会的・職業的機能のレベル（社会参加の度合いなど）を1から100までの数値で表した尺度．数値が高いほど状態が良好とされる．

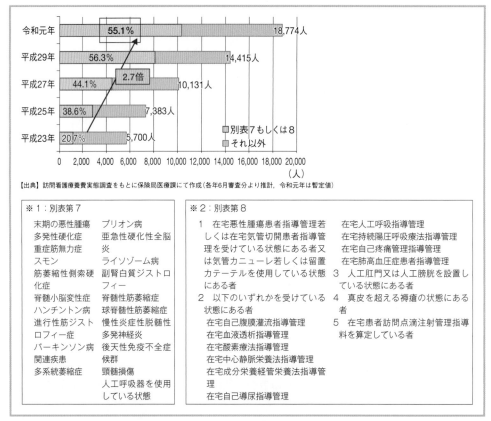

図Ⅴ-2-9   小児の訪問看護利用者数のうち，基準告示第2の1に該当する者の割合（訪問看護ステーションのみ）

〔厚生労働省：在宅医療（その2）について．中央社会保険医療協議会総会（第434回）議事次第．2019年11月20日，p.12，〔https://www.mhlw.go.jp/content/12404000/000598347.pdf〕（最終確認：2023年11月1日）より引用〕

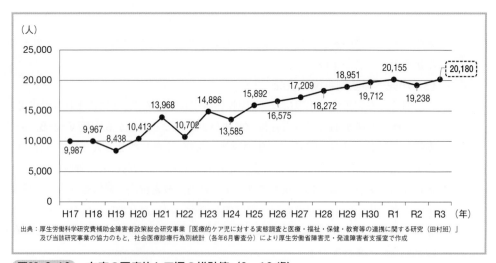

図Ⅴ-2-10   在宅の医療的ケア児の推計値（0〜19歳）

〔厚生労働省：医療的ケア児について．医療的ケア児等とその家族に対する支援施策，〔https://www.mhlw.go.jp/content/000981371.pdf〕（最終確認：2023年11月1日）より引用〕

B. その他の機関・施設からの訪問看護の状況

1 ● 医療機関からの訪問看護の状況

　看護師が退院後の患者宅に訪問して看護サービスを提供する行為に診療報酬が最初に認められた1983年当時は，医療機関からの訪問看護のみが対象であったが，訪問看護制度が創設された1992年以降，**図V-2-1**に示した通り医療機関からの訪問看護の割合は減少の一途をたどり，その役割は訪問看護ステーションへと移譲され，2020年には訪問看護全体の9割を訪問看護ステーションが担っている．しかしながら，1つの医療機関の中に訪問看護を行う部署があり，その医療機関の患者に対してのみ訪問看護を実施するという形の訪問看護も存在している．

　精神科訪問看護の場合，介護保険制度の施行以前から医療機関からの訪問看護が行われてきており，今日では医療機関からの訪問看護のみ精神保健福祉士も従事できることになっている．

2 ● 看護小規模多機能型居宅介護サービス事業所からの訪問看護の状況

　看護小規模多機能型居宅介護サービス事業所の数は毎年増加しており，2023年3月時点で全国で942ヵ所である[9]．47都道府県別にみると，人口の多い東京，神奈川，大阪，また北海道には約60〜80ヵ所設置されているが，栃木，山梨，鳥取，徳島では最少の4ヵ所[10]となっており，利用者にとっては便利なサービスではあるが，ニーズに対する供給がいまだ不十分な現状である．

学習課題

1．あなたの暮らす地域には，どんな組織にどのような看護職が存在し，どんな人に訪問看護を提供しているのか調べてみよう．
2．身近にある訪問看護サービスを提供している施設のサービス提供や利用者の状況を教えてもらい，全国の状況と比較してみよう．

▌引用文献▌

1）　厚生労働省：令和2年衛生行政報告例（就業医療関係者）の概況, p.3,〔https://www.mhlw.go.jp/toukei/saikin/hw/eisei/20/dl/kekka1.pdf〕（最終確認：2023年11月1日）
2）　日本訪問看護財団：令和5年度日本訪問看護財団事業のご案内, p.8,〔https://www.jvnf.or.jp/homecare-web.pdf〕（最終確認：2023年11月1日）
3）　厚生労働省：令和2年（2020）患者調査の概況, p.10-13,〔https://www.mhlw.go.jp/toukei/saikin/hw/kanja/20/index.html〕（最終確認：2023年11月1日）
4）　日本精神科看護協会：精神科訪問看護に係る実態及び精神障害にも対応した地域包括ケアシステムにおける役割に関する調査研究報告書, p.27-36,〔https://www.mhlw.go.jp/content/12200000/000798639.pdf〕（最終確認：2023年11月1日）
5）　厚生労働省：2021年度訪問看護療養費実態調査,〔https://www.e-stat.go.jp/stat-search/files?page=1&layout=datalist&toukei=00450385&tstat=000001052926&cycle=0&tclass1=000001163886&tclass2val=0〕（最終確認：2023年11月1日）

6）小児慢性特定疾病情報センター：小児慢性特定疾病の対象疾病リスト，2022 年 4 月 1 日，〔https://www.shouman.jp/disease/html/contents/disease_list_w_kokuji_2022_0522.pdf〕（最終確認：2023 年 11 月 1 日）
7）厚生労働省：在宅医療（その 2）について，中央社会保険医療協議会総会（第 434 回）議事次第，2019 年 11 月 20 日，p.12，〔https://www.mhlw.go.jp/content/12404000/000598347.pdf〕（最終確認：2023 年 11 月 1 日）
8）厚生労働省：医療的ケア児について，医療的ケア児等とその家族に対する支援施策，〔https://www.mhlw.go.jp/content/000981371.pdf〕（最終確認：2023 年 11 月 1 日）
9）日本看護協会：看護小規模多機能型居宅介護（複合型サービス）全国の看多機事業所数，看多機事業所数の推移，〔https://www.nurse.or.jp/nursing/zaitaku/kantaki/index.html〕（最終確認：2023 年 11 月 1 日）
10）日本看護協会：看護小規模多機能型居宅介護（複合型サービス）全国の看多機事業所数，都道府県別の事業者数一覧，〔https://www.nurse.or.jp/nursing/zaitaku/kantaki/pdf/prefecture.pdf〕（最終確認：2023 年 11 月 1 日）

3 訪問看護ステーションの運営と管理

この節で学ぶこと

1. 訪問看護ステーションの運営に必要な要素を学ぶ.
2. 看護の質と訪問看護事業の運営・経営管理は相互に影響し合うことを学ぶ.

　訪問看護ステーションは，看護職が管理者として運営する事業所であり，病院などの医療機関とは異なる看護管理や運営管理が求められる．訪問看護ステーションを適切に運営することで，質の高い訪問看護サービスを提供することができ，ひいては収入の安定や健全な経営につながる.

　訪問看護ステーションの管理者は，在宅看護の知識・経験だけではなく，組織運営，経営，労務管理などの理解も深めておく必要がある.

A. 訪問看護ステーションの運営

1 ● 方針の明確化

　訪問看護ステーションの運営にあたっては，運営方針を明確にしておかなければならない．そのためには，地域の特性を知り，地域でどのような訪問看護活動が求められているのかを検討する．たとえば高齢者人口や，病院や診療所などの医療機関の数や種類，介護・福祉サービスの提供体制などを把握する．また，自治体の医療計画，高齢者保健福祉計画なども把握しておく．また自事業所の特徴として，専門・認定看護師の在籍の有無や，看護職員の経験なども考慮する.

　これらの情報をもとに，訪問看護ステーションが行うべき訪問看護活動の内容，対象とする利用者像を検討し，活動方針を決めて，事業計画を立てる.

2 ● 理　念

　訪問看護ステーションの理念とは，訪問看護を行ううえでの基本的な考え方であり，地域に対してどのような訪問看護活動をしていきたいかを示すものである．どのような訪問看護ステーションにしたいかを管理者自身が明確にし，目指す訪問看護ステーション像を職員に伝えていく．わかりやすく明確な理念を掲げることで，訪問看護ステーションの職員の行動指針となり，事業所として目指す方向を示すことができる．さらに理念を社会へ示すことで，事業所のイメージの向上や信頼を得ることにもつながる．また，理念で訪問看護ステーションが求める人材を明らかにすることで，入職を希望する看護師などが事業所をイメージしやすくなる.

3 ● 経営戦略と経営計画

訪問看護ステーションの運営には，安定した経営が欠かせない．訪問看護ステーション運営は利益の追求が目的ではないが，利益が出なければ訪問看護ステーションとしての活動を継続することはできない．訪問看護ステーションは地域の医療インフラの1つであり，利用者の在宅療養を支援するためには，継続して事業が安定的に運営されなければならない．また，経営戦略は，訪問看護ステーションの理念を実現するための具体的な方法としても重要である．

経営戦略においては，以下のような外部環境要因・内部環境要因を分析し，自事業所の強みを生かした訪問看護ステーションの体制づくりを行う．

外部環境要因
- 地域特性（高齢者人口，病院や診療所などの医療機関の数や種類，介護・福祉サービスの提供体制）
- 訪問看護のニーズ
- 地域の他の訪問看護ステーションとの競合
- 介護報酬・診療報酬の改定による影響　など

内部環境要因
- 自訪問看護ステーションの人材
- 訪問看護サービスの質，職員教育
- 管理者の能力，経営の裁量権の程度　など

3〜5年の中期，5〜10年の長期の経営計画を立て，将来の訪問看護ステーション像を見据えながら，その実現のために単年度計画を立てる．単年度計画は具体的に立てる必要があり，人員計画，サービス提供体制計画（24時間体制，利用者受け入れ人数，訪問回数など），設備整備計画，資金計画などがある．これらの計画立案には管理者だけでなく職員も参画することで，より実現しやすい理念に沿った計画を立てられる．経営計画を職員皆で共有することによって，職員も経営を意識した訪問看護活動に取り組むことができる．

B. 訪問看護ステーションの管理

訪問看護ステーションの運営に際しては，介護保険法や健康保険法において，各種の義務規定や実施規定などが設けられている．これらは，訪問看護ステーションの管理者や従事者の責務として定められているものもあるが，最終的な責務は訪問看護の実施主体である**指定居宅サービス事業者・指定介護予防サービス事業者**（健康保険法では**指定訪問看護事業者**）が負うことになる．

義務規定などの中には，基準に従って適正な事業の運営ができない場合には，訪問看護ステーションの指定の取り消しなどの処分を受けるものがある．指定の取り消しは訪問看護利用者にとって不利益を与えるだけでなく，訪問看護制度についても信用を失わせる行為であるため，訪問看護ステーションの管理者は法令を遵守した事業運営を行わなければならない．

1●訪問看護ステーションの人員

　指定訪問看護ステーションでは，保健師，看護師または准看護師を常勤換算方法で2.5人以上置かなければならない．また，理学療法士，作業療法士，言語聴覚士などを配置することもできる．

　利用者数や訪問看護事業の規模に応じて，適切な人員を確保しなければならない．業務量に比べて人員が不足した状態では，過重労働となり職員が疲弊して離職につながるため，人材の確保は重要である．また事業所は労働基準法に基づき，労働契約の締結，就業規則の整備，社会保険・労働保険などの手続き，給与管理，健康管理などの労務管理を行い，働きやすい職場づくりに努めなければならない．

2●管理者

　指定訪問看護ステーションの**管理者**は常勤であり，原則保健師または看護師でなければならない．医療機関における看護，訪問看護などの業務に従事した経験が必要である．訪問看護ステーション管理者は，利用申込みに係る調整，業務の実施状況の把握などの管理を一元的に行う責務がある．また，利用者に対して質の高い看護を提供できるように職員を指導・教育するほか，安定した訪問看護ステーション経営や，地域との連携を深め利用者の拡大を図ることなどが訪問看護ステーション管理者の役割である．

　訪問看護ステーションの管理者は，自らが経営者である場合と，医療法人・営利法人などに雇用されて管理者を任されている場合がある．自らが経営者である場合は，経営の裁量権が大きい一方で経営責任も大きくなる．雇用されている管理者は，経営者とともに訪問看護ステーション運営にかかわることとなり，自事業所を客観的にとらえながら，よりよい訪問看護活動のために経営者と折衝する能力をもたなければならない．

3●設備・備品

　運営に必要な面積の事務室を設ける必要がある．事務室については，利用申込みの受付，相談などに対応するのに適切なスペース（面談室など）を確保する．訪問看護に必要な設備・備品として，看護物品・衛生材料，事務機器（パソコン，電話・FAX など），事務用品などがある．利用者に関する個人情報を含む記録などは，施錠できるところに保管する．

　とくに，感染症予防に必要な設備などに配慮する必要があり，洗面所や感染対策のスペースの確保やディスポーザブル手袋・ガウンなどの個人防護具の備蓄をしておく．また移動手段として車両などや駐車場の確保も必要である．

4●連　携

　在宅療養者の支援には，多職種との連携が重要である．地域の多職種との良好な関係づくりに努める．

a. 居宅介護支援事業者・在宅サービスとの連携

　要介護認定を受けている利用者では，居宅介護支援事業者の介護支援専門員（ケアマネジャー）との連携が重要である．ケアマネジャーが作成した居宅サービス計画書に沿って訪問看護計画を作成し，毎月交付されるサービス提供票に基づいて訪問看護を提供する．

必要時，サービス担当者会議にて関係する在宅サービスの他職種と連携を図る．

b. 主治医との連携

　訪問看護の開始にあたっては，主治医から**訪問看護指示書**の交付を受ける必要がある．訪問看護指示書の内容に基づき医療処置などを実施するが，日ごろより情報共有を図るなどして連携に努め，利用者の健康管理や緊急時の対応などがスムーズに行えるようにする．

c. 地域との連携

　市町村の保健福祉の部署や保健所・保健センターとは，とくに難病，精神保健，母子保健分野での連携を図る．また，高齢者の総合相談窓口である地域包括支援センターと連携し，地域ケア会議への参加や地域包括ケアシステムの構築への協力などを行う．

5●記　録

　訪問看護の記録の種類には，訪問看護計画書，訪問看護報告書，訪問看護記録，訪問看護情報提供書，訪問看護サマリーなどがある．これらの記録や訪問看護指示書，苦情・事故に関する記録は，利用の完結の日から2年間保存することが定められている．

a. 訪問看護計画書および訪問看護報告書の作成と提出

　看護師など（准看護師を除く）は利用者ごとに，訪問看護計画書および訪問看護報告書を作成する．訪問看護計画は，利用者の希望，主治医の指示および心身の状況などをふまえて，療養上の目標，具体的なサービスの内容などを記載する．また，訪問看護計画書の内容について，利用者またはその家族に交付して説明し，同意を得なければならない．訪問看護計画書および訪問看護報告書は定期的に主治医に提出し，連携を図る．

b. サービス提供の記録

　訪問ごとにサービス提供記録（訪問看護記録）を記載する．訪問看護ステーションでも電子カルテを導入するところが増えており，タブレット端末やスマートフォンなどを用いて利用者宅で記録・閲覧ができるクラウド型の電子カルテもある．

6●利用者

　訪問看護の利用者は，介護保険では「居宅の要介護者または要支援者で主治医が訪問看護の必要を認めた者」であり，医療保険では「疾病や負傷により継続して療養を受ける状態にあり，居宅において訪問看護が必要であると主治医が認めた者」とされている．訪問看護の利用者は乳児から高齢者まで幅広い世代を対象としており，疾患や障害もさまざまである．

a. 利用者に対する訪問看護の内容および手続きの説明と同意

　訪問看護の利用開始に際し，運営規定の概要や，看護師らの勤務体制などの重要事項について文書を交付して説明し，利用申込者の同意を得なければならない．とくに料金や緊急時の連絡体制などは，トラブルにつながりやすいのでわかりやすい説明が求められる．

b. 秘密保持

　訪問看護ステーションの職員は，正当な理由がない限りサービスの提供にあたって知りえた利用者またはその家族の秘密を漏らしてはいけない．訪問看護ステーションで個人情報取り扱い規定を定め，個人情報の利用目的に基づき適切に取り扱う．個人情報を用いる

場合には，利用者または家族の同意をあらかじめ文書により得ておかなければならない．

7●安全管理

労働安全衛生法に基づき，安全な職場環境や労働環境，メンタルヘルスなど労働者である職員の安全と健康を確保しなければならない．さらに，在宅での医療を行う訪問看護ステーションでは医療安全についても取り組む必要がある．これらの取り組みは，快適な職場環境づくりにもつながる．

a. リスクマネジメント

訪問看護で起こりうる事故として，医療事故のほか，物損事故（利用者の自宅の物を壊すなど），移動中の交通事故などがある．これらを未然に防ぎすばやい対応を行うために，事故防止マニュアルや事故発生時の対応マニュアルなどを整備し，職員に示しておかなければならない．また事故やヒヤリハットの事例については，報告のしくみをつくり，それをもとにカンファレンスなどを行い職員同士で共有し，再発防止策の検討を行う．また，訪問看護事業者向けの賠償責任保険に加入し，事故に備えることも必要である．

b. ハラスメント防止

ハラスメントには，セクシュアルハラスメント，パワーハラスメントなどがあるが，事業所内の職員間のハラスメントのほか，利用者が職員から受けるハラスメント，職員が利用者から受けるハラスメントもある．訪問看護は，通常単独で訪問し利用者宅という密室で行われることや女性職員が多いことから，ハラスメントが起こりやすい環境ともいえる．いずれの場合も，訪問看護ステーションとしてハラスメント防止に取り組む姿勢を明確にし，相談できる体制づくりやマニュアルの整備，研修の実施などを行う．利用者からのハラスメントの場合は多職種との連携も必要である．

c. 災害対策・業務継続計画の策定

訪問看護ステーションの利用者は，病気や障害を抱えており，医療機器を装着していたり医療処置が必要な人が多い．そのため，地震・水害などの自然災害での影響を受けやすく，また災害に伴う停電などにより医療機器が使用できなくなると生命維持も困難になる場合がある．そのため，災害対策には，平時からの災害に備えた事前対策，災害発生時の対策が必要となる．事前対策では，職員の教育だけでなく，利用者および家族のセルフケア能力の向上や災害用の備蓄の指導も重要である．

また，災害発生時においても継続的に訪問看護サービスを提供するために，非常時の体制で早期に訪問看護ステーションの業務を再開できるよう，そのための方針や体制・手順などを示した**業務継続計画**（business continuity plan：BCP）を策定しなければならない．

8●教　育

訪問看護ステーションの理念の実現には，人材育成が不可欠である．訪問看護ステーションの職員は，なんらかの看護師勤務経験をもつ人が多く，その経験はさまざまである．それぞれの経験を生かしながら，在宅看護特有の知識や技術を学んでいけるような教育を行う．

訪問看護ステーション全体の成長のために，研修のしくみをつくることが求められる．

研修には，同行訪問などの実務を通じて学習するオンザジョブトレーニング（on the job training：OJT）と，通常の業務から離れて行うオフザジョブトレーニング（off the job training：OFF-JT）がある．最近では教育体制を整え新卒看護師を採用する訪問看護ステーションも増えてきている．

また，訪問看護ステーションの自己評価や利用者満足度調査などを活用し，訪問看護ステーションの看護の質の向上に努める．『訪問看護ステーションにおける事業所自己評価のガイドライン』（全国訪問看護事業協会），『訪問看護ステーション開設・運営・評価マニュアル』（日本訪問看護財団）を用いて，自事業所の取り組みを経年的に客観視することで，課題を明確化できる[1]．

9 ● 経営管理

収支のバランスを保つことが健全な経営につながるため，収支を予測しながら経営管理を行う．複数事業を運営する法人の場合，訪問看護ステーションの会計は他の事業の会計と区分する．

a. 収入の管理

訪問看護ステーションの収入は保険請求（介護報酬・診療報酬）が大部分である．報酬改定の最新情報を把握し，正しい請求ができるように留意する．また訪問看護の終了者による収入の減少に備えて，新規利用者の獲得にも配慮する．

b. 支出の管理

訪問看護ステーションの支出は人件費が大きな割合を占めており，その他事務所の運営費として通信費，事務消耗品費，車両費，研修費，事務所賃借料，福利厚生費などがある．質の高い人材を確保するためには人件費を確保する必要があるが，収支のバランスが崩れないよう継続可能な費用を準備する．

C. 訪問看護ステーションの業務の流れ

訪問看護は利用申し込み時から利用者とのかかわりが始まる．必要な書類を準備し，多職種との連携を図りながら，訪問看護が開始されることになる．

1 ● 利用申し込みと受け入れ準備

訪問看護の利用申し込みは，利用者やその家族からの場合もあるが，多くは医療機関やケアマネジャーからである．提供された情報から，自事業所での受け入れ可否を判断する（利用者の居住地，希望している看護サービス内容・訪問頻度，自事業所の空き状況などによる）．

受け入れを決定したら，訪問看護指示書の交付を主治医に依頼する．また，利用者あるいは家族に対し重要事項の説明などを行い，**訪問看護契約**を締結する．介護保険での訪問看護の利用の場合には，ケアマネジャーとともに**サービス担当者会議**を行い，訪問看護の目的や内容を話し合い，ケアマネジャーから**居宅サービス計画書**の交付を受ける．

2 ● 訪問看護の実施

　初回訪問看護時に，事前の情報に新たな情報を加えて訪問看護のアセスメントを行い，**訪問看護計画書**を作成し利用者の同意を得る．訪問看護計画書は主治医に毎月提出する．計画書に基づき訪問看護サービスを提供する．利用者の状態変化が生じたときには，主治医やケアマネジャーに相談し，計画変更する場合もある．

　訪問看護ステーションの1日の一般的な流れについては下記に述べる．

訪問看護師のある1日（例）
8：30　　出勤
　　　　　ミーティング，今日の予定の確認，訪問準備をします．
9：00　　訪問看護ステーションから移動
　　　　　利用者宅に向けて出発！移動には，車や自転車を使います．
9：30　　1件目の訪問
　　　　　がんの終末期の利用者さん本人と介護者に，中心静脈カテーテルの管理や医療用麻薬の使い方のアドバイスをしながら，精神面にも寄り添います．主治医に電話で相談して，薬剤調整を依頼します．
11：00　2件目の訪問
　　　　　要支援の独居の利用者さん，心不全の徴候の観察を行い，薬物治療がきちんと行われているか確認し，心負荷の少ない日常生活のアドバイスを行います．
12：00　昼休み（事業所に戻ったり，別の場所で休憩したりします）
13：00　ケースカンファレンス
　　　　　今日は週1回行われるカンファレンスの日．数名の利用者さんの健康面だけでなく，生活や社会背景もふまえた内容で，職員同士で看護の方向性を検討します．
13：30　午後の訪問
　　　　　午後も2件の訪問に出かけます．脳梗塞後の片麻痺のある利用者さんのリハビリテーションと，神経難病の利用者さんの排便処置とスキンケアなどを行います．
16：30　帰所
　　　　　訪問看護ステーションに戻ります．管理者への報告，記録のほか，ケアマネジャーなど関係者への連絡を行って，業務のまとめをします．
17：30　退勤
　　　　　本日も無事終了，お疲れ様でした．

3 ● 実績報告と保険請求

　通常1月ごとに，**訪問看護報告書**を作成し主治医に提出する．また訪問の実績についてケアマネジャーに報告する．訪問実績を基に保険請求を行い，利用者の自己負担がある場合には，利用者から徴収する．

> ## 学習課題
>
> 1．訪問看護ステーションの管理者の役割について説明してみよう.
> 2．訪問看護ステーションを成長発展させる要因について考えてみよう.

▌引用文献▌

1)　全国訪問看護事業協会：平成 30 年度老人保健健康増進等事業　介護保険サービス提供主体における ICT を活用したサービスの質向上のための調査研究事業　訪問看護ステーションにおける事業所自己評価のガイドライン（2019 年 3 月），第 2 版，p.4，〔https://www.zenhokan.or.jp/wp-content/uploads/h30-1-guide.pdf〕（最終確認：2023 年 11 月 1 日）

4 居宅等における医行為の特徴と課題

この節で学ぶこと

1. 医行為とは何か，および居宅等における医行為の特徴と課題について学ぶ.

A. 医行為とは

医療法は，医療を提供する場所である医療施設を規定する法律であり，1992年の第2次改正では，病院，診療所，老人保健施設などとともに，「医療を受ける者の居宅等」も医療を行う場として法的に位置づけられた.

近年，人工呼吸器管理を必要とする患者や末期がん患者など，医療依存度の高い患者の在宅療養への移行が促進されており，それに伴って，「医療を受ける者の居宅等」において吸引や点滴管理などの医行為を実施する機会は増加傾向にある.

1 居宅とは

居宅とは，「居住している家. 住んでいる家. すまい. 住宅」を指す[1].「居宅等」には，医療法施行規則第1条によると，「厚生労働省令で定める場所」である養護老人ホーム，特別養護老人ホーム，軽費老人ホーム，有料老人ホームなどが含まれる. このように，「居宅等」という言葉は，療養者の自宅に限らず，療養者が生活を営んでいる場所を意味しているととらえられる.

2 医行為とは

医療行為という言葉は一般用語であり，法的には「医行為」と呼ばれる[2]. 医行為とは，「医師の医学的判断及び技術をもってするのでなければ人体に危害を及ぼし，又は危害を及ぼすおそれのある行為」[3]と定義されている.

看護師の業務は，**保健師助産師看護師法**第5条において，「傷病者若しくはじよく婦に対する療養上の世話又は診療の補助を行うこと」と規定されており，看護師については，医師の指示のもとで，点滴注射を含めた一定の医行為を行うことが認められている[2].

療養者の家族については，痰の吸引，インスリン注射，経管経腸栄養の投与，褥瘡の処置といった医行為に関して，医師や看護師から指導を受けるなど一定の正当化要件を満たしていれば実施することができると考えられている[4].

3 介護職の業務

一方，介護職については，2003年には在宅の筋萎縮性側索硬化症（ALS）患者につい

表Ⅴ-4-1　医行為ではないもの

○「医業」とは，当該行為を行うにあたり，医師の医学的判断および技術をもってするのでなければ人体に危害を及ぼし，または危害を及ぼすおそれのある行為（医行為）を，反復継続する意思をもって行うこと
○ 原則として医行為ではないと考えられるもの
1　水銀体温計・電子体温計により腋下で体温を計測すること，および耳式電子体温計により外耳道で体温を測定すること
2　自動血圧測定器により血圧を測定すること
3　新生児以外の者であって入院治療の必要がない者に対して，動脈血酸素飽和度を測定するため，パルスオキシメータを装着すること
4　軽微な切り傷，擦り傷，やけどなどについて，専門的な判断や技術を必要としない処置をすること（汚物で汚れたガーゼの交換を含む）
5　患者の状態が，①容態が安定している，②副作用の危険性や投薬量の調整などのため，医師または看護職員による連続的な容態の経過観察が必要ではない，③内用薬については誤嚥の可能性，坐薬については肛門からの出血の可能性など専門的な配慮が必要ではない，という3条件を満たしている場合に，医薬品の使用を介助すること
6　医薬品の使用では具体的には，皮膚への軟膏の塗布（褥瘡の処置を除く），皮膚への湿布の貼付，点眼薬の点眼，一包化された内用薬の内服（舌下錠の使用も含む），肛門からの坐薬挿入または鼻腔粘膜への薬剤噴霧を介助すること
○ 原則として医行為の規制の対象とする必要がないと考えられるもの
　①爪そのものに異常がなく，爪の周囲の皮膚にも化膿や炎症がなく，かつ糖尿病などの疾患に伴う専門的な管理が必要でない場合に，その爪を爪切りで切ることおよび爪やすりでやすりがけすること
　②重度の歯周病などがない場合の日常的な口腔内の刷掃・清拭において，歯ブラシや綿棒または巻き綿子などを用いて，歯，口腔粘膜，舌に付着している汚れを取り除き，清潔にすること
　③耳垢を除去すること（耳垢塞栓の除去を除く）
　④ストマ装具のパウチにたまった排泄物を捨てること（肌に接着したパウチの取り替えを除く）
　⑤自己導尿を補助するため，カテーテルの準備，体位の保持などを行うこと
　⑥市販のディスポーザブルグリセリン浣腸器※を用いて浣腸すること
　　※挿入部の長さが5〜6cm程度以内，グリセリン濃度50%，成人用の場合で40g程度以下，6歳から12歳未満の小児の場合で20g程度以下，1歳から6歳未満の幼児用の場合で10g程度以下の容量のもの

［厚生労働省：医政発第0726005号—医師法第17条，歯科医師法第17条及び保健師助産師看護師法第31条の解釈について（通知）（平成17年7月26日）を参考に作成］

　て，2005年には在宅におけるALS以外の療養患者・障害者について，厚生労働省の通知により，一定の条件のもとでの家族以外の者による痰の吸引の実施が容認された[5]．さらに，2012年4月からは，社会福祉士及び介護福祉士法の一部改正により，介護福祉士および一定の研修を受けた介護職員などが，一定の条件の下で**痰の吸引**（口腔内，鼻腔内，気管カニューレ内部に限られる），**経管栄養**（胃ろうまたは腸ろう，経鼻経管栄養）の行為を実施できるようになった[6]．条件には，医師の指示が必要で，医療や看護との連携による安全確保が図られていることなどが含まれている．訪問看護師は，介護職員との役割分担と情報共有，緊急時の連絡方法の確立などの連携体制づくりを個別の療養者に合わせて行うとともに，指導看護師として痰の吸引などの指導の役割を担うことが求められている．
　また，これまで医行為であるか否かの判断が明確でなかったことを背景として，2005年には，水銀体温計・電子体温計による体温測定や軽微な切り傷，擦り傷，火傷などの処置などが，「原則として医行為でないもの」「原則として医行為の規制の対象とする必要がないと考えられるもの」として，厚生労働省より通知された（**表Ⅴ-4-1**）[3]．さらに2022年12月には，介護現場で実施されることや介護職員が携わることが多い行為のうち，原則として医行為ではないと考えられるものとして，インスリン注射や経管栄養，在宅酸素療法

などに関する介助や準備・片づけに関する具体的な行為が追加で示された[7].

B. 居宅等における医行為の特徴と課題

施設内と比較した居宅等における医行為の特徴と課題として，以下があげられる.

1 ● 居宅における医行為は基本的には療養者本人や家族が行っている

居宅では医療職の滞在時間は限られており，日々の医行為は療養者本人やその家族が主に行っている．そのため訪問看護師は，療養者と家族が毎日の処置・管理，異常の発見，トラブル発生時の対処ができるのかについて，両者のセルフケア能力，判断力を見極め，高めるとともに，不安や負担を軽減するような支援を行うことが必要となる．また，家族や介護職員が痰の吸引を行っているケースでは，医師とともに緊密な連携体制のもと，痰の吸引が適正に行われていることを確認していく役割なども訪問看護師に求められている.

2 ● 在宅医療に必要な薬剤・医療材料・衛生材料の調達の問題

在宅療養指導管理料は，在宅酸素療法，在宅中心静脈栄養法などを行っている在宅患者に対する医師による指導管理を評価した点数である．当該指導管理に要するアルコールなどの消毒薬，衛生材料（脱脂綿，ガーゼなど），酸素，注射器，翼状針，カテーテルなどは保険医療機関が提供することとなっている．しかし，医療機関から十分な医療・衛生材料が供給されず，在宅療養者や訪問看護ステーションが負担する状況が生じていることが報告されている[8].　また，薬剤は，訪問診療時に医師が薬剤をもってくる，かかりつけ薬局の薬剤師が薬剤を届け指導するという場合（介護保険適用では居宅療養管理指導，医療保険適用では在宅患者訪問薬剤管理指導）もあるが，薬局に療養者，家族が取りに行かねばならない場合もある.

以上のように，在宅医療に必要な薬剤・医療材料・衛生材料の調達に関する困難が生じる場合がある．訪問看護計画書，訪問看護報告書には，衛生材料などを必要とする処置について記載する欄があるため，必要な衛生材料と数量を記載する．訪問看護師は，これらの供給が円滑に行われているかを確認し，医療処置の実施に支障をきたすことのないように調整を行う役割も求められている.

3 ● 訪問看護師と医師との連携上の課題

在宅医療の現場では，訪問看護師と医師は同一機関ではなく別の機関に所属していることが多い．そして，訪問看護師と医師とがいつも同時に療養者の居宅を訪問し，同じ状況を目のあたりにしながら，相互の判断や意見を交換したり，対応策を相談したりできる状況にはない．以上のことから，療養者に必要な医行為がタイミングを逃すことなく確実に行われるための，訪問看護師と医師との効果的な連携が肝要となる．まずは，訪問看護師と医師とが顔のみえる関係になり，相互の医療提供における考え方を知り，信頼関係を築くことが重要となる．また，訪問看護師が療養者に必要な医行為を行ううえで不可欠な医

師の指示を得るための工夫が求められる．たとえば，訪問看護師は褥瘡をデジタルカメラで撮影して画像を医師にみてもらう，医師の訪問診療時に訪問して直接指示をもらうなどの工夫を行っている．

　さらに，訪問看護師と医師との連携を支援し，安全で確実な医行為の実施を支援するツールとして，医療処置の実施に関する情報収集や具体的支援の判断過程，判断樹を示した「**医療処置管理看護プロトコール**」[9]の開発や，あらかじめ医師から示された指示に基づき，その指示の範囲内で一定の医行為を看護師の裁量で行う場合に示す「**事前約束指示**」（「標準約束指示」と，将来必要になると判断した医行為に対して，あらかじめ具体的，個別的に出す「個別約束指示」からなる）[10]の提言などがなされている．

C.　居宅等における安全で確実な医行為の実施に向けて

　これまで，厚生労働省は当該行為の難易度，看護教育の水準，在宅医療をとりまく状況などを勘案しつつ，看護師が行ってもよい診療の補助や医行為の解釈について折々の状況に応じて示してきた．2014年，「地域における医療及び介護の総合的な確保を推進するための関係法律の整備等に関する法律」（医療介護総合確保推進法）が成立し，保健師助産師看護師法の一部が改正されたうえで，2015年10月から「**特定行為に係る看護師の研修制度**」が開始された[11]．これにより，指定研修機関で当該**特定行為**の特定区分に係る特定行為研修を受けた看護師が，医師の指示のもと，患者の病状が**手順書**に示された範囲内かを確認したうえで，手順書に沿って診療の補助を実施することができるようになった．

　特定行為には38行為（21区分）があるが，地域・在宅看護に関する特定行為は「在宅・慢性期領域」のパッケージとされ，気管カニューレおよび胃ろうカテーテルなどの交換，褥瘡または慢性創傷の治療における血流のない壊死組織の除去，脱水症状に対する輸液による補正などが含まれている．実際に訪問看護師が在宅においてこのような行為を実施できることにより，外来通院や医師の往診を待つことなく適切な処置がすばやく行われて重症化を防ぎ，在宅療養者と在宅医の双方にとって，大きなメリットにつながっている事例も多い．

　今後も，その時々の社会に応じた看護職や非医療職の役割のあり方が論じられていくであろう．いつの時代においても，看護師が看護の専門性や役割を果たせるように自らの能力を高めつつ，他職種の専門性や役割を理解し，チーム医療の一員として連携・協働していくことは，居宅等における安全で確実な医行為の実施，在宅療養者とその家族への質の高いケアの提供に直結している．

ⓒⓇⓐⓜ

看護師の役割拡大

　日本では，少子化・高齢化のさらなる進展，労働力人口の減少などにより，医療ニーズは2040年にピークを迎えると予測されている．それを見据えて急性期医療から在宅医療を支える看護師を計画的に養成する目的で，看護師の役割拡大に向けた看護師制度の改革が行われてきている．2015年10月から「特定行為に係る看護師の研修制度」が開始されたことに続き，2019年度の認定看護師制度の改正に伴い，2020年度から特定行為研修を組み込んだ新たな認定看護師教育が開始されている．改正前の認定看護師資格を取得している場合は，特定行為研修を修了して日本看護協会での必要な手続きを行うことで，新たな認定看護師になることができる[i]．

　米国においては，開業医に近い医行為を行うことができるナースプラクティショナー（NP）という資格制度があり，なかでもファミリーナースプラクティショナー（FNP）は全年齢を対象としてプライマリケアを担う．少子高齢多死社会となる日本においても，医師不足や医療職の偏在，在宅医療従事者の不足などの問題を解決するために，医師の指示を受けずに一定レベルの判断や処方，一部の医療処置などを行うことができる看護師へのタスクシフトが検討され，今後はさらなる役割拡大が図られる可能性もあるだろう[ii]．

引用文献
i ）日本看護協会：認定看護師，〔https://www.nurse.or.jp/nursing/qualification/vision/cn/index.html〕（最終確認：2023年11月1日）
ii）井本寛子：最期まで安心・安全な医療がタイムリーに受けられる社会をめざして―2040年に向けたナース・プラクティショナー（仮称）制度創設の必要性．看護 72（2）：34-38，2020

学習課題

1．医師法，保健師助産師看護師法を参照し，医行為，医師の指示，看護師の業務について確認してみよう．
2．在宅での医行為の実施に関連する近年の政策動向，それに関連する看護師や介護職の業務や役割，位置づけについて調べてみよう．

▌引用文献▌

1）　日本国語大辞典第二版編集委員会，小学館国語辞典編集部（編）：日本国語大辞典 第4巻，第2版，p.551，小学館，2004
2）　和田忠志：医療行為．保健医療福祉 くせものキーワード事典（保健医療福祉キーワード委員会），p.77-84，医学書院，2008
3）　厚生労働省：医政発第0726005号―医師法第17条，歯科医師法第17条及び保健師助産師看護師法第31条の解釈について（通知）（平成17年7月26日），2005
4）　山田雅子：訪問看護において看護職は，たんの吸引及び指導を行えるか．看護業務をめぐる法律相談，p.303-307，新日本法規，2011
5）　厚生労働省：在宅におけるALS以外の療養患者・障害者に対するたんの吸引の取扱いに関する取りまとめ，〔http://www.mhlw.go.jp/shingi/2005/03/s0310-4a.html〕（最終確認：2023年11月1日）
6）　厚生労働省：平成24年4月から，介護職員等による喀痰吸引等（たんの吸引・経管栄養）についての制度がはじまります．〔http://www.mhlw.go.jp/seisakunitsuite/bunya/hukushi_kaigo/seikatsuhogo/tannokyuuin/dl/1-1-6.pdf〕（最終確認：2023年11月1日）
7）　厚生労働省：医師法第17条，歯科医師法第17条及び保健師助産師看護師法第31条の解釈について（その2），〔https://www.mhlw.go.jp/web/t_doc?dataId=00tc7179&dataType=1&pageNo=1〕（最終確認：2023年11月1日）
8）　前田修子，水島ゆかり，滝内隆子：在宅療養者への医療・衛生材料供給に向けての課題．癌と化学療法 33（Suppl-2）：273-275，2006

9)　川村佐和子：施設内基準（医療処置管理看護プロトコール）の考え方・使い方．在宅療養支援のための医療処置管理看護プロトコール（川村佐和子監，数間恵子，川越博美編），p.3-9，日本看護協会出版会，2000

10)　川越　厚：在宅末期がん患者に対する医療行為―1.医師と看護師の連携と，指示のありかた．訪問看護と介護 13（1）：46-49，2008

11)　厚生労働省：医療関係者の皆さまへ　特定行為に関する看護師の研修制度が始まります．〔http://www.mhlw.go.jp/file/06-Seisakujouhou-10800000-Iseikyoku/0000128788.pdf〕（最終確認：2023年11月1日）

5 諸外国の在宅医療・訪問看護制度

この節で学ぶこと

1. 諸外国において，在宅医療や訪問看護がどのような制度やシステムのもと展開されているかを学ぶ．
2. 諸外国の在宅医療や訪問看護が，どのような人たちを対象としているかを学ぶ．

A. 米　国

1 ● 米国の医療保障制度，医療提供体制

　米国の特徴は，国民全体をカバーする公的な保険制度はなく民間保険が中心であること，さらに先進国の中でもっとも医療費が高いということである．ここでは，米国の保健，医療体制や訪問看護について述べる．

a. 保険のしくみ

　米国では，65歳未満の人やその家族は，自己選択で職場が提供する民間の医療保険に加入する．自己選択であるため未加入者が多く，国民が医療費によって自己破産する例が後を絶たなかった．こうした問題が長く続いたが，ついに2010年に患者保護及び医療費負担適正化法（Patient Protection and Affordable Care Act of 2010，通称：オバマケア）が定められ，原則国民全員が医療保険に加入するようしくみを整えた．その結果，2019年時点の医療保険加入割合は92%にまで上昇した[1]．しかし，日本のように全員が同じ給付条件というわけではない．支払う保険料が安い場合は受けられる医療の内容にも制約が多い．このような民間保険の特性は存在するので，日本のように全国民が共通した保険給付を受けられる公的保険のしくみとは大きく異なっている．

　公的医療保険制度としては，65歳以上の高齢者および障害者に対するMedicare（以下，メディケア）と，一定の条件を満たす低所得者に対する公的扶助であるMedicaid（以下，メディケイド）がある．

　メディケアは連邦政府が運営し，パートA〜Dの4つの制度で構成される．各パートで保険料や自己負担の支払いがある．パートAは入院サービス（ホスピスを含む），パートBは外来サービスおよび医師・歯科医師の診療，パートDは処方薬である．在宅医療は，退院後100回目までがパートAで，以後はパートBで給付される．パートCはパートA・Bに相当する民間医療保険であり，受診できる病院が制限されるが，AとBの合計よりも保険料が低く設定され給付範囲も広い．2020年時点でメディケア受給者の40%がパートCに加入している[2]．

　メディケイドは低所得者向けの給付で，保険料の徴収はない．給付内容は州の判断に委

ねられており，治療以外の多様なプログラムが提供されている．一定所得以下の世帯における妊産婦ケアや子どもの予防接種，健康診断，高齢者では介護施設の入居費用など保健サービスや介護を含む．低所得者向けというと，日本の生活保護制度のような少数の貧困者向けのイメージをもつ人がいるかもしれないが，そうではない．国民全体の医療保険のうち，メディケイド加入者は21.1％もいる[3]．

b. 医療体制と支払いのしくみ

　米国の入院医療費は非常に高いため，入院期間を最短にして，回復のための療養やリハビリテーションは患者の自宅や専門の長期療養施設で行われる．公的保険のメディケアの場合，入院期間が何日であろうと，病名や手術名などによって1回の入院で病院が受け取る収入はDiagnosis Related Groups（DRG）という枠組みで決められており，入院が長引くと病院は赤字になってしまう．そのため，早期の退院計画とその後の在宅医療，いわゆる移行期ケアがとても重要な意味をもつ．

　米国の高齢者に非常に多い冠動脈バイパス手術でみると，入院期間はおよそ10日で，退院後3割の患者が在宅医療を受ける．この手術が適用される虚血性心疾患などの場合は平均2週間程度で訪問サービスを終了できるよう，体調の回復を確認しながら計画的に訪問し患者や家族に教育していく[4]．かつては，高齢者の在宅医療は訪問した日数や回数による支払いであったが，医療費削減のために2000年からは在宅医療も入院のDRGと同じように患者の条件で給付される金額も決められている．

　このように米国の医療は，患者の回復を目指しつつ，いかに効率的に提供するかを考えて医療を経営していかなければならないしくみとなっている．

2 ● 米国の訪問看護の特徴

a. 訪問看護の提供機関

　病院側も迅速に退院させるためには在宅ケア機関との連携は重要であり，病院内にはその地区の大手在宅ケア機関のオフィスがあって，すぐに対応できるしくみとなっている．訪問看護に際しての医師の指示書は不要で，病院側も在宅側も看護師が中心となって進めていく．

　日本の場合は，看護師は訪問看護ステーション，介護ヘルパーは在宅介護事業所，薬剤の準備と提供は薬局の訪問薬剤師というように，各提供機関が個別にかかわってサービスを行うが，米国の場合はホーム・ケア・エイジェンシー（home care agency）やヴィジッティング・ナーシング・サービス（visiting nursing service）と呼ばれる総合的な在宅ケア提供機関があり，訪問看護や訪問栄養指導や訪問心理カウンセリング，在宅医療に必要な薬剤や物品の輸送，24時間の電話サービスなどを1つの在宅ケア機関が請け負うことが一般的である．自宅退院後の在宅ケアや在宅ホスピスケア（米国の緩和ケアは在宅が主流である）といった訪問以外にも，出産前後の妊産婦向け訪問や介護家族の相談，健康教室の運営などさまざまなサービスを提供している．これらの在宅ケア機関は非営利の民間が中心で，地域密着で展開されている．たとえばニューヨーク市にあるVisiting Nursing Service of New Yorkは，米国初の保健師として有名なウォルド（Wald L）によって1983年に設立され，従業員は14,000人を超える[5]．日本の訪問看護ステーションや訪問介護事

業所の従業員数の平均が 7 人程度であることに比べ，いかに大規模かがわかるだろう．米国の訪問看護においては，日本なら病院の看護師が提供するような急性期に近い看護や緩和ケア，出産後に助産師や保健師が行う新生児訪問指導など，すべてが同じ在宅ケア機関によって提供されているといえる．

b. 専門性の高い看護師

　米国は看護師（登録看護師：registered nurse）の免許取得後にさまざまな専門コースがある．大学院の修士卒レベルの上級看護職の資格には，助産師のほかに，①専門看護師（clinical nurse specialist：CNS），②麻酔看護師（certified registered nurse anesthetist：CRNA），③ナースプラクティショナー（nurse practitioner：**NP**）がある．米国は NP 発祥の国であり，人口あたりの NP 数は 2 位のオランダの 3 倍以上となる，人口 10 万人あたり 40.5 人である[6]．NP は開業権や薬の処方権ももつ資格であり，その専門分野は，急性期・家族・小児・女性医療・精神などがある．その中でもっとも多いのが家族，つまりファミリー NP（FNP）で，米国の NP 全体の 7 割近くを占める．彼らは専用の外来オフィスをもったり，在宅ケア機関に所属して患者宅への訪問を行っている．FNP がプライマリケア医師と同程度の働きをしている州も多く，地域ケアと連続する米国の在宅看護の現場では，NP が医療と看護の両方を自律的に提供しているといえよう．

■引用文献

1) 日本貿易振興機構（JETRO）：米国における医療保険制度の概要，p.22，〔https://www.jetro.go.jp/ext_images/_Reports/01/01168598c658e4b0/20210019.pdf〕（最終確認：2023 年 11 月 1 日）
2) アメリカ医療保障制度に関する研究会（編）：アメリカ医療保障制度に関する調査研究報告書 2021 年度版，医療経済研究機構，p.52-65，2022
3) Kaiser Family Foundation：Health Insurance Coverage of the Total Population：Timeframe 2021,〔https://www.kff.org/other/state-indicator/total-population/?currentTimeframe=0&sortModel=%7B%22colId%22：%22Location%22,%22sort%22：%22asc%22%7D〕（最終確認 2023 年 11 月 1 日）
4) 河野圭子：病院の内側からみたアメリカの医療システム，p.143-151，新興医学出版社，2002
5) 日本貿易振興機構（JETRO）：米国高齢者介護関連市場調査，p.27-28，〔https://www.jetro.go.jp/ext_images/_Reports/02/2018/f4a0a12773c08667/201803usrp.pdf〕（最終確認：2023 年 11 月 1 日）
6) Maier CB, Barnes H, Aiken LH et al：Descriptive, cross-country analysis of the nurse practitioner workforce in six countries：size, growth, physician substitution potential. BMJ Open 6（9）：e011901, 2016

B. 英　国

1 ● 英国の医療保障制度，医療提供体制

　英国は，ヨーロッパ大陸の西側に位置する島国であり，イングランド，ウェールズ，スコットランド，北アイルランドの 4 つの地域で構成される．人口は約 6,697 万人（2022 年），平均寿命は 81 歳（2021 年）[1]である．第二次世界大戦後，「ゆりかごから墓場まで」のスローガンのもと社会保障制度の充実を目指し，その一環として全国民に対し原則無償で医療を提供する国営医療サービス（National Health Service：NHS）が確立された．しかし，国の財政悪化や NHS による財政圧迫は深刻化し，政権の交代とともに医療保障改革が行われてきた．

　医療サービスは，NHS により運営される病院（NHS hospital）や地域（NHS community health services）での公的医療サービスと，プライベート（民間）医療サービスとがある．

　NHSは税金で運営されており，加入者は基本的に自己負担なく医療を受けることができる（処方箋や歯科診療などには一定料金がかかる）．また，6ヵ月以上合法的に英国に滞在する人は，原則的に外国人でもNHSに加入することができる[2]．

　NHS加入者は地域のgeneral practitioner（GP）と呼ばれる総合診療医に登録し，どのような症状についても原則的にはまずGPによる診察を受け，必要に応じて専門性の高い医師やサービスへの紹介が行われる．そして，専門医療の後は地域に戻り，再びGPや訪問看護などによるフォローアップを受けることとなる．なお，救急医療はこの限りではなく，どの人も受診することが可能である[2]．

　NHS病院では，救急外来利用者の多さと待ち時間の長さが課題となっており，救急外来への患者の集中を回避するためのサービスが整備されてきた．NHS111と呼ばれる24時間オンライン・電話サービスでは，症状について相談したいときや緊急性は高くないがどこを受診すべきかなど対応に困っているときに，医療専門職からのアドバイスを受けることができる[2]．また，GPの営業時間外のサービスとして，救急外来を受診するような状態ではないが急な症状やけがなどが発生した場合には，緊急治療センター（urgent treatment centres）と呼ばれる外来を訪れることで，予約なしで診療を受けることも可能である[2,3]．

2 ● 英国の看護職の教育背景と役割

　英国の看護基礎教育は，大学において提供されている．看護師養成課程と助産師養成課程は別であり，助産師として登録するために看護師である必要はない．看護師を目指す人は，大学入学後1年次に基礎科目を学んだのち，2年次からは成人（adult），小児（children），精神（mental health），学習障害（learning disability）の4専門領域に分かれて学ぶ[3,4]．日本のような看護師国家試験はなく，大学を卒業すると看護助産協議会（Nursing and Midwifery Council：NMC）にそれぞれの領域の看護師，または助産師として登録する．2つ以上の専門領域を選択できるコースもあるほか，卒業後に別の領域のコースを受講したうえで登録することも可能である．

　英国の看護職は，日本の看護師免許のように終身の資格が付与されるものではない．NMCへの登録後は，その登録を維持し実践を続けるために，3年ごとに登録更新（revalidation）を受けなくてはならない[3,5]．これは，NMCが定める看護専門職としての基準を満たしているか審査する制度で，3年間で450時間以上の実践に携わっているか，35時間以上の継続教育の受講などの専門職能力開発の実施状況，業務実践の振り返り，上司や同僚からのフィードバックなどの評価を行う．これは看護専門職として技術や知識を最新の状態に保ち，安全かつ効果的な実践を行っているかを保証するとともに，市民からの信頼を強化するために実施されており，すべての看護職に課せられている．期日までに登録更新を行わない，更新料を支払わないなどの場合は登録失効となり，看護職として看護を実践することは不可能となる．

　看護師，助産師のほかNMCが管理する看護職資格の1つに，地域保健専門看護師（specialist community public health nurses：SCPHN）がある[3,6]．訪問保健師（health visitor），学校保健師（school nurse），産業保健師（occupational health nurse），家族看護師（family nurse）などが含まれ，この資格として登録されるためには，看護師もしくは助産

師として NMC に登録されており，かつ大学院レベルの教育を修了する必要がある．この SCPHN の課程を修了することで，一部の医薬品の処方もできるようになる．看護職の処方については，SCPHN 以外の看護職でも大学院レベルのプログラムを修了することで独立処方者（independent prescriber）や補助的処方者（supplementary prescriber）の資格を得ることが可能で，NMC に登録される[3,6]．

　上記の NMC によって管理される資格以外にも，英国には多様な種類の高度実践看護師が存在し，ほとんどが大学院レベルの教育を受けた者である．Nurse practitioner（NP）や clinical nurse specialist（CNS）と呼ばれるが，歴史的にその役割や定義はあいまいで，認定機関から資格認定をされるわけではなく，また，その呼称もさまざまであったため，高度実践者の定義や要件，指針などの明確化が示された[3]．2018年には，王立看護協会（Royal College of Nursing：RCN）が高度看護実践（advanced level nursing practice）の基準を以下のように発表したが，高度実践とは，実践の種類ではなくレベルを指すものであるとしている[3,7]．

- NMC への登録が有効であること
- 4つの柱（高度臨床実践・リーダーシップ・教育・調査研究開発）に従事していること
- 高度看護実践ができることを証明する職務計画があり，このレベルで働く仲間との公平性をもっていること
- 修士レベルの教育を受けていること
- 独立処方者の資格を有すること
- NMC の登録更新要件を満たしていること
- 自律的な業務に従事しているエビデンスがあること

3 ● 英国の訪問看護の特徴

a. 地域で活動する看護職

　日本の訪問看護師と同様の活動を行うのは district nurse（訪問看護師）であり，GP 診療所やコミュニティヘルスセンターなどに属し，在宅（高齢者施設なども含める）で療養する人々への訪問看護を行っている[8,9]．GP，NHS 病院やソーシャルサービス，ボランティア団体などの多様な機関と連携しながら，在宅や施設での療養生活が継続できるよう医療面を中心に利用者やその家族への支援を行う．訪問看護師となるためには，大学院レベルの教育を修めることが必要である．

　General practice nurse（GP 診療所看護師）は，GP の診療所において，医師や薬剤師，栄養士などを含むプライマリヘルスケアチームの一員として，診療所を訪れる幅広い年代や多様な疾患をもつ人々を対象に活動する看護師である．看護師登録ののち，訓練を受けることで GP 診療所看護師となることができる[6]．

　地域においても多様な専門看護師が活躍している．マクミランナース（Macmillan nurse）[10]やマリーキュリーナース（Marie Curie nurse）[11]は，チャリティ団体が資金提供してつくられた役職に従事する看護師の名称であり，がんやホスピス緩和ケアの専門看護

師である．プライマリケアチームや病院，ホスピスなどと連携し，これら専門看護師が訪問し在宅で専門的なケアを受けることを可能にしている．アドミラルナース（admiral nurse)[12]も，Dementia UK というチャリティ団体が資金や教育を提供し育成した認知症専門看護師である．GP 診療所や NHS 病院，高齢者施設やホスピスなどに所属し，認知症をもつ人やその家族への継続した支援や電話相談などを行っている．

　地域では，community matron と呼ばれる，より高度な実践を行う看護職も活動している．臨床経験や管理経験が豊富であり，かつ大学院修士課程を修めた看護職で，長期的かつ複雑な健康課題を抱えながら地域で暮らす患者へのケアを行う[13,14]．Community matron は独立して処方する資格も有する．看護ケアだけでなくケースマネジャーとしての役割も果たし，訪問看護師や GP，社会福祉士などと，地域と病院をまたいで多職種との連携のもと包括的なケアを提供する[14]．

b. 在宅ケア利用までのプロセスとサービス提供内容

　在宅での医療は，前述のように GP を中心に NHS によるサービスが展開され，訪問看護師や専門看護師による訪問も，急性期病院からの退院時や GP からの依頼によって行われる．訪問看護師は，GP や理学療法士，作業療法士，薬剤師，専門看護師などの地域の専門職や福祉部門との連携をとりながら，ニーズアセスメントや必要な医療処置，服薬管理，家族への指導などを行う．

　介護については social care と呼ばれ，住む地域の自治体によって提供される．まずは自治体のソーシャルサービス部門に問い合わせ，本人の介護必要度と介護者についての2種類の評価を受け，さらに個人の資力調査（means test）により介護サービスへの支払い能力の評価が行われる[15]．資産が 23,250 ポンド（日本円で約 420 万円，2023 年 10 月時点のレート）以下の人は，自治体が資金援助を行うこととなる．これらの評価がされた後，介護支援計画が立てられ，実際のサービスの導入内容や頻度が決まる．サービス開始から数ヵ月後，そして年1回の頻度で計画が見直され，その時々の状態に合うサービスの導入へと調整が行われる．

　急性期病院から退院し在宅で療養を続ける人に対し，最大6週間，自宅で多職種によるリハビリテーションなどが提供される intermediate care service と呼ばれるしくみもある[16]．このサービスは入院していた急性期病院や GP，ソーシャルサービス部門などからの依頼のもと，地域の NHS により提供され，入院期間の短縮化や，退院後の不必要な緊急搬送や再入院などを予防することを目的としている．

┃引用文献┃

1)　World Bank Data：United Kingdom〔https://data.worldbank.org/country/united-kingdom〕（最終確認：2023 年 11 月 1 日）
2)　NHS：NHS services,〔https://www.nhs.uk/〕（最終確認：2023 年 11 月 1 日）
3)　白瀬由美香：イギリスにおける看護師の業務範囲とその拡大．健保連海外医療保障 129：30-44，2022
4)　NMC：Becoming a nurse,〔https://www.nmc.org.uk/education/becoming-a-nurse-midwife-nursing-associate/becoming-a-nurse/〕（最終確認：2023 年 11 月 1 日）
5)　Nursing and Midwifery Council：Revalidation,〔https://www.nmc.org.uk/revalidation/〕（最終確認：2023 年 11 月 1 日）
6)　NHS：Nursing Careers,〔https://www.healthcareers.nhs.uk/we-are-the-nhs/nursing-careers〕（最終確認：2023 年 11 月 1 日）

7)　The Royal College of Nursing：Advanced Practice Standards,〔https://www.rcn.org.uk/Professional-Development/Advanced-Practice-Standards〕（最終確認：2023 年 11 月 1 日）

8)　NMC：The NMC register 1 April 2021–31 March 2022,〔https://www.nmc.org.uk/globalassets/sitedocuments/data-reports/march-2022/nmc-register-march-2022.pdf〕（最終確認：2023 年 11 月 1 日）

9)　NHS：District Nurse,〔https://www.healthcareers.nhs.uk/explore-roles/nursing/roles-nursing/district-nurse〕（最終確認：2023 年 11 月 1 日）

10)　Macmillan Cancer Support：Macmillan nurses,〔https://www.macmillan.org.uk/cancer-information-and-support/get-help/macmillan-nurses〕（最終確認：2023 年 11 月 1 日）

11)　Marie Curie：What Marie Curie Nurses do,〔https://www.mariecurie.org.uk/help/nursing-services/what-marie-curie-nurses-do〕（最終確認：2023 年 11 月 1 日）

12)　Dementia UK：Admiral nurse,〔https://www.dementiauk.org/get-support/what-is-an-admiral-nurse/〕（最終確認：2023 年 11 月 1 日）

13)　The National Careers Service：Community Matron,〔https://nationalcareers.service.gov.uk/job-profiles/community-matron〕（最終確認：2023 年 11 月 1 日）

14)　Tregenza L：The role of the community matron：a structured approach to case management. Nursing Older People 31（6）：28–32, 2019

15)　NHS：Social care and support guide,〔https://www.nhs.uk/conditions/social-care-and-support-guide/〕（最終確認：2023 年 11 月 1 日）

16)　NHS：Care after illness or hospital discharge（reablement）,〔https://www.nhs.uk/conditions/social-care-and-support-guide/care-after-a-hospital-stay/care-after-illness-or-hospital-discharge-reablement/〕（最終確認：2023 年 11 月 1 日）

C.　オランダ

1 ● オランダの医療保障制度，医療提供体制

　オランダは，41,864 km^2（九州とほぼ同じ面積）の国土と約 1,770 万人（2022 年）の人口をもち，高齢化率は 20.3%（2022 年），平均寿命は男性 79.9 歳，女性 83.1 歳，合計特殊出生率は 1.62（2021 年）である[1]．高齢者の世帯構成をみると，単身世帯と夫婦のみ世帯の合計が 9 割を超え，配偶者以外（子やきょうだいなど）との同居率はきわめて低く，高齢となっても夫婦のみか一人暮らしが中心という特徴がある[2]．また，ホームケア，福祉サービス，デイケア，シェルタードリビング（高齢者ホームに隣接し食事の提供などを受ける）などを利用しながら可能な限り自宅で生活をできるようにする "チェーンオブケア" が政府の方針として打ち出されており，これらのサービスを受けながらの在宅生活が困難な状況となった場合に，要介護状態の高齢者や障害者のための入所施設であるレジデンシャルホームや，さらに重度の要介護者および医療・リハビリテーションを必要とする人のための医療施設であるナーシングホームへ移行する[3]．

　オランダは，1968 年にドイツや日本より先んじて，高齢者や障害者ケアを支える制度である長期療養保険制度 AWBZ（特別医療費保証制度）を導入した国である．この AWBZ は全居住者を対象とする強制保険であり，年齢や障害種別による区別はなく，1 年以上の長期入院，ナーシングホームやケアホーム，身体・精神障害者施設でのケア，在宅ケアなどをカバーする制度である[4]．AWBZ から給付を受けるためにはケア判定センター（CIZ）から認定を受ける必要がある．CIZ は，疾患，障害，意思疎通，日常生活上の問題，住環境，社会的活動，学習，労働参加についての問題，家族や友人・隣人などからの支援可能性，他の公的・一般サービスの利用可能性といった項目について審査し，全国共通の評価基準に基づきニーズアセスメントが行われる[2]．AWBZ の給付対象となる機能は，①身体介護，②看護・生活指導，③ガイダンスなどの生活支援，④リハビリテーションなどのセ

ラピー，⑤短期入所，⑥施設ケアであり，サービス内容は認定結果に応じて必要なケアの種類や時間，期間などのパッケージが決められ，具体的なサービス提供はNPOが担当している．

　家事援助に関しては，2007年の制度改正において市町村のWmo（社会支援法）から提供される．また，個別ケア手当という現金給付も認められており，在宅介護・支援向けの予算を受け取り介護者への支払いに充てることもできる．このほか，基礎健康保険はAWBZの対象とならない急性期疾患や1年以内の入院などをカバーし，さらには任意の民間保険に加入することで18歳以上の歯科治療，高度先進医療や代替医療，予防・検査などがカバーされる[5]．

2 ● オランダの訪問看護の特徴

a. 看護職・介護職の教育背景と役割

　オランダでは近年，看護職と介護職の資格制度が一本化され，職種は段階別に「介護専門職」（1，2，3）と，「看護専門職」（4，5）の5段階のレベル別の資格となった（**図Ⅴ-5-1**）．一般的に，標準的な手順に従い行うケアが主であるレベル2から，もっとも複雑な職務であるレベル5へと資格の上昇とともに複雑さも上がっていく（**表Ⅴ-5-1**）．ケアヘルパー資格につながるコースは2年間，ケアワーカー養成は3年間，看護師資格はレベル4，5ともに4年間かかる．レベル1の訓練コースは存在していない．

　レベル3のケアワーカーの職務に加えて，種々の看護や特定の心理社会的介入を提供する独立ヘルスケアワーカーも存在する．この職種はIndividual Health Care Profession Actの第34条に保護された資格として定義されており，看護協会への入会も可能である．また，看護師の中でもさらに上級で家庭医（GP）の業務を代替できるような「ナースプラクティショナー」も増加している[5]．

b. 訪問看護提供形態と内容

　世界でもっとも民間非営利団体が発達している国といわれているオランダの訪問看護は，地域ごとに存在する大規模な民間の在宅ケア組織によってシステマティックに提供されている．たとえば人口30万規模の都市には訪問看護師が約500人（パートタイム含む）おり，ナーシングケアの必要な約1,500人の利用者へ援助が提供されている．それぞれの地区にある訪問看護事業所には，在宅ケアに関するコンサルタントやセールスマーケティングを行う管理者（修士号をもつレベル5の看護師）がおり，看護師約10〜15人にチームマネジャー1人が配置され一般的な管理と指導をしている．1つのチームは「チームマネジャー」の指揮の下，利用者のためのケアプロセスまたはナーシングに関するすべての外部または内部のコミュニケーションを調整する看護師である「ケアコーディネーター」と，看護師とケアワーカーの毎日の最適訪問ルート（できるだけ少ない移動時間であること）を計画している「プランナー」という2つのタイプのキーワーカーが補助する．ケアコーディネーターはケアプランを立てる立場と実際に利用者をケアする立場でもあるが，ナーシングケアを提供するのはレベル4から5までの看護師である[5]．

　手術後のケアが必要な場合など，在宅に戻ってくるときの具体的な方法として，まず病院のトランスファーナースが在宅ケア組織の看護師と連絡をとり合う．この情報の移行は

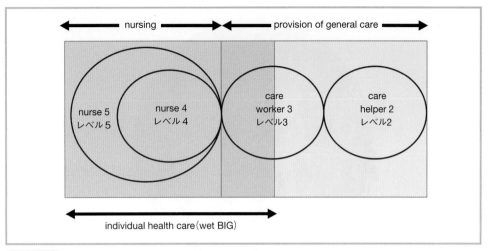

図V-5-1　オランダの看護職・介護職の資格制度

表V-5-1　オランダの看護・介護専門職

資　　格	教　　育	役割・機能
レベル1介護職 （無資格）	なし もしくは1年間	簡単な身の回りの支援（更衣，食事介助，環境整備など）
レベル2介護職 （ケアヘルパー）	2年間	生活環境の支援（日常生活援助，清潔ケア）
レベル3介護職 （ケアワーカー）	3年間	より支援が必要な者への生活環境の支援（看護協会に入会できる）
レベル4看護職	4年間	看護ケア
レベル5看護職 （学士以上）	4年間	看護ケア，管理職，上級看護師など

重要なものとして認識されており，病院と訪問看護事業所で情報を共有するための書式（サマリー）がある．家庭医（GP）との連携はすべて指示書で行われる．ケアと医療の担当は明確に分けられているが，看護師には一定の医療行為が認められている[5]．

c．ビュートゾルフ型訪問看護

オランダ語で"コミュニティケア"を意味するBuurtzorg（ビュートゾルフ）とは，オランダの地域看護師ヨス・デ・ブロック（Jos de Blok）が2006年に1チーム4人で起業した非営利の在宅ケア組織であり，募集活動をすることなく2016年にはオランダ国内で約890チーム，看護・介護職約10,000人の組織に急成長し，世界24ヵ国に事業が拡大している．この組織は，「可能な限り在宅でケアを提供する」というオランダの理念をもとに，「クライアント（利用者）中心のケア」を実現するため，自立支援とQOL向上につながる最良の解決策提供に向け，すべてのケアプロセスに責任をもってトータルケアを展開している．そのもとになる概念は「玉ねぎモデル」と呼ばれ，①利用者自身がセルフマネジメント（自己管理）を行う，②インフォーマル・ネットワーク（家族・親戚・地域の人間関係）で支援する，③ビュートゾルフ（地域看護師を中心としたチーム）で支援する，④

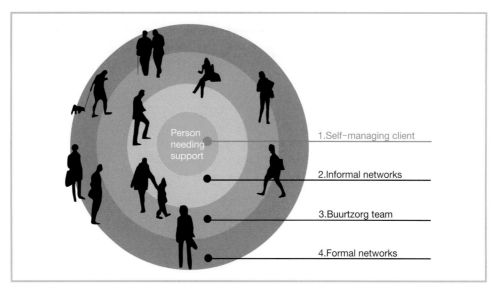

図Ⅴ-5-2　ビュートゾルフと玉ねぎモデル

[Buurtzorg international：Welcome to Buurtzorg—Humanity over bureaucracy,〔https://www.buurtzorg.com/about-us/buurtzorgmodel/〕（最終確認：2023 年 11 月 1 日）より引用]

フォーマル・ネットワーク（公共・民間のサービス）で支援するという，4 層からなる（**図Ⅴ-5-2**)[6,7]．

　ビュートゾルフチームは，利用者との信頼関係を基盤に，生活環境，友人，家族，隣人などのインフォーマル・ネットワークを考慮に入れ，利用者の文脈に沿った自立支援を行い，専門職によるケアを「自助」「互助」に置き換えることを重視している．

　ビュートゾルフの地域看護師は，ヘルパー業務・ケアマネジャー業務を兼ね，利用者の生活維持からヘルスケアまで統括する「パーソナルカウンセラー」役を担っていることが特徴である．1 チーム最大 12 人のさまざまな専門性をもつ看護・介護職が約 40〜60 人の利用者をサポートし，それぞれのチームに管理者は置かず，毎週のミーティングで役割と責任の確認とリフレクションをしながら，利用者，看護師の採用・教育，財務，イノベーションなどすべてに裁量と責任をもってケアを実施し，組織とサービスを継続的に改善している．この人的資源の有効活用（間接コストの削減）と質の改善につながる専門職裁量が実現する理由は，構成員は全員レベル 3 以上，その約 40％が学士（レベル 5）以上の地域看護師であることである．ビュートゾルフの地域看護師は多様な利用者に対し，①看護師によるニーズアセスメント・ケアプラン作成，②インフォーマル・ネットワークのマッピングと活性化，③専門職ネットワークのマッピング（家庭医・パラメディカル・福祉・病院など）と連携・調整，④QOL 向上に向けたケア提供（介護・看護・ガイダンス），⑤共感的・社会関係支援の提供，⑥セルフケアの支援を実施している[2]．

引用文献

1)　World Bank Open Date：Health,〔https://data.worldbank.org/indicator〕（最終確認：2023 年 11 月 1 日）
2)　堀田聰子：オランダのケア提供体制とケア従事者をめぐる方策—我が国における地域包括ケア提供体制の充実に向けて．JILPT Discussion Paper Series 12-07,労働政策研究・研修機構,p.16, 2012,〔https://www.jil.go.jp/

institute/discussion/2012/documents/DP12-07.pdf〕（最終確認：2023 年 11 月 1 日）
3) 廣瀬真理子：オランダにおける最近の地域福祉改革の動向と課題. 海外社会保障研究 162：43-52, 2008
4) 佐藤主光：医療保険制度改革と管理競争：オランダの経験に学ぶ. 18 年度海外行政実態調査報告書, 会計検査院, p.41-60, 2007, 〔http://www.jbaudit.go.jp/effort/study/mag/pdf/j36d04.pdf〕（最終確認：2023 年 11 月 1 日）
5) 石垣和子, 伊藤隆子, 飯田貴映子ほか：平成 21 年度老人保健健康増進等事業（厚生労働省老人保健事業推進費等補助金）海外の高齢者施設における介護職等のケア管理・提供に関する調査研究報告書, p.31-79, 2010
6) Buurtzorg international：Welcome to Buurtzorg—Humanity over bureaucracy,〔https://www.buurtzorg.com/about-us/buurtzorgmodel/〕（最終確認：2023 年 11 月 1 日）
7) 堀田聰子：よりよいケアを希求する「船」としてのビュートゾルフ. 訪問看護と介護 21（5）：346-351, 2016

D. フィンランド

1● フィンランドの医療保障制度，医療提供体制

　フィンランドは，スウェーデンとロシアの間に位置する北欧の国で，EU に加盟している．首都はヘルシンキ，国土は日本よりやや小さく 33.8 万 km^2 [1]，人口は 554.1 万人（2021 年）である[2]．平均寿命は，女性が 84.6 歳，男性が 79.3 歳，高齢化率は 22.87％である（2021 年）[3,4]．フィンランドは経済協力開発機構（Organisation for Economic Co-operation and Development：OECD）に加盟する国々の中でも単身世帯率が高く，その理由として，法律婚が少ないこと，子どもは大学入学と同時に独立することが一般的であること，老親と子世代が同居することを促す規範が存在しないことが，考えられる要因としてあげられている[5]．

　フィンランドでは，高齢者福祉政策は「社会福祉法」に基づいて実施されている．育児や子育て，障害者福祉なども含む社会福祉全般の枠組みを定めた法律の一要素として，高齢者福祉が位置づけられている．介護や高齢者に限定した介護保険制度はないが，国民保険が介護についてもカバーしている．社会保険機構（KELA）が運営する国民皆保険制度が整備されている[6,7]．

　医療の提供体制については，基本的には自治体によって公的に保健医療サービスが提供されており，民間によるサービスは公的サービスを補完している．フィンランドは中央政府と基礎自治体（Kunta）の 2 層からなる．小規模自治体では，近隣の地方自治体が連携した地域（Maakunta）が医療・社会福祉サービスを担っている（2020 年時点で自治体数は 310）．医療・社会福祉サービスには，保育，高齢者ケア，障害者ケア，生活保護，アルコール薬物依存症ケア，予防保健事業，1 次医療，2 次医療，歯科治療，環境衛生などが含まれる．1 次医療は自治体の医療センター（Terveysasema）が行い，専門病院（公立）を拠点とした自治体連合が 2 次医療を，さらに高度な医療を行う拠点病院（大学病院）が 3 次医療を担っている[6]．

　フィンランドの高齢者ケアサービスの目的は，人々ができる限り住み慣れた自宅や地域で自立した生活を営むことであり，自治体は包括的にサービスを提供している[7]．従来の老人ホームや長期療養病棟といった介護施設に代わるものとして，住まいに介護や生活支援サービスを付加させた高齢者用住宅や 24 時間サービス付き住宅の整備を 1990 年代から進めており，「施設中心」のケアから「地域中心」のケアへの流れがみられる[8]．

　フィンランドにおいて，高齢者のヘルスケアと社会サービスは，**表V-5-2** のように示される．在宅ケアサービスには，ヘルスケアとしての訪問看護，社会サービスとしての

表Ⅴ-5-2　フィンランドの高齢者のヘルスケアと社会サービスの概要

ヘルスケア	・急性期ケア：大学病院，中央病院，地区病院 ・急性期または長期療養ケア：保健センターの病床 ・混合型ケア：1日入院 ・非施設ケア：保健センターなどの外来，訪問看護
社会サービス	・長期療養ケア・非施設ケア：24時間サービス付き住宅，高齢者用住宅 ・混合型ケア：デイセンター ・非施設ケア：ホームヘルプサービス，サポートサービス（配食サービス，移送サービスなど），セキュリティサービス（セキュリティ電話，リストバンドなど） ・その他：親族介護支援法に基づく支援

ホームヘルプサービス，サポートサービス（配食サービス，移送サービスなど）が含まれている．

　介護サービスの認定は，1次医療の自治体の医療センター（Terveysasema）がMDS（Minimum Data Set），RAI-HC，RAVAインデックスなどの客観的指標に基づいて申請者の心身の状況を評価し，総合的に認定している．財源は，地方税，国の補助金（国税），社会保険庁からの払い戻しであり，利用者の自己負担はごく一部（2018年実績は7.8％）となっている[6]．

　また，フィンランドの独特な社会サービスとして，インフォーマルな介護者支援である2005年に制定されたインフォーマルケアサービス法（親族介護支援法，Act on Support for Informal Care）に基づく支援がある[5]．これは，親族介護者に対して介護や長時間介護に拘束される場合の毎月休暇を得る権利などが保障されるものである[9]．親族介護者と認定されるためには介護の拘束時間や要介護者の介護度などの条件があるが，必ずしも要介護者と同居していない場合もあり，親族でなく友人間の介護であっても支援の対象になっているという特徴がある[10]．

　自治体には，高齢者センター（Ikäkeskus［イカケスクス］，英訳 The Age Centre）があり，高齢者に対して利用可能な公的および民間のサービスの助言を行っている．ケースマネジャーによる高齢者のサービスニーズの査定，サービスパッケージの計画，理学療法士による在宅支援，安心電話などのテクノロジーの活用支援，高齢者のグループ活動支援などを行っている[11,12]．

2●フィンランドの訪問看護の特徴

　フィンランドでは，ケアサービス計画の立案のために，2人の専門職者（ソーシャルワーカーまたはジェロノミスト［geronomist］と保健師または看護師）が共同で利用者の自宅を訪問する[13]．ジェロノミストとは，高齢者のヘルスケアと福祉を融合した3年半の学士プログラムの専門職で，高齢者ケアの管理的役割を担うことが期待されており，高齢者ケアの開発やスーパービジョンを行うことが特徴である[13,14]．フィンランドにおいて，看護師，保健師，助産師の養成は，応用科学大学（university of applied sciences）で行われている．看護師は210単位（3.5年），保健師は240単位（4年），助産師は270単位（4.5年）の必要単位を修得し，応用科学大学を卒業することによって資格を得ることができる[15]．

　在宅看護の提供については，前述した訪問看護とホームヘルプサービスが統合的に提供

されている．看護師，保健師は2週に1回または月に1回程度，利用者の利用サービス，重症度，ケアニーズに応じて訪問し，ケアサービス計画の立案および高度な医療処置の実施を担当している[16]．日々の訪問はラヒホイタヤ（lähihoitaja）＊と呼ばれる介護人材が担い，利用者の基本的なニーズを満たすためのサービス，すなわちシャワー浴介助，食事介助，服薬支援などの身体ケアおよび，料理，掃除，買い物代行サービスなどの家事支援が提供されている．ラヒホイタヤの訪問回数は1日1～4回で，利用者の状況によって異なる．

　ラヒホイタヤは1993年にフィンランドで創設された資格で，中学卒業レベルの社会・保健医療サービス部門の10の職業資格，すなわち，保健医療サービス部門における7つの資格（准看護士，精神障害看護助手，保母/保育士［児童保育士］，歯科助手，ペディケア士，リハビリテーション助手，救急救命士-救急運転手）と社会サービス部門における3つの資格（知的障害福祉士，ホームヘルパー，日中保育士）を統合したものである[17]．ラヒホイタヤの教育は，中等職業専門学校で3年間，計120単位で行われる．最初の2年間で共通職業基礎資格のための学習をし，3年目で「高齢者ケア専門課程」「看護・介護専門課程」「幼児・児童ケア教育専門課程」などの専門職業基礎資格のための専門教育を受ける．なお，ラヒホイタヤの教育を受けた後に応用科学大学に進学し，看護師になるための勉強をすることも可能である．

　ラヒホイタヤは近年，在宅ケア，高齢者施設，医療機関であるヘルスセンターの長期療養施設における直接的なケアの主要な担い手となっている．所属する職場の医師からの許可，保健師，看護師などから技能チェックを受けることにより，皮下注射，筋肉注射などの医療行為の一部にラヒホイタヤが参加することが許可されているため[18]，ラヒホイタヤは一部の医療行為と身体介護，家事援助の双方を行う，介護と看護を統合した資格ともいえる．ラヒホイタヤの多くは自治体の正規雇用者であり，他国のケアワーカーに比べ労働条件が良好で，教育レベルが高いことで知られている[17]．

＊ラヒホイタヤ（lähihoitaja）［英語呼称：practical nurse］：語源の lähihoito という言葉は「日常のケア」に相当する意味である．

ⓒⓞⓛⓤⓜ 実際の在宅ケアチームの活動

　　フィンランドの北西部にあるセイナヨキ市の例をあげる．市が運営する在宅ケア事業所では，1つの事業所に3〜4人の保健師，看護師，ジェロノミスト，ソーシャルワーカー，15〜25人のラヒホイタヤが所属し，3〜4つのチームに分かれている．各チームは，保健師あるいは看護師1人と3〜5人のラヒホイタヤで構成され，協働してチームケアを行っている[i]．日中の訪問は市が運営する在宅ケア事業所によって行われ，夜間の訪問は民間サービスによって行われている．

　　在宅ケア利用者の情報は，電子カルテシステムにより，在宅ケアスタッフ，病院スタッフ間でも共有されている．また，利用者の自宅にホルダーマップと呼ばれる個人ファイルがあり，在宅ケアスタッフと家族の間で利用者の情報共有がされている．ホルダーマップには，利用者の氏名，疾患，週間計画，使用機器・補助具，収入，生活歴，在宅ケア事業所の連絡先，在宅ケアスタッフが実施したケア内容などが書いてあり，利用者が病院に行くときは一緒にもっていき，病院スタッフと情報が共有される．以上のように，フィンランドでは，在宅ケアサービスと施設ケアサービスとの切れ目のない情報共有のシステムが確立されている．

引用文献

ⅰ）佐々木明子，田沼寮子，Jaakko Kontturi ほか：高齢化先進国における在宅ケアとチームアプローチの展開—フィンランドセイナヨキ市における在宅ケアのチームアプローチ．在宅ケア学 第3巻—在宅ケアとチームアプローチ（日本在宅ケア学会編），p.17-24，2015

▌引用文献▌

1）外務省：フィンランド共和国（Republic of Finland）基礎データ，〔https://www.mofa.go.jp/mofaj/area/finland/data.html〕（最終確認：2023年11月1日）
2）OECD Library：Population. Demography,〔https://www.oecd-ilibrary.org/social-issues-migration-health/population/indicator/english_d434f82b-en〕（最終確認：2023年11月1日）
3）OECD Library：Population. Health status,〔https://www.oecd-ilibrary.org/social-issues-migration-health/life-expectancy-at-birth/indicator/english_27e0fc9d-en〕（最終確認：2023年11月1日）
4）OECD Library：Elderly population. Demography,〔https://www.oecd-ilibrary.org/social-issues-migration-health/elderly-population/indicator/english_8d805ea1-en〕（最終確認：2023年11月1日）
5）髙橋絵里香：老いを歩む人びと—高齢者の日常からみた福祉国家フィンランドの民族誌，p.191-197，勁草書房，2013
6）総務省：フィンランドにおける医療機器がユーザーに届くまでの流通ルート（ロボット介護機器開発・標準化事業に係る海外調査），〔https://robotcare.jp/data/outcomes/2020/09.pdf〕（最終確認：2023年11月1日）
7）笹谷春美：フィンランドの高齢者ケア—介護者支援・人材養成の理念とスキル，p.38-43，明石書店，2013
8）石井　敏：フィンランドにおける高齢者ケア政策と高齢者住宅．海外社会保障研究 164：39-53，2008
9）山田眞知子：フィンランド保健ケア改革の動向—2011年5月1日施行の「保健ケア法」．自治総研 37（4）：78-104，2011
10）髙橋絵里香：ケア"ワーク"としての家族介護：フィンランドの自治体レベルでの支援制度から考える，〔https://www.jsps.go.jp/file/storage/grants/j-grantsinaid/22_letter/data/news_2014_vol3/p06.pdf〕（最終確認：2023年11月1日）
11）City of Seinäjoki：äkeskus-Ikäihmisten asiakasohjausyksikkö,〔https://www.seinajoki.fi/en/〕（最終確認：2023年11月1日）
12）City of Seinäjoki：Older people service The Age Centrethe counselling unit for the elderly,〔https://sairaanhoitajat.fi/en/profession-and-skills/study-to-become-a-nurse/〕（最終確認：2023年11月1日）
13）諏訪さゆり，辻村真由子，島村敦子ほか：フィンランドとイギリスの地域における認知症高齢者と家族への服薬支援．千葉大学大学院看護学研究科紀要 38：1-10，2016
14）佐々木明子，田沼寮子，Jaakko Kontturi ほか：高齢化先進国における在宅ケアとチームアプローチの展開—フィンランドセイナヨキ市における在宅ケアのチームアプローチ．在宅ケア学 第3巻—在宅ケアとチームアプローチ（日本在宅ケア学会編），p.17-24，2015
15）Finnish Nurses Association：Nursing and Nurse Education in Finland,〔https://www.healthcarestudies.com/bachelor/nursing/finland〕（最終確認：2023年11月1日）

16）辻村真由子，諏訪さゆり，島村敦子ほか：フィンランドの地域における認知症高齢者への対応―高齢者ケアの有識者を対象とした模擬事例を用いたインタビュー調査から．千葉大学大学院看護学研究科紀要 36：11-19，2014
17）前掲7），p.157-199
18）森川美絵：地域包括ケアシステムに必要とされる人材の考え方―フィンランドの社会・保健医療ケア共通基礎資格ラヒホイタヤを手がかりに．保健医療科学 61（2）：130-138，2012

学習課題

1．本文で取り上げたそれぞれの国の在宅ケアシステムや訪問看護制度について，概要をまとめてみよう．
2．各国の在宅ケアシステムや訪問看護制度と日本の諸制度にはどのような違いがあるか，比べてみよう．

第VI章

在宅看護の姿勢・考え方

学習目標

1. 在宅看護を行うにあたって必要となる姿勢や考え方について理解する.
2. 在宅という場の特徴を理解し,療養者やその家族との支援関係の構築や,病状・病態の予測と予防の重要性を理解する.
3. 在宅療養者本人や家族によるセルフケアや活動・参加を支援することの重要性を理解する.
4. 在宅療養者の人権や価値観を尊重し権利を擁護すること,意思決定を支えることの重要性を理解する.
5. 地域包括ケアシステムや在宅看護における多職種連携・協働について理解する.

1 在宅という場の特徴

この節で学ぶこと

1．在宅という場の特徴について学ぶ.
2．自宅に代わる地域の住まいについて学ぶ.

A. 在宅という場

　在宅という場は，自分の好みに応じて設えてきた住処，人生の喜び・悲しみとともに思い出につながる場所，すなわち「自宅」「わが家」である．通勤・通学経路，買い物，友人宅，畑に通う道，日々目にする自然や風景なども，わが家の延長として個人にとって大切なものとなっている.

　人は，自分の住処，自宅という本拠地において，住まい，食べる，排泄する，着る，清潔を保つ，休む，眠るなど，セルフケアを毎日欠かさず行い，健康を維持し，子どもを産み育て，病気の人や高齢者をケア・介護し，学び，遊び，働き，暮らしを営んでいる．自宅は私生活の場であるため，自分の考え・思いのままに日常生活を送ることができる．住み慣れた生活の場であることから，くつろいだ気持ちで過ごせたり，病気のことだけでなく，暮らしや家族にも関心を向けることができる．一方で，病気や障害，高齢などにより自分で生活行動ができなくなると，医療設備などが整っておらず，医療職も常駐していない自宅では，生活に支障が生じてしまうという困難さもある.

　在宅という場は，家族や友人，知人らとともに暮らす場所であり，住み慣れた生活の場で，くつろいだ気持ちで過ごしている．また，療養者の療養環境と家族の介護・生活環境が合わさった環境である（**図Ⅵ-1-1**）．療養者にとっては，配偶者，子ども，孫，親などの家族がそばにいると安心してケアを受けることができる．また，暮らしの流れの中で，家族が料理をする音，食べ物の匂いなど，家庭や家族の雰囲気を感じることができる．友人や知人と会ったり，電話で話すこともできる．介護をする家族は，家事をしながら，療養者の様子をみることができる.

　普段は在宅で生活をすることの意義を感じていなくても，病気や障害のために家を離れて入院したり，施設に入所する，災害で家を失うなど，人生で起こる出来事の中で，いったん家で過ごすことが脅かされる状況になると強く意識される.

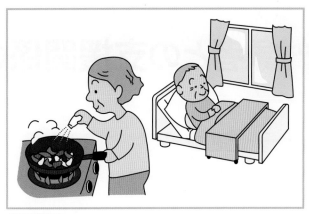

図Ⅵ-1-1　　在宅という場

B.　自宅に代わる地域の住まい

　　自宅で療養することが困難となった場合に，高齢者のための多様な住まいが提供される
ようになってきている．サービス付き高齢者向け住宅，有料老人ホーム，軽費老人ホーム
（ケアハウス），グループホーム，介護老人保健施設，特別養護老人ホーム，介護医療院な
ど，生活の自立の程度や経済的条件に応じてさまざまな住まいがある．また，障害児・者
には，障害者施設，児童養護施設などがあり，介護や生活支援を受けながら生活すること
ができる．

　　これらの住まいは，地域によりその種類や数に違いがあるが，療養者の生活に即した居
場所や住まいが選択できるように，制度的にも拡大してきている．新たな居場所や住まい
の役割を担うサービスには，療養者にとって自宅のように居心地のよい場となることが求
められる．

学習課題

　1．在宅という場の特徴について考えてみよう．
　2．あなたの住んでいる都道府県や市町村において，自宅に代わる住まいとなるサービス
　　の種類と数を調べてみよう．

2 対象者との支援関係の構築

この節で学ぶこと

1. 在宅看護に携わる看護師が在宅療養者や家族との支援関係を円滑に構築するために必要な姿勢・態度を理解する.
2. 在宅看護ならではの関係構築の特徴を説明できる.

A. 対象者と看護職の関係の理解

　在宅看護の対象となる人々は全年齢層に及ぶ. 在宅には長年暮らしてきた自宅だけでなく有料老人ホームやグループホーム, サービス付き高齢者向け住宅なども含まれる. このような, 対象者が日常を過ごしている「生活の場」で看護は展開される. 日常生活の場に看護師を必要とする対象者は, 医療面で日常生活の管理が必要であり, 不適切な管理によって身体・心理・社会的な健康が脅かされるリスクを有している. したがって, 看護に求められる役割は, 対象者が日常生活を穏やかに送るために, 医療面から暮らしを支援することである. 2000年の介護保険制度施行後は, それ以前に比べ, 医療的ケアや服薬管理の支援をするために在宅療養者宅に看護師が訪問することが, 国民に認知されるようになった.

　医療的な視点から生活を支援する専門職として, 主治医の指示を受けて訪問するのが訪問看護師である. はじめて利用者宅に訪問する際に, 初対面の自分をまず安全な人物であると認識してもらうこと, 自宅に迎え入れてもらうこと, 利用者や家族と対面すること, 会話をしたり情報を入手したりすることを許されなければ看護は提供できない. そのためには, 身だしなみや服装, 挨拶と自己紹介, 礼儀作法, 訪問客として節度ある態度, 言葉遣いなど, 看護以前に, 他人の生活の場に足を踏み入れる者として, 失礼のない態度, 言動が求められる. 一歩室内に入れてもらわなければ, 庭先や軒先では看護は十分に展開できないので, 看護師はまず利用者や家族に受け入れてもらう必要がある. しかし相手に受け入れてもらう前に, まず看護師自身が対象者を受け入れなければ関係は始まらない. どんな対象者に対しても笑顔で挨拶し, 自己紹介をし, 自分は対象者の生活を支援するために訪問したことを説明して受容的な態度を表明する必要がある. そこで対象者に受け入れられると, 最初の関係形成段階に到達する. 次に「看護師が家に来たおかげで○○ができてよかった」と認識してもらい, さらには「また来てほしい」と思ってもらえる支援関係が成立する. ここまでの関係を築くことができれば, その後は看護計画に沿って必要な看護を継続的に実施することはそれほどむずかしくないだろう. しかし, この関係は一度構築できても永続するとは限らない脆弱なものであることを認識し, 支援関係を良好に保

つために気遣いや気配りを常に欠かさないことは，必要であり大切なことである．

B.　対象者との関係に必要とされる姿勢と態度

　　看護師はまず対象者に深い関心をもち，医師の指示に基づき利用者を支援するために暮らしの場に出向いてきたことを対象者に伝える．対象者の生活状況や病状，困りごとを正確に知り，より快適な暮らしを目指してともに努力しようとする姿勢と態度をみせることは重要であり，それをはっきり相手に伝えなければ受け入れてもらえない．

　　また，困りごとを解決するために努力は惜しまないこと，利用者や家族に協力することを表明し，何でも相談してもらえるように促す．対象者の役に立とうと努力する姿勢が相手に伝わると，相手も心を開き，真実を語ってくれるようになる．

　　医療機関と異なり，看護の場が利用者の生活の場であるので，何事も決定するのは利用者とその家族である．たとえばドアを開けるだけであっても「開けてよろしいですか」という問いかけが必要であり，看護行為1つ1つにも当然対象者の許可を必要とする．したがって，行おうとする行為に関してていねいに説明し，納得してもらったうえで，許可を得て実施することになる．また，治療や受ける支援の方針を決めるにあたって意思決定するのも対象者である．しかし，医療の知識や情報が少ないと判断に迷うことも多いので，専門職として入手した情報はできる限り正確にわかりやすく対象者に伝える．場合によっては，正確で豊富な情報を伝達できるように医師や多職種の力を借りることも必要である．

C.　生活の場で展開する看護の特性

　　生活の場で行う看護は，医療機関とまったく同じではない．診療の補助業務を実施する場合に，医療設備や器具は何でもそろっているとはいえないのが生活の場である．在宅医療の急速な発展により，在宅でも採血，注射，点滴，カテーテル交換，輸血など医療処置が可能になっている今日であるが，いつでもどこでも誰でもできるとまでは言いがたく，緊急時の対応が医療機関並みとはいえない．24時間対応する訪問看護事業所も増加しているものの，時には救急車による搬送も必要となる．

　　看護師の独占業務として「傷病者の日常生活の世話」があるが，食事，排泄，清潔，移動，整容，更衣などの日常生活動作に関しては，専用の機材を利用せずとも，一般家庭にある物品を工夫して活用することにより，清潔かつ安全に看護を行うことも可能である．また，訪問する看護師は原則1人であるため，家族の協力や介護職の協力を得たりすることで実施可能となるケアもある．その場合には，看護技術のコツを適切に協力者に伝えることで，より安全で円滑にケアが実施できたり，看護師の不在時にも家族や介護職のみで実施できるようになったりもする．

　　近年，独居者や日中独居者が増加し，訪問時に利用者が1人という場合も多く，訪問看護師が家族に代わって見守りをしたり，日常生活の援助をしたり，服薬管理をすることも多い．介護職や各種療法士，あるいは入浴サービス，通所サービスなど複数のサービスを組み合わせて日常生活の安全を確保している対象者も多く，看護師が単独で生活を丸ごと

支援できることは少ない．したがって，対象者の在宅生活を支える看護の特性としては，多職種との連携が大変重要である．医師，薬剤師，各種療法士などの医療職以外に，福祉職，介護支援専門員（ケアマネジャー），栄養士，臨床心理士，さまざまな専門職や非専門職とも連携しながら，生活の場で暮らす対象者をチームで支えるために，多職種チームの一員として適切に行動できる看護師であるための資質を備えることが期待されている．

学習課題

1．利用者や家族に「また来てください」といわれるために，看護師はどうすればよいか考えてみよう．
2．家庭にある物品を看護実践に生かす工夫例として，何を使ってどんなことができるか考えてみよう．

3 病状・病態変化の予測と予防

この節で学ぶこと

1. 訪問看護師による訪問頻度について学ぶ.
2. 病状・病態変化の予測の重要性について学ぶ.

A. 訪問看護における訪問頻度と滞在時間

　訪問看護の場合, 看護師が療養者に常についているわけではなく, 訪問看護師が療養者のもとを訪れる回数は平均するとおおむね週1回程度となっている. 使用する保険の種類によって, 以下のような基準で**訪問頻度**が設定される.

- 医療保険の場合[1]
  原則として週3回までだが, 特別訪問看護指示書 (p.169 参照), 厚生労働大臣が定める疾病等(p.167, **表Ⅴ-1-4** 参照)などの条件により, 回数を増やすことができる.
- 介護保険の場合[2]
  利用回数に制限はないが支給限度額があり, 訪問介護などの他のサービスも必要とする場合が多いため, 無制限に回数は増やせない. 特別訪問看護指示書により, 訪問頻度を増やすことができる場合がある.

　訪問看護師が訪ねてくる日であっても, 1回の訪問につき滞在時間はおよそ30〜90分である. 医師による訪問診療や往診が行われる日もあるが, 多くの場合は訪問看護より頻度が低い. このように, 在宅療養は医療職がほとんどいない環境下において, 本人や家族などによって継続される.

B. 病状・病態の予測と予防

　前述のように, 在宅療養では医療職が療養の場に常駐できない. そのため, 訪問看護師は病態の変化の予測や状態に変化があった場合の対応について説明し, 悪化の予防に努めなければならない.

　予防には, 一次予防 (健康増進と特異的予防), 二次予防 (早期発見と早期対応), 三次予防 (悪化防止とリハビリテーション) の段階がある (p.39 参照). 訪問看護は, 主にがんや難病などの悪化を早期に発見し対応する二次予防が中心となる人, 脳血管疾患など機能障害はあるが, それ以上の機能障害を防止してリハビリテーションを続ける三次予防が中心となる人が利用する. また, 家族が糖尿病や高血圧などの疾患をもつ可能性がある, 一

次予防が必要な人ともかかわることになる．疾患や身体状況により，さまざまな健康レベルの予防が必要となる．

　医療職が常にいない環境下で安定して在宅療養を継続するには，訪問看護師がこれらの予防を適切に行うことが欠かせない．そのために，訪問看護師が毎回の訪問時に療養者の病状をアセスメントし，次の訪問までの変化を予測して適切な予防策を講じる必要がある．さらに，主治医と連携して血液検査値などの情報を普段から得られるようにし，急変時にも医師に相談し検査を受けられるような体制を整える．

　訪問看護師は，予測に基づき，生活上の注意点や緊急事態が生じたときの連絡先などを療養者や家族，介護職など他の職種に伝えておく．その際には，現在の病状だけでなく，前回の訪問時，前々回の訪問時の状態とその後の変化など，療養者の過去の状態や急変歴も参考にする．療養者が一見安定した状態と思われる場合においても，潜在的な変化の可能性を用心深く観察する．

C. 家族の介護力

　在宅での療養には家族による介護を期待することが多い．たとえ一人暮らしであっても，遠隔 IT などの導入も含めて遠方からの家族の気づかいがあることが助けになる．

　家族の介護力は，家族構成，家族の体力や健康状態のほか，家族の発達課題，家族関係，過去の介護に対処した経験などにより異なる．家族の健康が維持されてはじめて介護ができるのであり，家族の発達課題と並行して介護を行うことができるように，役割や生活の調整を行うことが求められる．心身の状況，生活状況，経済的状況，家族の関係性などをアセスメントし，家族の介護力を期待すると同時に，家族員の健康を守るということが重要である．家族成員が少なく，介護をすることができない家族も増えているが，それぞれの家族ができる部分にはセルフケア能力を発揮できるように支援し，できない部分は専門職が補うようにする．

学習課題

1．訪問看護師の訪問頻度について調べてみよう．
2．病状・病態の変化にはどのようなことがあるか，考えてみよう．

引用文献

1)　社会保険研究所：訪問看護業務の手引　令和4年4月版，p.66-68，2022
2)　前掲1)，p.71-82

4 自立支援（セルフケア）

この節で学ぶこと

1. 在宅療養者の自立支援（本人・家族によるセルフケアの支援）について学ぶ.
2. 急変時の対応における自立支援について学ぶ.

A. 自立支援（本人・家族によるセルフケアの支援）とは

　セルフケアは，対象者本人が**健康管理**の必要性を感じて自ら行動を起こすことを主軸においた考え方である．人間は古くから「自分の健康を自分で守る」ために健康の維持・増進を目指すセルフケアを行ってきたが，近年は医療の現場においても患者の権利を重視し患者と医療者の関係を見直す動きが生まれたことで，病者や障害者の自己決定が重視されるようになり，セルフケアへの関心はいっそう高まった．

　2001 年に世界保健機関（WHO）が従来の国際障害分類（ICIDH）から国際生活機能分類（ICF）へと障害のとらえ方を発展させたことにより，自立支援とは対象者の障害を克服するだけではなく，もっている力や強みにも着目して支援することであると考えられるようになった．「自立」とは社会福祉用語では「自律」とほぼ同じ意味でとらえられ，できないことは人に頼むが，自らの考えに従って行動することである．ADL の向上などの身体的な自立に限らず，対象者の主体性や意向を尊重する精神面での自立も含む．自らが生活における自己決定，自己選択をしながら，QOL を高めていくことを自立ととらえている．

　在宅療養の場における看護職は，対象者や家族の望む生き方，暮らし方といった価値観を尊重しつつ，自立支援をしていくことが重要である．在宅という場では，病状の変化だけでなく，些細なことでも療養者や家族が迷ったり，不安を感じたりすることが往々にしてある．たとえば，発熱があったり血圧が高くなったりなど，状態の変化があると心配になる．また，入浴，排泄，食事のことなど，日々考え知恵を働かせなくてはならないことが次々と発生する．訪問看護師や医師に依存しすぎて相談しなくては物事が進まないということがないように，訪問看護師は療養者や家族が安心でき，自信をもって過ごせるように心がけてかかわる必要がある．

　訪問看護師が十分に傾聴し，支持することは，介護者や療養者の自信を高め，より自立へと向かわせる．とくに慢性的な病気や障害で療養している場合には，自立した在宅療養を保つことによって，在宅で療養する意義がより高まる．たとえば，前回の訪問から次の訪問までの間に，入浴・排泄・食事などの生活や医療処置について，うまくできたか，困ることがなかったか確認する．うまくできていることについては労い，困っていることについては療養者や家族が普段の生活の中でできる方法を一緒に考え，環境を整え，技術を

練習していく．このように，生活の場で自立した生活が営まれるように支援すること（**自立支援**）が大切である．

療養者や家族が主体的に自分の健康問題に取り組み，医師や看護師などの専門家から情報や助言をもらいながら，自分たちで意思決定を行い，できることを行っていけることが重要である．そのように療養者本人や家族が自ら選択した道には，後悔が少ないであろう．

B.　急変時の対応における自立支援

在宅療養者の病状は，訪問看護師も医師も不在のときに変化する可能性が高い．病状の変化には，たとえば終末期の療養者の呼吸の変化，高齢者の急な発熱など，さまざまな場合があるが，**予測**できることに対しては，介護者や療養者本人が慌てずに対処できるように対応策などを説明しておくことが肝心である．また万が一，予測できないような急変が生じた場合であっても，療養者のことをよく知っている訪問看護師や主治医との**緊急時の訪問体制や連絡体制**を整えるなどして，介護者が落ち着いて相談できるようにしておく．

病状が不安定な時期，介護者がストレスにさらされているときなど，個々の状況を見極める必要もある．不安定な時期には，訪問看護師が電話での対応や夜間訪問，医師との連携，適切な社会資源の導入などで支えることによって再度状況が安定するよう試み，自立した療養に向かうよう促す．

学習課題

1．在宅療養者の自立支援とはどのようなことか，具体的に考えてみよう．
2．訪問看護が行える予防の促進とはどのようなものがあるか，考えてみよう．

5 活動・参加の促進

この節で学ぶこと

1. 在宅で療養する人の地域における活動・参加の意味について学ぶ.
2. 在宅で療養する人の地域における活動・参加の促進について学ぶ.

A. 活動・参加とは

人は，家庭や地域社会に属し，周囲のさまざまな人々と支え合いながら暮らしている．そして，私たちは暮らしの中で，多様な活動や社会参加を行っている．**表Ⅵ-5-1**に，『国際生活機能分類（ICF）—国際障害分類改訂版』をもとに，人の心身機能・身体構造，活動，参加の内容を整理した．

活動とは，個人レベル，生活レベルの生活行為であり，BADLやIADL（p.36，第Ⅱ章2-A参照）が含まれる．**参加**は社会レベル，人生レベルで家庭や社会に関与し，役割を果たすことである．

自分の意思で行っている活動や参加には，日常生活での活動，家庭生活や地域社会生活での活動・参加があり，その活動・参加の種類や方法，また，活動をともにする人も一人ひとり異なっている．一人ひとりの状況に応じた活動・参加が実現することにより，心身機能が維持・向上し，生きがいや楽しみをもって生活ができるようになる．

高齢，疾患や障害などにより，活動や社会参加が以前のようにできなくなることを，**生活不活発病（廃用症候群）**という．廃用とは使わないことで，不活発な生活や安静によっ

表Ⅵ-5-1　人の心身機能・身体構造，活動，参加の内容

心身機能・身体構造	活　動	参　加
生物レベル 生命レベル	個人レベル 生活レベル	社会レベル 人生レベル
身体の働きや精神の働き，また，身体の一部分の構造	生活行為	家庭や社会に関与し，役割を果たすこと
問題が起こった状態は，機能障害（手足の麻痺，関節の拘縮，心機能不全，呼吸機能不全など）と構造障害（手足の一部の切断など）	基本的日常生活動作（basic activity of daily living：BADL，歩行や移動，食事，更衣，入浴，排泄，整容など），手段的日常生活動作（instrumental ADL：IADL，交通機関の利用や電話の応対，買物，食事の支度，家事，洗濯，服薬管理，金銭管理などのより複雑な生活関連動作），仕事，人との交際，趣味，スポーツなど	主婦としての役割，親や祖父母としての役割，地域社会（町内会，友人・近所づきあい）の中での役割，職場での役割，趣味の会への参加，スポーツへの参加，文化的・政治的・宗教的などの集まりへの参加，通所サービスなど

［厚生労働省：国際生活機能分類—国際障害分類改訂版（日本語版），〔https://www.mhlw.go.jp/houdou/2002/08/h0805-1.html〕（最終確認：2023年11月1日）を参考に作成］

て全身のあらゆる器官・機能に「心身機能の低下」が生じる．なんらかの疾患や障害により，過度の安静を続けるなど，人が本来もっている機能を長期間使用しないことで退行性の変化を起こしてしまう．筋力だけでなく，関節拘縮，起立性低血圧，褥瘡，精神機能低下などの影響をもたらすので，予防する意識をもつことが大切である．

B. 活動・参加の促進

　疾患や障害とともに生活する人の地域での暮らしを想定してみよう．

　デイケア（通所リハビリテーション），訪問リハビリテーション，訪問看護におけるリハビリテーションなどで，身体機能だけでなく生活機能の維持・回復も合わせて働きかけるよう支援し，その人らしい社会参加を目指す．トイレで自分で排泄したい，自宅で入浴したい，スーパーへ買い物に行って食べたいものを買いたい，畑に出て畑仕事をしたいなど，その人が望む生活を具体的な目標にすると，前向きに取り組むことができる．そして，歩行能力の向上とADL（p.36参照）の自立を目標としてリハビリテーションを行う．杖や車椅子を使用しても自分でできることは行い，できないことを見守ったり介助したりする．

　地域には，認知症の人や家族，地域住民などの誰もが参加でき，集う場である認知症カフェなどもあり，これまで人との交流がなくなっていた認知症の人にとって，自分の役割をもち，社会とつながることができる場となる．

　社会参加できる場は，就労，ボランティア，趣味や学びの場，体操教室，認知症カフェ，集いの場，デイケア，デイサービスなど，地域においてさまざまにつくられてきている（**図Ⅵ-5-1**）．

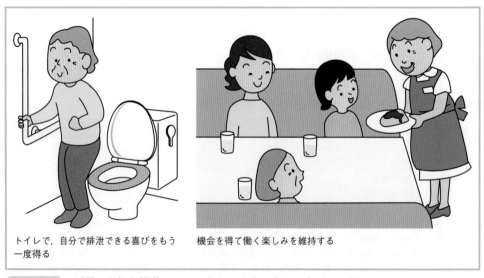

トイレで，自分で排泄できる喜びをもう
一度得る

機会を得て働く楽しみを維持する

図Ⅵ-5-1　**活動・参加を促進し，その人らしく生き生きと生活する例**

C. リハビリテーションとは

リハビリテーション（rehabilitation）は，ラテン語で「再び」を表す re,「人間らしい」を表す habilis という語からなり，「**再び人間らしく生きる**」という意味がある.

「リハビリテーションを支える哲学の前提として，すべての個人には，その人固有の価値があり，自分のヘルスケアの専門家になる権利」[1] があり，「リハビリテーションでは，患者が日常生活を自分で行うことができるように，教育やトレーニングをすることに焦点があたる」[2]. リハビリテーションの目指すところ（目標）は，「セルフケアの育成，最大限の自立レベルの促進，機能の維持，合併症の予防，最適な機能の復元，潜在能力の最大限の引き出し，能力の強化，適応の促進，QOL（quality of life，生命の質）の復元，尊厳の保持，再教育，コミュニティへの再統合の支援，ウェルネスの改善」[3] とされている. つまりリハビリテーションとは，単なる機能回復だけでなく，身体的，心理的，社会的に障害をもったとしても，その人らしい新しい人生をつくることにかかわることであるといえる.

障害のとらえ方に伴い，リハビリテーションの定義は変遷してきた. 日本リハビリテーション病院・施設協会は「障害のある子供や成人・高齢者とその家族が，住み慣れたところで，一生安全に，その人らしくいきいきとした生活ができるよう，保健・医療・福祉・介護及び地域住民を含め生活にかかわるあらゆる人々や機関・組織がリハビリテーションの立場から協力し合って行なう活動のすべて」を**地域リハビリテーション**と定義している[4]. 介護保険法の中では，高齢者の尊厳と自立が理念とされ，介護予防と生活支援，在宅で療養する人の日常生活活動だけでなく，参加の促進が重視されるようになった[5]. また，障害者総合支援法においても，地域で自立した生活を営む権利が理念に掲げられた. リハビリテーションは医療・介護・福祉サービスのシステムの中に位置づけられ，子どもから高齢者までの障害のある人に必要なリハビリテーションが提供できるしくみが発展してきた.

リハビリテーションの目指すところは，地域・在宅看護の目的そのものであり，利用者一人ひとりの暮らしへの望みが実現し，支障なくより豊かになることである.

学習課題

1. 在宅で療養する人の地域における活動・参加とはどのようなことか，具体的に考えてみよう.
2. 在宅で療養する人の地域における活動・参加を促進する方法にはどのようなものがあるか，調べてみよう.

引用文献

1) Mauk KL：1 Overview of Rehabilitation. Rehabilitation Nursing：A Contemporary Approach to Practice, Mauk KL（ed）, p.1-13, Jones & Bartlett Learning, 2012
2) Mauk KL：The effect of advanced practice nurse—modulated education on rehabilitation nursing staff knowledge. Rehabilitation Nursing 38（2）：99-111, 2013
3) 酒井郁子：リハビリテーションの概念. NiCE リハビリテーション看護—障害のある人の可能性とともに歩む,

第3版（酒井郁子，金城利雄，深堀浩樹編），p.2，南江堂，2022
4）日本リハビリテーション病院・施設協会：地域リハビリテーション　定義・推進課題・活動指針〔https://www.rehakyoh.jp/teigi.html〕（最終確認：2023年11月1日）
5）厚生労働省：地域包括ケアシステム，〔https://www.mhlw.go.jp/stf/seisakunitsuite/bunya/hukushi_kaigo/kaigo_koureisha/chiiki-houkatsu/〕（最終確認：2023年11月1日）

6 人々の尊厳と権利の擁護

この節で学ぶこと

1．人の基本的人権の意味と専門職が身につけるべき態度を理解する．
2．尊厳の尊重や権利擁護のために設けられた諸制度を理解する．

A. 基本的人権と個人の尊重

人には誰にでも基本的人権が備わっている．日本国憲法ではそれを保障しており，憲法第13条に表記された「生命，自由，幸福を追求する権利」という表現には，基本的人権の何たるかが込められている．基本的人権は，他から制約や侵害を受けるものではなく，いつでも，どこでも，誰でもどんな場面でも保障されるものであり，人種，性，身分などの区別に関係なく，人間であれば享有できる権利である．基本的人権を保障することは，個人の尊厳を尊重することでもある．

現代では身分の違いのようにあからさまな差別的状況は少なくなっているが，医療の発達に伴い高齢者や障害者と接する機会が増えたことなどから，尊厳を損なう問題も発生するようになり，人の名誉や自尊心を傷つけてはならないことが強調されるようになってきた．在宅療養の場においても，人の基本的人権への意識をいっそう高め，個人の尊厳を尊重した行動をとることが求められている．

B. 多様な文化・価値観とその尊重

情報網や交通網などの発達により，国や民族間の文化・価値観の多様性に気づかされるようになった．また身近な地域社会で暮らしている人であっても一人ひとりの生き方，考え方は異なること，価値観には多様性があることが経験される．このように個人はそれぞれの生き方，考え方をもって個性的に存在している．

では，人の個性の多様性はなぜ生まれるのであろうか？人は昔から集団で暮らし，その集団にある文化的背景のもとで育ち成長することによって，そこにある文化と呼ばれるものを身につけてきた．文化はその集団がその社会にもたらした，学習された生活様式や精神のあり方であり，知識，慣習，道徳，宗教，法などである[1]とされ，国家規模，民族規模の文化から，狭い地域社会，家族集団，職業集団，趣味の集団などの文化までさまざまに存在する．人はそれまで接した複数の文化を吸収し，個人の中で融合させている．その文化的基盤のもとに自己の判断や評価を支える基準や枠組みである価値観が生まれ，その人の個性となる[1]．したがって価値観の由来となる文化的基盤は一人ひとり独特であり，

そこから派生する個性・価値観も多様である．人は特定の価値観を強制されたり，いわれのない理由で自尊心を傷つけられたりせず，多様なまま尊重されなければならない存在なのである．

1 ● 時代性や生活背景が影響する価値観

人が社会集団の文化に触れ，それを取り込む機会の多くは実体験の機会である．大昔のことや知らない土地のことは，書物などから得られる間接的な体験となる．身につける文化はその人が生きてきた時間的，空間的範囲に大きく左右される．

たとえば今日の日本は，戦前，戦中，戦後と大きく区分けできる時代を生きてきた人の集合である．時代背景の違いにより身につけた文化が異なり，そこから派生する価値観も異なる．生活背景としても，家族形態の変化が戦後から今日にかけて著しい．これらを背景に，昔をよしとする考えや今日をよしとする考えなど，多様な価値観が地域社会には混在している．

2 ● 医療に対する価値観

生活背景の1つとして医療の進歩もあげられる．医療技術の進歩によって訪問診療の内容が充実し，訪問看護師の誕生やその技術および能力の向上などは医療に対する人々の価値観に影響している．病院医療をよしとする考え，在宅医療をよしとする考え，そして子どもに介護されたいという考え，専門の施設で介護されたいという考えなど多様な価値観が存在する．

訪問看護師自身も，それと知らずに周囲の社会から影響を受けた価値観を身につけていることを忘れてはならない．なかでも教育は文化を強力に伝承するものとされており，看護職や医師などの医療専門職は，教育を介して受け継がれる特有の価値観を身につけていることを認識する必要性がある．

C. 権利擁護とは

権利擁護（アドボカシー）とは，①年齢や障害に関係なく当事者の尊厳と権利を保障するための支援や制度改善を指す場合と，②判断能力が十全ではない当事者（とくに高齢者・障害者）に焦点を当てて，その尊厳と権利を保障するための支援や制度改善を指す場合がある．また，福祉サービスに導入された成年後見制度や虐待対応，苦情解決制度などの権利擁護の方法を指すこともある．

権利擁護は本来，上記の①のように判断能力の有無に影響されない広範なニーズに及ぶものであり，生活困窮や多問題家族，虐待児など支援対象はさまざまである．それに対し，②の場合は判断能力の低下や不十分さが自己の権利行使に影響し，さらには虐待や搾取などの被害を受けることなどが懸念されるため焦点が当てられたものである．

D. 権利擁護のために重要な視点

　人は社会的な存在であり，自己の望む社会から切り離されずに存在することは，自分らしく生きることと密接につながっている．しかし，自分らしく生きる具体的なイメージは実際には非常に多様である．それにもかかわらず，他者のことを自分の価値観で判断し，自分流の視点でとらえてしまうことが無意識のうちに生じる．

　加えて医療や福祉の場では，サービスを提供する側や家族，地域の保護的視点によって，本人に必要とされるものが決められ提供されがちである．その結果，当事者は主体性を失い，依存的になる傾向が生じてしまう．当事者とサービス提供者との間では対等な意識は育ちにくく，当事者が遠慮しがちな態度を示すことは否定できない．サービス提供側は，当事者に何が必要かはその当事者が一番わかっているということを認識し，当事者の自律（自己決定・自己選択）を支えることに視点を置き替え，当事者の気持ちを引き出し，支援することが適切な権利擁護につながる．

E. 高齢者の虐待予防

　上記に述べてきたように，基本的人権の尊重や尊厳を大切に扱うことは，今日，強調されている．その背景にあるのは，それらへの危惧を感じるような状況が増えているからであろう．実際に，介護する者との間で生じがちな虐待の予防が注目されている．とくに在宅療養に価値を置く傾向が高まる現状では，経過が長引く，認知症が進むなど，介護者の負担が増えることによって虐待に発展することもある．

　虐待とされる行動は，身体的な暴力だけでなく，言葉の暴力，劣悪な環境に放棄すること，無視することなどがあげられる．しかし，無自覚に虐待してしまっている場合も少なくない．また，小さなことの積み重ねが高齢者に「自分は不要な人間だ」と思わせてしまうなどの大きな影響を与えてしまうこともある．虐待がさまざまな形で生じることを認識し，注意深く高齢者に気を配ることが大切である一方，介護する側の人権や価値観も尊重されねばならない．虐待関係が深刻化して修復がむずかしくならないうちに介護者のストレスにも気を配り，介護者を支援して虐待の防止を心がけることが重要である．

F. 尊厳や権利擁護のために設けられている諸制度

1 ● 成年後見制度

　本人だけでは必要な契約や手続きが行えない人，詐欺被害や親族による使い込みなど財産管理が心配な人などの判断を「後見人」と呼ばれる他の人が補うことで，本人が生活上の不利益を被らないように支援する制度を「成年後見制度」という．この制度は2000年に施行され，高齢者や障害者であっても特別な扱いはせず，従来の生活を送ることができるように，また本人の残存能力の活用，自己決定権を尊重する考えのもとにつくられている．

　家庭裁判所の審判のもとに決められる成年後見人と，本人があらかじめ信頼できる人に頼む場合の任意後見人がある（**表Ⅵ-6-1**）．成年後見人は，支援を受ける人の判断能力の

表Ⅵ-6-1　成年後見制度の種類

制度の種類	制度の概要	後見人の名称
法定後見制度	判断能力が不十分になった後，家庭裁判所によって成年後見人が選ばれる制度	成年後見人 本人の判断能力に応じて補助，保佐，後見の3種類がある
任意後見制度	十分な判断力があるうちに自ら選んだ人と後見の契約を結んでおく制度 判断能力が低下した後，家庭裁判所に申し立てて任意後見監督人が選任されて効力が生じる	任意後見人

表Ⅵ-6-2　「養介護施設」または「養介護事業」に該当する施設・事業

	養介護施設	養介護事業	養介護施設従事者等
老人福祉法による規定	・老人福祉施設 ・有料老人ホーム	・老人居宅生活支援事業	「養介護施設」または「養介護事業」の業務に従事する者
介護保険法による規定	・介護老人福祉施設 ・介護老人保健施設 ・介護療養型医療施設 ・地域密着型介護老人福祉施設 ・地域包括支援センター	・居宅サービス事業 ・地域密着型サービス事業 ・居宅介護支援事業 ・介護予防サービス事業 ・地域密着型介護予防サービス事業 ・介護予防支援事業	

程度ごとに「後見」（判断能力に欠けている場合），「保佐」（著しく不十分な場合），「補助」（不十分な場合）に分類される．

2●高齢者虐待防止法

　高齢者虐待防止法は2006年に施行された法律で，年々増加する高齢者虐待に対応するため設けられた．高齢者虐待を，高齢者が他者からの不適切な扱いにより権利利益を侵害される状態や生命，健康，生活が損なわれるような状態に置かれること（同法第2条）としている．また高齢者虐待を，①養護者（高齢者を現に養護するものであって養介護施設従事者等以外のもの）による虐待と，②養介護施設従事者等における虐待に分け，①についてはなんらかの世話をしている家族，親族，同居人などが該当し，②については表Ⅵ-6-2に示すような施設・事業の業務に従事する者が該当することが示されている[2]．

　この法律では，高齢者虐待の防止，高齢者虐待を受けた高齢者の迅速かつ適切な保護および，適切な養護者に対する支援における第一線の役割を，市町村（特別区を含む）が担うものと規定している．それに対応して，市町村には，地域支援事業の1つとして「高齢者に対する虐待の防止及びその早期発見のための事業その他の高齢者の権利擁護のため必要な援助を行う事業」が義務づけられている（p.126，第Ⅲ章2-G-3参照）．養護者による虐待の場合は，都道府県が市町村に対して必要な助言などを行うことなども決められている．また国は，高齢者虐待の事例分析を行い，虐待への適切な対応方法や養護の方法，その他必要な事項についての調査研究を行わなければならないことと定められている（同法第26条）．

3 ● 高齢者虐待への対応と養護者支援に関するマニュアル

　高齢者虐待防止法の施行と同時に，国によって高齢者虐待予防マニュアルが作成された．2018年3月に改訂されたものが現在使われている．各市町村および都道府県において最低限必要となる業務をあげるとともに，高齢者にかかわる事業従事者などによる虐待への対応が説明され，業務を行うにあたっての留意点が整理されている．

学習課題

　1．在宅で発生した高齢者虐待事例を調べ，その実態を知ろう．
　2．さまざまな年代の人の在宅医療に抱くイメージを集め，人の価値観は多様であることを確かめよう．

‖ 引用文献 ‖
1)　濱嶋　朗，竹内郁郎，石川晃弘（編）：社会学小辞典，新版増補版，有斐閣，2005
2)　厚生労働省：Ⅰ高齢者虐待防止の基本，p.3，〔https://www.mhlw.go.jp/topics/kaigo/boushi/060424/dl/02.pdf〕（最終確認：2023年11月1日）

7 意思決定の支援

この節で学ぶこと

1. 在宅看護の場において必要とされる意思決定支援の原則やプロセスについて理解する.

A. 自己決定権とは

日本国憲法第13条の幸福追求権に,「すべて国民は, 個人として尊重される. 生命, 自由及び幸福追求に対する国民の権利については, 公共の福祉に反しない限り, 立法その他の国政の上で, 最大の尊重を必要とする」とあるように, 個人は自律的な主体として扱われるべきであり, 本人が熟慮した判断が尊重され, その判断に基づいた行動の自由が認められる. 具体的には疾患や障害があっても, 個人は自分の受ける医療や介護に関して十分な情報開示を受け, 自身の価値観や治療目的に沿って自分で決定する権利を有している.

しかし, 高齢や病気のための心身機能低下により, さまざまな情報を理解・認識することや自律的に判断すること, 自身の意思を表出することが困難である療養者が暮らしている在宅看護の場では, その権利を有する主体は誰かということが問題となる.

さらに日本の場合, 個人の自律（autonomy）が尊重される欧米とは異なり, 個人と家族との境界があいまいで, 家族メンバーである個人についての決定を家族が行うことが当然のこととして受け入れられている[1]こともある. このような療養者本人が家族に遠慮して自己決定の判断を家族に委ねてしまうこと, すなわち関係依存的自律（relational autonomy）[2]もあることを考慮する必要がある.

B. 意思決定支援に関するガイドライン

意思決定支援に関するガイドラインとして, ①『障害福祉サービスの利用等にあたっての意思決定支援ガイドライン』[3], ②『認知症の人の日常生活・社会生活における意思決定支援ガイドライン』[4], ③『人生の最終段階における医療・ケアの決定プロセスに関するガイドライン』[5], ④『身寄りがない人の入院及び医療に係る意思決定が困難な人への支援に関するガイドライン』[6], ⑤『意思決定支援を踏まえた後見事務のガイドライン』[7]がある.

各ガイドラインの趣旨はさまざまであるが, いずれのガイドラインにおいても, 本人への支援は本人の意思（自己決定）の尊重に基づいて行う旨が基本的な考え方として掲げられ, 本人が意思決定の主体であり, 支援を行う前提としての環境整備, チーム支援, 適切な情報提供などの要素は共通している[8].

C. 意思決定支援の基本的原則

　判断能力が不十分な人であっても，本人には意思があり，意思決定能力を有するということを前提にして，本人の意思・意向を確認し，それを尊重した対応を行うことが原則である．本人の意思決定能力は，説明の内容をどの程度理解しているか（理解する力），それを自分のこととして認識しているか（認識する力），論理的な判断ができるか（論理的に考える力），その意思を表明できるか（選択を表明できる力）によって構成される．意思決定支援者の多くはケアを提供する専門職種や行政職員などであるが，家族，成年後見人，地域近隣において見守り活動を行う人，本人と接し本人をよく知る人なども含まれる．本人の示した意思は，それが他者を害する場合や，本人にとって見過ごすことのできない重大な影響が生ずる場合でない限り，尊重される．

D. アドバンスケアプランニング（ACP）とは

　アドバンスケアプランニング（advance care planning：ACP）とは，将来の医療・ケアについて，本人を人として尊重した意思決定の実現を支援するプロセス[9]，人生の最終段階の医療・ケアについて，本人が家族などや医療・ケアチームと事前に繰り返し話し合うプロセス[5]と定義されている．また ACP の目標は，重篤で慢性の病気の際に，患者の表明した意思に合致したケアを人々が受けられるようにすることであり，このプロセスには人が自分の意思決定をすることができなくなった場合に，別の信頼できる人物を選んで準備し，ケアの決定を下すこと（代理決定）も含まれる[10]．

　ACP には 4 つのステップがある．第 1 は「意思形成」本人の意思の全体像ではなく断片が言葉として発せられている段階，第 2 は「意思表明」本人の価値観，大切にしていること，譲れないこと，気がかり，目標，選好などを表明してもらう段階，第 3 は「意思決定」実際に自分はこういう医療・ケアを将来受けたいと決定する段階であり，DNAR（do not attempt resuscitation）*もこの段階に含まれる．第 4 は「意思実現」本人の意思を，関係者の意向やその場の状況，関係者の価値観の対立などに配慮しながら実現する段階である．各段階には支援者が必要であり，困難・疑問が生じた場合は，ケアチーム会議を併用・活用することが求められる．

　厚生労働省の 2018 年報告[11]では，患者本人の意思表明（事前指示）について，「自分の死が近いときに受けたい医療について家族と話し合ったことがあるか」は 39.5％が話し合っていると答え，「自分が意思決定できなくなった時に備えて意思表示の書面をあらかじめ作成しておく」には 66.0％が賛成している．しかし，実際に意思表示の書面を作成しているのは 8.1％にとどまる．そのため厚生労働省は，ACP の愛称を「**人生会議**」とし，

---

*DNAR：疾患の末期に救命の可能性のない患者に対して，本人または家族の要望によって，心肺停止（cardiopulmonary arrest：CPA）の際に，心肺蘇生術（cardiopulmonary resuscitation：CPR）を実施しないことをいう．これに基づいて医師が指示する場合を DNAR 指示という（日本救急医学会雑誌，1995）．DNAR 指示は，CPR 以外の治療方針に影響を与えてはならないが，とくに生命を脅かす疾患に直面している患者においては，他の生命維持治療（昇圧薬，輸液，抗不整脈薬，抗菌薬など）の内容においても具体的に十分に配慮する必要がある．そのため DNAR だけでなく他の延命治療の具体的な指示をする POLST（physician orders for life-sustaining treatment）が提唱されている（日本臨床倫理学会）．

もしものときのために，自身が望む医療やケアについて前もって考え，家族などや医療・ケアチームと繰り返し話し合い，共有する取り組みとして普及・啓発を行っている[12].

　訪問看護師は，療養者や家族と日常的に接し彼らの意向や価値観などを理解しやすい立場にあるので，意思決定の支援者としてかかわる可能性が大きい．療養者と専門職間，療養者と家族間，あるいは療養者や家族と関係職種間に意見や価値観の対立が生じる場合があっても，訪問看護師は訪問看護師自身の個人的な価値観などに偏ることなく，療養者本人にとって最善のケアは何かと常に熟考し意思決定を支援する必要がある.

学習課題

1．あなたの身近に意思決定の支援が必要と考えられる事例があったら，そのプロセスについて説明してみよう．

■引用文献■

1) 麻原きよみ，百瀬由美子：介護サービス利用に関する高齢者の意思決定にかかわる問題—訪問看護師の意識調査から．日本地域看護学会誌 5 (2)：90-94，2003
2) 森　雅紀，森田達也：Advance care planning のエビデンス—何がどこまでわかっているのか？，p.37-40，医学書院，2020
3) 厚生労働省社会・援護局：障害福祉サービスの利用等にあたっての意思決定支援ガイドラインについて，〔https://www.mhlw.go.jp/file/06-Seisakujouhou-12200000-Shakaiengokyokushougaihokenfukushibu/0000159854.pdf〕（最終確認：2023 年 11 月 1 日）
4) 厚生労働省：認知症の人の日常生活・社会生活における意思決定支援ガイドライン，〔https://www.mhlw.go.jp/file/06-Seisakujouhou-12300000-Roukenkyoku/0000212396.pdf〕（最終確認：2023 年 11 月 1 日）
5) 厚生労働省：人生の最終段階における医療・ケアの決定プロセスに関するガイドライン改訂，〔https://www.mhlw.go.jp/file/04-Houdouhappyou-10802000-Iseikyoku-Shidouka/0000197701.pdf〕（最終確認：2023 年 11 月 1 日）
6) 山縣然太朗：身寄りがない人の入院及び医療に係る意思決定が困難な人への支援に関するガイドライン，〔https://www.mhlw.go.jp/content/000516181.pdf〕（最終確認：2023 年 11 月 1 日）
7) 厚生労働省：意思決定支援を踏まえた後見事務のガイドライン，〔https://www.mhlw.go.jp/content/000750502.pdf〕（最終確認：2023 年 11 月 1 日）
8) 厚生労働省：意思決定支援等に係る各種ガイドラインの比較について，〔https://www.mhlw.go.jp/content/000689414.pdf〕（最終確認：2023 年 11 月 1 日）
9) 日本老年医学会：ACP 推進に関する提言，p.2，〔https://jpn-geriat-soc.or.jp/press_seminar/pdf/ACP_proposal.pdf〕（最終確認：2023 年 11 月 1 日）
10) 西川満則，大城京子：ACP 入門—人生会議の始め方ガイド，日経メディカル，2020
11) 厚生労働省：人生の最終段階における医療に関する意識調査，p.32，〔https://www.mhlw.go.jp/toukei/list/dl/saisyuiryo_a_h29.pdf〕（最終確認：2023 年 11 月 1 日）
12) 厚生労働省：人生会議してみませんか，〔https://www.mhlw.go.jp/stf/newpage_02783.html〕（最終確認：2023 年 11 月 1 日）

多職種連携・協働

> ## この節で学ぶこと
> 1. 地域包括ケアシステムにおける多職種連携・協働の特徴について理解する.
> 2. 地域包括ケアシステムにおける多職種連携・協働の目指すことについて理解する.

A. 地域包括ケアシステムにおける多職種連携・協働の特徴

　連携とは「同じ目的をもつ者が互いに連絡をとり,協力し合って物事を行うこと」,協働とは「協力して働くこと」である.在宅療養者を援助していく過程では,生活の多面的な問題に対応しなければならず,看護職が単独で支援するよりも,いろいろな職種(多職種)の力を借りたほうがより根本的な解決になることが多い[1].看護職は療養者と家族に看護を提供しながら,多職種からも支援が受けられるように協力を求めることが重要である.

　地域では,各職種はそれぞれ異なる機関に所属し,異なる時間に療養者宅を訪問し,各自の専門とする方向から支援を始める.そのため,多職種でケアチームをつくり連絡をとりながら協力して働くことで,療養者と家族に関する情報が深まり,目的や目標を共有することができ,ケアの質を高めることができる.

B. 在宅看護における多職種連携・協働の目指すこと

1 ● 個別支援のための多職種連携・協働

　まず,療養者と家族に対する個別支援のための多職種連携・協働を通じたチームづくりが必要となる.Aさんの例で考えてみよう.

　Aさんは,高血圧のためにかかりつけ医に通院していた.左下肢脱力感が出現し,病院に搬送され脳幹梗塞と診断された.治療を受け,退院して自宅に戻ることになったが,嚥下障害,高次脳機能障害があり,日常生活動作は全般に介助が必要で,車椅子での移動となる.Aさんは自分でできることは自分でしたいと考えており,妻ははじめての介護に不安を抱いている.退院後に介護保険を申請し,要介護認定を受けて介護支援専門員(ケアマネジャー)が決まった.病院のソーシャルワーカーからデイサービスや訪問看護を紹介され,健康管理とリハビリテーションの目的で訪問看護が導入されることになった.

　これからの在宅療養に向けて,ケアマネジメントの中心的な役割を果たすケアマネジャーがサービス担当者会議を開催し,各専門職がチームメンバーとして協力し合ってケア体制づくりを行った(**図Ⅵ-8-1**).それぞれが療養者と家族の意思を尊重し,メンバー間で情報や目標を共有した.

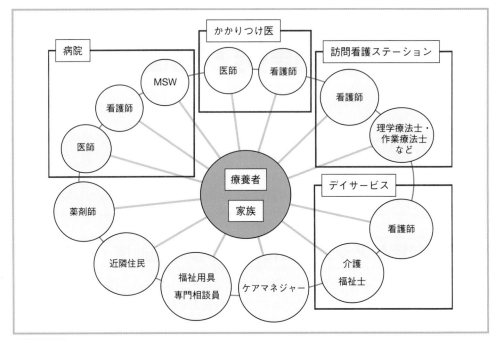

図Ⅵ-8-1　脳幹梗塞のＡさんを地域ケアシステムによって支援する多職種の連携・協働

　療養者は，入退院や通所などにより生活の場を移動することになる．病院，訪問看護ステーション，デイサービスなど，さまざまな機関の専門職と連携・協働し，とくに看護職に申し送りを行い，継続看護ができるようにする．前述のＡさんの場合，在宅での生活環境を整えるために，退院前に病院でＡさんと妻，介護を担う予定の孫の妻を交えて，入院病院の担当の医師，看護師，理学療法士，作業療法士，言語聴覚士，ソーシャルワーカー，退院後担当するケアマネジャー，訪問看護師，デイサービス責任者，福祉用具専門相談員とカンファレンスを開催した．また，訪問看護師は，Ａさんの入院病棟の看護師から，病状や生活状況，思いについて聴取し，退院サマリーを受け取った．多職種がＡさん家族の意思や状況を確認し共有することで，スムーズな療養の場の移行につながり，共通の方針のもとＡさんの在宅療養と妻の介護への適切な支援がなされることとなった．

2 ● 地域の課題解決に向けた多職種連携・協働

　2011年の介護保険の見直しで，地域包括ケアシステムの構築が組み入れられた．①地域包括支援センターなどが地域ケア会議を主催し，医療，介護などの多職種が協働して高齢者の個別課題の解決を図り，個別ケースの課題分析などを積み重ね，共有された地域課題の解決に必要な資源開発や地域づくり，介護保険事業計画への反映などの政策形成につなげること，②市町村が中心となって，関係機関が連携し，多職種協働により在宅医療・介護を一体的に提供できる体制を構築するため，地域の医師会などと緊密に連携しながら，関係機関の連携体制の構築を図ることなどが，求められている[2]．Ｂさんの例で考えてみよう．

　Bさんは，高齢で足腰が弱り，ゴミ出しができなくなってきた．要介護認定を受け訪問介護を利用している．同居する夫も病気があり，支援することができない．そこで居宅介護支援事業所の担当ケアマネジャーが地域包括支援センターの主任ケアマネジャーに相談をしたところ，地域包括支援センターが地域ケア会議を主催し，個別事例検討を行うことになった．

　出席者は，関係者としてケアマネジャー，本人や家族，訪問介護員（ホームヘルパー），訪問看護師，民生委員，自治会長などが招集され，支援方法が話し合われた．会議を通して，その地区にほかにも同様にゴミ出しや買い物，健康管理に困っている人が複数いることもわかってきた．そこで，地域課題として，関係機関が地域ケア推進会議で解決に向けて検討することとなった．

　このように地域の課題解決に向けた多職種連携・協働を行い，地域包括ケアシステムを形成・発展させることも必要である．

学習課題

1．地域包括ケアシステムにおける多職種連携・協働について，わからないことを調べてみよう．
2．さまざまな事例について，どのような多職種が連携・協働するか考えてみよう．

引用文献

1)　春山早苗：地域ケア体制づくり．最新　公衆衛生看護学　総論，第3版（宮﨑美砂子，北山三津子，春山早苗ほか編），p.278，日本看護協会出版会，2023
2)　厚生労働省：地域包括ケアシステム，〔https://www.mhlw.go.jp/stf/seisakunitsuite/bunya/hukushi_kaigo/kaigo_koureisha/chiiki-houkatsu/〕（最終確認：2023年11月1日）

地域・在宅看護における家族の理解と支援

1. 家族のあり方の変遷や，現代のさまざまな家族像について理解する．
2. 家族の特性や機能，および家族の状態を把握するための理論・概念について理解する．
3. 家族への支援の姿勢や支援の方法について理解する．

1 家族の概念・家族規範

この節で学ぶこと

1. 家族の概念が変遷してきたことを理解する.
2. 現在はさまざまな家族像があることを理解する.

A. 家族の概念の移り変わり

　日本で家族という語が世間でよく使われるようになったのは，家族という語が辞書の見出し語として現れた 1880 年代になってからで，「いへのもの」「一家」などと説明されていた．当時の親族には奉公人などの非血縁者も含まれており，家族は血縁関係者に限った集団ではなかったと考えられる．その後家族という語がしきりと使われるようになると，家族には「もっとも親密で根源的・普遍的な集団，人類の子孫を産み育てる場，人々の幸福と国家・社会の安定・繁栄の源」という意味が備わり，現在の家族イメージにつながってきた[1]．その結果，家族が限られた身近な血縁関係を中心とする人間集団を指すこと，本人同士の意思で家族関係を取り結ぶものなどという概念が生まれ，社会的に定着していったものと考えられている．このように家族に関する概念は，時代背景，そこに存在した社会的・文化的背景によって変化する性格を有している（p.43，第Ⅱ章 3-A 参照）.

　近年では，家族は看護の対象としても国内外で注目され，海外で抱かれている家族の概念に触れる機会も多くなった．米国やカナダの家族看護研究者は，絆や情緒的結びつき，そして家族であるという自覚の存在を重視して家族をとらえている．日本でも，家族を対象とする看護においては同様のとらえ方をすることが多い.

B. 家族規範

　社会には，法律や規則が決めていることでなくてもその社会に暮らす人々の多くがもっている善悪の判断や，このように行動すべき，考えるべきとする決まりごとがある．これを規範という.

　現代の社会に流れている家族についての規範をいくつかあげる．第二次世界大戦後，日本では欧米の影響を受けて恋愛結婚が望ましい結婚という規範が広がり，1960 年代には恋愛結婚が見合い結婚を上回った．また，母親役割として子どもを産むことだけが期待されていた江戸時代に比べ，時代が進むと「良妻賢母」（この考え方も家族規範の 1 つといえる）が強調され，「母親は子どもを愛し育てるべきである」という規範が生まれている．また「家族はプライベートな領域であり，家族構成員は温かで情緒的な絆で結ばれている」

という考えも規範である．これは，家と仕事との公私の区別が強調された時代に，私の部分である家族に期待された規範である．

　家族規範は個々人の内面にある考え方・価値観である．さまざまな経験を通じてできあがり，社会的・文化的背景に影響されて変わっていくものでもある．そのため家族規範は，夫婦間，親子間でも食い違いが生じる．それぞれが自分の規範が当たり前と思い込むことによって，家族内で深刻な争いの原因となることもある．

　看護職にも例外なく自分なりの家族規範が備わっているため，そのことをわきまえて，自分の規範を押しつけないようにして利用者家族を理解する必要がある．

C. 現代のさまざまな家族像

　変動し続ける現代の世の中で上記のような家族規範を肯定するかどうかは，生まれた年代，経験してきたライフヒストリー，男女の差などさまざまな要因によって異なる．そのような観点から社会に生じている新たな家族像を考えてみよう．

1 ● ひとり親家庭（シングルマザー，シングルファーザー）

　シングルマザー/シングルファーザーとは，パートナーとの離婚や死別によって1人で子どもを育てる，または結婚をせずに子どもを育てる母親や父親を指す．2021年度の全国ひとり親世帯等調査（厚生労働省）によれば，シングルマザー/シングルファーザーとなった理由の約8割は離婚によるものである[2]．ひとり親家庭は，就業や家事など日々の生活に追われ，子どものしつけ，育児または自身や子どもの健康管理などさまざまな面で困難に直面している．支援策として，子育て・生活支援，就業支援，養育費確保支援，経済的支援の4本柱が2002年から推進されている．

2 ● ステップファミリー

　親の再婚あるいは新パートナーとの生活を経験する子どものいる家族を指す．離婚や再婚は増えており，それに伴ってステップファミリーも増えてきている．**図Ⅶ-1-1**に示した婚姻に関する年次推移の通り，婚姻件数は下降しているのに対し，再婚件数は婚姻件数の多い時代の水準と同程度または上回っている．

　ステップファミリーにおいては，新たな継父・継母と子どもの関係づくりや，周囲の祖父母やきょうだいとの関係づくりなどについても課題が生じやすい．

3 ● 事実婚

　事実婚とは，単なる同棲ではなく，生計をともにしているなど婚姻と同等の意思と関係が存在するものを指す．苗字を変えたくない，法律や制度にとらわれることなく2人らしい夫婦の形を追究したい，パートナーの親族とは一線を引きたいなどの考えから選択されるようになった．2021年度の内閣府調査などからは，成人人口の2〜3%を占めると推定されている[3]．事実婚であることが認められれば，相手が亡くなった場合の遺族年金など，法律婚（婚姻届を提出している関係）とほぼ同等の扱いが認められる場合もある．住民票

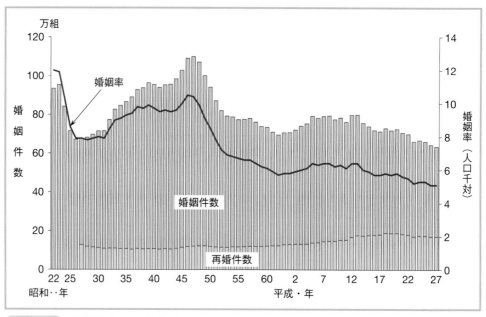

図Ⅶ-1-1　婚姻件数および婚姻率（人口千対）の年次推移
［政策統括官付参事官付人口動態・保健社会統計室：平成 28 年度 人口動態統計特殊報告「婚姻に関する統計」の概況，p.2，〔https://www.mhlw.go.jp/toukei/saikin/hw/jinkou/tokusyu/konin16/dl/01.pdf〕（最終確認：2023 年 11 月 1 日）より引用］

に「未婚の妻（夫）」と表記されること，内縁契約書を調印することなどは事実婚の有効な資料となる．

　事実婚における課題としては，パートナーとの間に生まれた子の親権は母親であることから，父親が親権を取得するには認知届の提出が必要になること，2 人のどちらかが入院または手術が必要になった場合の同意書へのサインには，夫婦関係を証明するものが必要となることなどがあげられる．

4 ● 里親と養子縁組

　本来の保護者に代わって，一時的にあるいは継続的に家庭的な雰囲気の中で子どもを育てる人を里親という．保護者の病気，家出，離婚あるいは本来の保護者に養育されることが適当でないなどの理由から，家庭で生活することができない子どもに対して里親制度または養子縁組が適用され，それによって里親または養親となる．現代の社会状況においては里親の必要性が増えており，子どもにとって里親は実親に代わる重要な存在である．

　里親制度は，里親と子どもに法的な親子関係はなく，実親が親権者となる．里親には，里親手当てや養育費が自治体から支給される．養子縁組は民法に基づいて法的な親子関係を成立させる制度であり，養親が子の親権者となる．養親への自治体からの金銭的な支援はない．養子縁組には普通養子縁組と特別養子縁組の 2 種類があり，後者は保護を必要としている子どもが実子に近い安定した家庭を得るための制度である．

5 ● LGBTQ＋カップル

　L は lesbian の頭文字で女性同性愛者，G は gay で男性同性愛者，B は bisexual で両性愛者，T は transgender で出生時に診断された性と自認する性の不一致の者，Q は性自認もしくは性的指向が決められない，わからない者を指す．2020 年に電通が実施した全国インターネット調査[4]では，LGBTQ＋*を自認する人は 8.9％と報告されている．同調査の報告では，LGBT という語の認知は 2018 年調査の 68.5％から 2020 年には 80.1％に増加し，LGBT の存在はもはや一般化していると述べられている[4]．LGBT のような性的指向は多くの場合思春期に認識するが，その後の学校生活や社会生活で差別を受けたり，当たり前の権利やサービスを受けられないといった状況が散見される．医療の場面においては，戸籍上の性別と心の性が一致しないことから受診しづらい，受診が遅れる，パートナーの手術に際する同意書へのサインが認められないなどのケースも報告されてきた．

　LGBT の認知の広がりとともに婚姻カップルの多様化が生じており，海外に続いて日本でも法的にも LGBT カップルを認める方向性が強まっている．日本ではパートナーシップ制度を施行する自治体が増えている．これは，パートナーシップ関係にある 2 人からの宣誓・届出の受理を自治体が証明する制度である．さまざまな場面で受理証明書を活用でき，たとえば病院の診療情報の提供も可能になる．

コラム

家族化するペットやロボット

　近年，ペットが家族化しているといわれ，在宅看護の場でも利用者らがペットを家族ととらえていると感じるケースが増えている．ペットフード協会が 2021 年に実施した調査によると，ペットとしてもっとも多いのはネコ，次がイヌである[i]．ペットの家族化に違和感を覚える人が存在することも否定できないが，主観的家族論として「自分が家族と思う範囲が家族である」という考え方を拡大していけば，ペットを家族として扱うこともおかしくない．現実にペットに満足し救われている人も存在する．なんらかの心の通じ合いが感じられることが重要なのであろう．

　この風潮は社会がもたらしているという分析もなされている．家族社会学者の山田昌弘は，人には「相手から自分が必要不可欠と思わされる関係を結びたい」という思いがあるにもかかわらず，現代では夫婦，親子といえども長期に安定した関係が続くとは限らないため，ペットのほうが理想的な関係を築きやすいと感じられていることが家族化を促していると説明し，この風潮は今後も続くと予想している．

　さらに，ここ数年は愛玩用ロボットの開発が進み，ペットは死んだときがつらい，旅行がしにくくなるから飼わないという人には喜ばれている．ロボットは今後も改善され，人間に違和感なく家族とみなされるようになることであろう．施設で暮らす高齢者などにも喜ばれることが期待される．

引用文献

ⅰ）ペットフード協会：2021 年（令和 3 年）全国犬猫飼育実態調査結果，p.1，〔https://petfood.or.jp/topics/img/211223.pdf〕（最終確認：2023 年 11 月 1 日）

＊＋は LGBTQ 以外にも多様な性が存在することから，包括的な意味をもたせるためにつけられる．

学習課題

　1．看護職としてさまざまな家族に向き合うときの心がまえについて自分の考えをまとめ，グループで話し合ってみよう．

▍引用文献▍

1)　広井多鶴子：家族概念の形成．実践女子大学人間社会学部紀要第 7 集，55-75，2011
2)　厚生労働省：令和 3 年度全国ひとり親世帯等調査結果報告，結果の概要，〔https://www.mhlw.go.jp/content/11920000/001027754.pdf〕（最終確認：2023 年 11 月 1 日）
3)　内閣府男女共同参画局：男女共同参画白書 令和 4 年版，事実婚の実態について，〔https://www.gender.go.jp/about_danjo/whitepaper/r04/zentai/html/column/clm_03.html〕（最終確認：2023 年 11 月 1 日）
4)　電通：電通，「LGBTQ＋調査 2020」を実施，p.2，〔https://www.dentsu.co.jp/news/release/pdf-cms/2021023-0408.pdf〕（最終確認：2023 年 11 月 1 日）

2 家族を理解する

この節で学ぶこと

1. 地域・在宅看護の対象となる家族の特性や理論について理解する.
2. 地域・在宅看護の対象となる家族の状況を理解する.

　前節では，家族の概念や現代の多様な家族についてみてきた．本節では集合体としての家族の特性や機能などについて，さまざまなとらえ方を紹介する．それらを通して，家族への理解を深めてほしい.

A. 家族の特性

　フリードマン（Friedman M）は，基本的な**家族機能**として，以下の5つをあげている.

①情緒機能（affective function）
②社会化と地位付与機能（socialization and social placement function）
③ヘルスケア機能（health care：providing physical necessities and health care）
④生殖機能（reproductive function）
⑤経済的機能（economic function）

　フリードマンは，看護の対象である家族の主な機能として，ヘルスケア機能によって家族成員の身体的なニーズを満たし，健康上のケアを提供することであると明らかにした．また，その他の4つの機能も家族の機能として重要なことであり，これらの5つの機能はそれぞれ関連し合っている.
　鈴木ら[1]は，これまでの看護学における家族の定義や属性から，家族の概念を構成している特性を以下のように整理している.

①保育，教育（社会化），保護，介護などの**ケア機能**をもっている
②社会との密接な関係をもち，集団として，常に変化し，発達し続けている
③役割や責任を分担し，不断の相互作用によって，家族間に人間関係を育成している
④結婚，血縁，同居を問わず，家族員であると自覚している人々の集団である
⑤健康問題における重要な集団であり，1つの援助の対象である

　これらは家族の健康問題に対して援助を行うときの家族のとらえ方を示している．家族は本来，健康に対するセルフケア機能をもち，発達し続け，役割や責任を分担し，健康問

題に対応，解決しようとする．その特性を理解して，目の前のあるがままの家族を1つの援助の単位として受け入れるとよい．

B. 健康な家族とは

健康な家族には次のような共通性があるといわれている[2]．

①父母連合（父親と母親の親密さ）が比較的強く，親子関係と同じくらい大切にされている
②両親と子どもの間で対等の話し合いができる機会や関係がつくられている
③家族が共通の目的や関心をもち，ともに活動する機会を多くもっている
④一方，それぞれの家族成員が自分の目的や生きがいをもち，互いにそれを尊重している
⑤家族が社会と適度の交流をもっている

これらの要素を備える家族は，育児，生活習慣病の予防，持病の悪化，老親の介護や看取り，配偶者の介護や看取りなど，なんらかの健康問題にぶつかったり，発達の課題を乗り越えようとするとき，セルフケアを発揮し，新たなセルフケア機能を獲得していくと考えられる．

C. 家族の機能

家族の機能を理解するためには，いくつかの理論があり，これらを理解しておくことが助けになる．

1 ● 家族は発達する：家族発達理論

人の一生を，誕生してから幼児期や学童期，思春期を経て成人期となり，やがて老年期へといたる発達段階でのとらえ方があるが，同じように家族も発達するというとらえ方がある．鈴木は日本の家族における発達課題を，新婚期，養育期，教育期，分離期，成熟期，完結期という家族周期に分けて論じている（**表Ⅶ-2-1**）．また，結婚をしない人，子どものいない家族，離婚をした家族など，多様な家族のライフスタイルに応じた発達課題があると述べている（**表Ⅶ-2-2**）．

発達課題の視点で家族をとらえることで，おおよそ家族はどのような発達課題を抱えているのかがわかり，家族を理解し，多くの課題を調整，達成するうえで参考になる．

2 ● 家族は健康を維持しようとする：家族のセルフケア機能

家族には集団として健康を維持しようとするセルフケア機能が備わっているという考え方がある．鈴木は家族の**セルフケア機能**を，家族の発達課題を達成する能力，家族が健康的なライフスタイルを維持する能力，家族の健康問題への対応能力（問題解決能力，対処能力，適応能力）の3つに分けて述べている（**表Ⅶ-2-3**）．

表Ⅶ-2-1　日本の家族の家族周期による発達課題

新婚期	別々の出生家族（定位家族）に属していた2人が，新しい生活様式をつくり，生活の基盤を築く．新しい親族との交流によって新たな関係を築き，夫婦としての相互の理解と絆を深める
養育期	親としての新しい役割を自覚し，育児という役割行動を修得する．子どもが増えるごとに育児や家事の負担が増大するため，夫婦間での役割分担を行いながら，家族全体の生活行動を拡大する
教育期	前期では，子どもが学校生活を始め，学校を通じての社会とのつながりが深まる．子どもの心身の健全な発達を促す家庭生活や親子の交流によって，子どもの社会化を円滑に進める．子どもの自立を促すと同時に，子どもが直面する問題の解決に適切な手助けをして，自立と依存の欲求をバランスよく満たす 後期には，子どもの受験など進路の決定や将来の職業の選択などについて助言する役割がある．養育に関する支出が増え，親は社会的な地位が高まり，社会生活と家庭生活を両立させることや，生活習慣病の予防などといった課題が出てくる
分離期	子どもが最終的に自立していく時期であり，子の親離れと親の子離れとが並行して達成されなければならない．老後の生活の設計を立て始める時期でもあるが，老親介護の問題が発生することが多く，看取りについての家族内の決定や役割分担，介護体制の樹立，また同時に，更年期や初老期の健康問題への対策などが必要となる
成熟期	子どもは完全に独立し，夫婦として成熟し，2人だけの生活になることが多い．職業生活からも引退するため，近隣での活動への参加など身近な地域との接触が多くなり，新たな老後の生きがいを見出す．年金生活となるため，安定した家計の維持を行う．孫の誕生後は祖父母としての新しい役割が加わる．老化が進み，持病を抱えることが多くなり，セルフケアや生活行動を自立して行う．夫婦のどちらかが配偶者の看取りに直面する
完結期	配偶者を失った後，一人暮らしか子どもとの同居を選択する．最期まで生きがいを見出して，心身ともになるべく自立して生活できるようにソーシャルサポートを受け入れ，安らかな終末を迎える

[鈴木和子：家族を理解するための諸理論．家族看護学—理論と実践，第5版，p.46-49，日本看護協会出版会，2019を参考に作成]

表Ⅶ-2-2　多様なライフスタイルとそれぞれの発達課題

①結婚しない人	個人の発達課題を達成する 親やきょうだいとのつながりを大切にする
②子のない夫婦	夫婦間のつながり（絆）を大切にする 個人の発達課題を重視する
③離婚した家族	片親の欠如した家族関係を再構築する 子育ての課題を片親で担う 性役割（父親，母親モデルの欠如）を補完する ソーシャルネットワークを十分に活用する
④再婚した家族	新しい家族メンバーに適応する 新しい家族関係（夫婦関係，親子関係，親族関係）を構築する

[鈴木和子：家族を理解するための諸理論．家族看護学—理論と実践，第5版，p.50，日本看護協会出版会，2019より引用]

　たとえば親となった夫婦には，養育期として育児や家事を担う発達課題があり，家族を養うために育児・家事や仕事を担えるよう健康を維持しなければならない．さらに自分の老親の病気や介護が重なることもある．家族は本来，このような発達課題を達成し，家族の健康を維持し，家族の健康問題が生じたらそれに対応していくセルフケア機能を有しているということである．

　この考え方により，家族が本来もっているセルフケア機能を十分に発揮できているか，

表Ⅶ-2-3　家族のセルフケア機能

(1) 家族の発達課題を達成する能力	家族は常に変化し続ける存在であり，新婚期から老後の一人暮らしの段階にいたるまで，それぞれの家族周期において達成しなければならない課題が存在するその課題が達成できるか否かは，家族成員の健康に大きな影響を及ぼす
(2) 家族が健康的なライフスタイルを維持する能力	家族の生活のあり方が家族成員の健康に大きく影響するため，問題が生じる前によいスタイルを定着させることが重要である
(3) 家族の健康問題への対応能力（問題解決能力，対処能力，適応能力から成り立つ）	家族の問題解決能力とは，家族内に生じた健康問題を，家族危機にいたることなく早期に解決する能力を指す 家族の対処能力とは，家族成員が突然の大病やけがといった危機的状況に直面し，これまでに培ってきた問題解決様式では家族生活の平衡を維持できない状況から，家族が立ち直り新たな平衡を取り戻す能力をいう 家族の適応能力とは，家族の力を高めたり，健康問題を抱えながら生活していくことそのものに適応していく能力をいう．問題を早期に発見する観察能力，医療従事者に援助を求められる判断力，家族にしかできない総合的な判断，家族内ダイナミズムの発揮，問題解決行動を起こす力が重要である

［鈴木和子：家族看護の定義・目的・評価，焦点．家族看護学—理論と実践，第5版，p.12-25，日本看護協会出版会，2019 を参考に作成］

表Ⅶ-2-4　家族システムの特性

(1) 全体性	家族成員の変化は必ず家族全体の変化となって現れる
(2) 非累積性	全体の機能は家族成員の機能の総和以上のものになる
(3) 恒常性	家族システムは内外の変化に対応して安定状態を取り戻そうとする
(4) 循環的因果関係	1 家族成員の行動は家族内に次々と反応を呼び起こす
(5) 組織性	家族には，階層性と役割期待がある

［鈴木和子：家族システム理論．家族看護学—理論と実践，第5版，p.53，日本看護協会出版会，2019 より引用］

それらを引き出し・高めるためにはどうすればよいかという視点でかかわることができる．

3 ● 家族はシステムである：家族システム論

　家族システム論とは，家族成員という相互に関係する構成要素の集合体ととらえ，その機能や構造，発達段階について理解しようとするものである．家族システムの特性を**表Ⅶ-2-4** に示す．

　家族成員に健康問題が発生すると，自分たちでなんとかしようとし，正の連鎖で家族成員の総和以上の力が発揮されたり，逆に負の連鎖でストレスが大きくなり，健康問題が悪化したりすることもあるが，これらが起こるしくみは家族をシステムととらえると理解しやすいであろう．

4 ● 家族はストレスに対処する：家族ストレス対処理論

　家族が大きなストレスを受けた際，それがどのように作用し，家族に危機を及ぼすのか，その危機を家族はどのように対処するのか，そこに影響する要因は何かを明らかにしようとするのが家族ストレス対処理論である．ジェットコースター・モデル，ABCX モデル，二重 ABC-X モデル（**図Ⅶ-2-1**），家族ストレス・順応・適応の回復モデルなどがある．

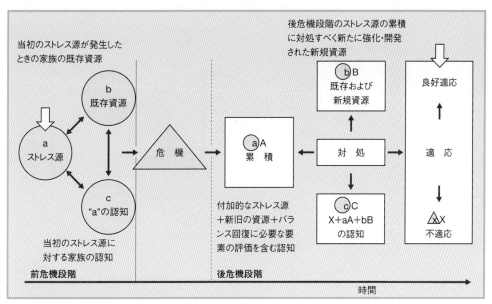

図Ⅶ-2-1　家族適応の二重 ABC-X モデル

［石原邦雄：マッカバンの二重 ABC-X モデル．講座　生活ストレスを考える　第 3 巻―家族生活とストレス（石原邦雄編），p.31，垣内出版，1985 より引用］

D. 介護が家族にもたらす影響

1 ● 家族介護者の状況

　　最後に，家族介護者の状況について述べる．要介護者等への主な介護者（**図Ⅶ-2-2**）は，同居の配偶者が 22.9％，同居の子が 16.2％，子の配偶者が 5.4％の順に多く，また，別居の家族等が 11.8％，事業者が 15.7％となっており，現代の介護の形態は多様になっているといえる．

　　介護度別にみた同居の主な介護者の介護時間は，要介護 5 では，ほとんど終日が 63.1％となっている（**図Ⅶ-2-3**）．家族成員の中に介護の負担が大きくなっている人がいるため，家族介護者の健康の維持，生活と介護の調整が重要である．

　　性別にみた同居の主な介護者が抱える悩みやストレスの原因の割合（**図Ⅶ-2-4**）をみると，「家族の病気や介護」をあげる人がもっとも多い．また，「自分の病気や介護」をあげる人が多く，主な介護者にも健康に問題を抱えている人が多くいることがわかる．男女での差が大きいのは「家族との人間関係」であるが，これは配偶者の親をみるケースが男性より女性が多いことが一因と推測される．家計や自分の仕事・時間のことなど，主な介護者の悩み・ストレスは多岐にわたることがわかる．

2 ● 介護・ケアにより家族が得られるもの

　　図Ⅶ-2-4 でみたように，家計や自分の仕事・時間のことなど，主な介護者の悩み・ストレスは多岐にわたる．また，家族だからこそ認知症などの疾患を受け入れられなかったり，よくなることを期待してしまったりして，家族関係が悪化することもある．一方で，

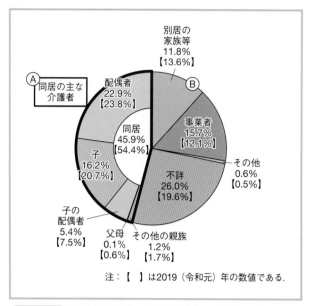

図Ⅶ-2-2　**要介護者等との続柄別主な介護者の構成割合（2022年）**

［厚生労働省：2022（令和4）年国民生活基礎調査の概況, p.24,〔https://www.mhlw.go.jp/toukei/saikin/hw/k-tyosa/k-tyosa22/dl/05.pdf〕（最終確認：2023年11月1日）より引用］

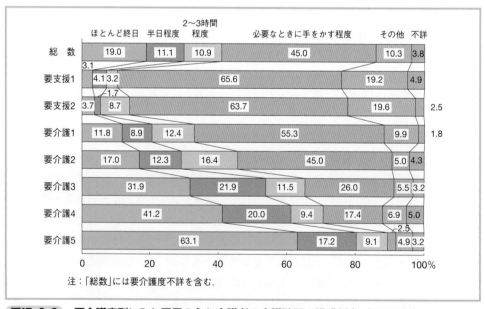

注：「総数」には要介護度不詳を含む.

図Ⅶ-2-3　**要介護度別にみた同居の主な介護者の介護時間の構成割合（2022年）**

［厚生労働省：2022（令和4）年国民生活基礎調査の概況, p.26,〔https://www.mhlw.go.jp/toukei/saikin/hw/k-tyosa/k-tyosa22/dl/05.pdf〕（最終確認：2023年11月1日）より引用］

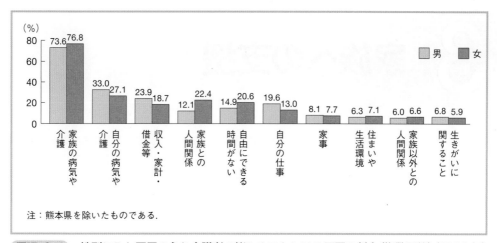

注：熊本県を除いたものである.

図Ⅶ-2-4 性別にみた同居の主な介護者の悩みやストレスの原因の割合（複数回答）（2016年）
［厚生労働省：平成28年国民生活基礎調査の概況, p.33,〔https://www.mhlw.go.jp/toukei/saikin/hw/k-tyosa/k-tyosa16/dl/05.pdf〕（最終確認：2023年11月1日）より引用］

家族の介護・ケアには，本人のことをよく知っている，生活をともにしている，家族の絆・愛があるなど，家族だからこそできることがある．また，介護するのは当たり前のこと，恩返しがしたい，これまでよくしてもらったので今度は自分が看てあげたいなど，介護・ケアが必要な人に対する気持ちや考えが根底にある場合もあるだろう．

　家族による介護やケアは，家族と過ごす時間が増える，家族の絆や思いやりの気持ちが深まる，子どもが高齢者を理解できる，お世話になった人へ感謝できる，介護される立場になったときに周りに感謝できる，介護に楽しさや生きがいを見出す，家族が自立する，看取った後の後悔が少ないなど，介護する家族にとってさまざまなことが得られるため，看護職もそれを支援したい．

学習課題

1．在宅看護の対象となる家族の理論について調べてみよう.
2．在宅看護の対象となる家族の状況より，考えられることをまとめてみよう.

‖ 引用文献 ‖

1）鈴木和子，渡辺裕子：看護学における「家族」の概念. 家族看護学—理論と実践，第5版, p.29-30, 日本看護協会出版会，2019
2）前掲1), p.32-33

3 家族への支援

この節で学ぶこと

1．地域・在宅看護で対象となる人と家族への支援の姿勢について理解する．
2．地域・在宅看護で対象となる人と家族への援助方法について理解する．

A. 家族を支援する看護職の姿勢

　家庭に出向いて行う訪問看護においては，生活のありのままを観察することができ，家庭の条件に応じたケアや指導を実施しやすく，療養者や家族が実施可能な介護の方法や療養体制をともにつくり上げていくことができ，家族ケアも行うことができる．看護職が家族を支援するうえで求められる関係性の構築や支援に臨む姿勢について，以下に述べる．鈴木ら[1]は，家族を援助するときの基本姿勢として，家族成員を含んだ一単位としての家族との関係の中立であること，家族の意思を尊重すること，援助者の価値観を押しつけないことなどを述べている．

1● 家族成員を含んだ一単位としての家族との関係

　看護職には，対象本人や他の家族成員と悩みや不安を分かち合い，個人の健康や生活を支えるパートナーとしての関係を形成し，さらにその家族自身が選択したことを目指して進む姿を見守り支えるという，一単位としての家族との間のパートナーシップの確立が求められる．

2● 看護者に求められる基本的な援助姿勢

a. 中立であること

　対象本人だけでなく，本人を含めた家族成員個々とよりよい援助関係を成立させていくためには，すべての家族成員の立場，心情を深く理解することが重要である．個々の家族成員の立場を共感的に理解することは，どの家族成員にも荷担することのない中立性を看護職にもたらす．逆に家族援助の際に，特定の家族成員に対して否定的な感情を覚えたときには，中立性が貫かれているかどうかを自ら再吟味する必要がある．たとえば，家族には家族の生活があるのに，ある家族成員1人にケアや介護を求めていないか，ある1人の理解に偏っていないかなど，振り返ってみるとよい．

b. 家族の意思を尊重すること

　家族が主体的に健康問題に対応していくことを見守り支えるのが看護職の役割である．そのためには，自分たちで解決の方向性を決定し問題を解決するという，家族のもつ力の

可能性を信頼することが必要である．家族自身の決定を尊重し，家族の望む解決が実現できるよう支援するのが，パートナーシップに基づいた援助である．家族がどのような道を選択したとしてもその選択を尊重し，それが家族のセルフケア機能の向上につながるよう援助するのが看護職の役割だといえる．

c. 援助者の価値観を押しつけないこと

看護職が在宅介護を家族に求めたくなった場合，その気持ちの根底にあるものの1つは「家族ならば，引き取って世話をするのが当然である」という家族観であるだろう．家族の多様性を認めることや，家族を自分の判断に従わせようとしていないか，自分を冷静にみつめる目をもつことが重要である．

B. 家族アセスメント

家族のアセスメントの方法については，無理なく段階的に必要な情報から把握するとよい．地域・在宅看護で対象となる人や家族への主な情報収集内容については**表Ⅶ-3-1**が役立つ．本人の健康問題の全体像と，家族の対応能力，家族の発達課題，過去の対処経験，家族の対応状況，家族の適応状況を知ることにより，家族全体の理解が深まり，家族を一単位とした援助の方向性がみえてくる．個々の家族成員に関心を注ぎ，得た情報を積み重ね，ズレがあれば確認して修正していく．家族は，自分が援助される人ではないと思っている場合もあるので，不用意にプライバシーに立ち入らない．一方で，なんらかの悩みや不安を抱えていることが多いため，信頼して相談してもらえるような関係づくりができるとよい．アセスメントした内容は他のスタッフや職種とも共有し，検討する．

C. 家族援助方法

地域・在宅看護で対象となる人の家族への主な援助方法を**表Ⅶ-3-2**に示した．支援の際には，家族成員個々に対する援助，家族成員間の関係性に働きかける援助，家族単位の社会性に働きかける援助という視点から必要な援助方法を行う．たとえば，家族に介護やケアの必要が生じた際には，介護・ケアを行う家族成員の健康の確保，家族内介護協力の促進，家族内コミュニケーションの促進，介護の意義の共有，家族の社会性の向上と介護負担の軽減などが必要である．家族介護者と一緒に療養者に適したセルフケアを検討する．介護者が食事や睡眠が十分にとれていないなどの状況にあれば，介護者自身の健康管理や生活におけるセルフケアも重視するようにし，家族内外でほかに介護を分担できる人がいれば，協力してもらえないか探ってみる．治療の方針や生活の仕方など，家族で話し合うことを勧め，自分たちで決めていけるようにする．本人と家族は日々，努力，苦労をしており，労うことで元気が出ることがよくあるため，本人や家族の不安な気持ちを受け止め，苦労を労う．これまでの生活を見直し，社会資源を活用し，無理をしない生活と介護の両立を一緒に検討する．

活用できるサービスの1つとして，レスパイトケアがある．レスパイトは「小休止」を意味し，レスパイトケアとは介護者が一時的に介護を離れて，日ごろの心身の疲れを癒す

表Ⅶ-3-1　地域・在宅看護で対象となる人の家族の情報収集内容

[1] 健康問題の全体像
　①健康障害の種類（診断名など）
　②現在の患者の日常生活力（生命維持力，ADL，セルフケア能力，社会生活能力）
　③医師の治療方針
　④予後・将来の予測
　⑤家族内の役割を今後も遂行できる可能性
　⑥経済的負担
[2] 家族の対応能力
A.　構造的側面
　①家族構成（家族成員の性，年齢，同居・別居の別，居住地）
　②家族成員の年齢
　③職業
　④家族成員の健康状態（体力，治療中の疾患）
　⑤経済的状態
　⑥生活習慣（生活リズム，食生活，余暇や趣味，飲酒，喫煙）
　⑦ケア技術を習得する力
　⑧住宅環境（間取り，広さ，設備）
　⑨地域環境（交通の便，保健福祉サービスの発達状況，地域の価値観）
B.　機能的側面
　①家族内の情緒的関係（愛着・反発，関心・無関心）
　②コミュニケーション（会話の量，明瞭性，共感性，スキンシップ，ユーモア）
　③役割構造（役割分担の現状，家族内の協力や柔軟性）
　④意思決定能力とスタイル（家族内のルールの存在・柔軟性，キーパーソン）
　⑤家族の価値観（生活信条，信仰）
　⑥社会性（社会的関心度，情報収集能力，外部社会との対話能力）
[3] 家族の発達課題（育児，子どもの自立，老後の生活設計等）
[4] 過去の対処経験（育児，家族成員の罹患，介護経験，家族成員の死等）
[5] 家族の対応状況
　①患者・家族成員のセルフケア状況　②健康問題に対する認識
　③対処意欲　　　④情緒反応（不安，動揺，ストレス反応）
　⑤認知的努力　　⑥意見調整　　　⑦役割の獲得や役割分担の調整
　⑧生活上の調整　⑨情報の収集　　⑩社会資源の活用
[6] 家族の適応状況
　①家族成員の心身の健康状態の変化
　②家族の日常生活上の変化
　③家族内の関係性の変化

［鈴木和子，渡辺裕子：家族看護学—理論と実践，第5版，p.64，日本看護協会出版会，2019より引用］

　ためのサービスのことである．要介護者がデイサービスやショートステイ，病院への入院などを利用することも含まれる．

　現代の家族は多様であり，老老介護，ヤングケアラー，独居など，家族で介護を行うことがむずかしい場合も多い．その際は社会資源を活用し，その人，その家族らしい生活や人生が継続できるように，ともに考えることが大切である．

表Ⅶ-3-2　地域・在宅看護で対象となる人の家族援助方法

1. 家族成員に対する援助方法	2. 家族成員間の関係性に働きかける援助方法	3. 家族単位の社会性に働きかける援助方法
1) 家族成員のセルフケアを促す 　①療養者のセルフケア意識，行動を促す 　②介護者のセルフケア意識，行動を促す 　③その他の家族成員のセルフケア意識，行動を促す	1) コミュニケーションを促進する 　①自己表現を促す 　②コミュニケーションの方法を助言する 　③コミュニケーションの場をつくる	1) 生活上の調整をする 　①介護以外の生活の見直しを勧める 　②家族成員の生きがいを尊重する 　③家族の発達課題を達成できているかを評価する
2) 認識を深める 　①家族が病状や障害を理解できるように説明する 　②家族の課題と役割を提示する 　③家族に可能なケアを提示する 　④家族の学習過程をサポートする	2) 相互理解を助ける 　①互いに何を望んでいるのかを考える機会をつくる 　②他の家族成員の思いを代弁する	2) 社会資源を調整する 　①社会資源を紹介する 　②社会資源の導入についての家族の意思決定を促す
3) 情緒の安定をはかる 　①不安な気持ちを受け止める 　②家族の苦労を労う 　③看護者は家族のパートナーであることを伝える	3) 役割分担の調整を助ける 　①役割分担について考える機会をつくる 　②役割分担について助言する 　③役割分担の方法について評価する	3) 環境へ働きかける 　①生活環境を調整する 　②主治医との仲介をする 　③近隣との関係を強化する 　④家族会などの組織を紹介する
4) 意欲を高める 　①家族が行っていることの意義を評価する 　②家族の目標を設定する 　③療養者のよい変化を伝える	4) 情緒的関係性を調整する 　①家族の絆を意識させる 　②情緒的交流の場を提供する 　③時には心理的な距離をおくことを勧める	4) ケアマネジメント 　①家族に対してケアの窓口となる 　②ケアに必要なあらゆる関連職種と連携をとり，ケア体制を確立する 　③経過に合わせてケア体制を再検討する
	5) 家族の意思決定を促す 　①意思決定に必要な情報を提供する 　②意思決定のために話し合いを勧める	

[鈴木和子，渡辺裕子：家族看護学—理論と実践，第5版，p.124，日本看護協会出版会，2019 より引用]

(コラム)

ヤングケアラー

　ヤングケアラーとは，日本ではまだ法令上の定義はなく，一般的に「障害あるいはなんらかの困難を抱えている親やきょうだい，あるいは祖父母などがいる場合に，大人が担うようなケア責任を引き受け，家事や家族の世話，介護，感情面のサポートなどを日常的に行っている18歳未満の子ども」とされている．ヤングケアラーは，不登校などの学業の問題，社会的な孤立や友人関係の問題，低所得や貧困などの経済的問題，人格の形成や就職の問題などさまざまな困難を抱えている．2021年3月に発表された厚生労働省と文部科学省による「ヤングケアラーの実態に関する調査研究」の結果によると，中学2年生の約17人に1人が，世話をしている家族が「いる」と回答している．一方，自分がヤングケアラーと自覚していた子どもは約2%で，ヤングケアラーという言葉自体の認知度は低く，「聞いたことはない」と回答した者は8割を超えていた．家庭内のデリケートな問題であること，本人や家族にヤングケアラーである自覚がないこと，ヤングケアラー自体の社会的認知度が低く周囲が気づくことができないなど

の要因から表面化しにくい現状がある．そのため福祉，介護，医療，教育の関係機関・団体などが連携し，ヤングケアラーの早期発見や切れ目のない支援につなげる取り組みが強く求められている．このような背景から，2022年3月に「多機関・多職種連携によるヤングケアラー支援マニュアル」が作成され，ヤングケアラーへの支援の強化が図られている．

学習課題

1．地域・在宅看護で対象となる人の家族に支援する際の姿勢について考えてみよう．
2．地域・在宅看護で対象となる人の家族援助方法についてまとめてみよう．

▌引用文献▌
1)　鈴木和子，渡辺裕子：家族看護学―理論と実践，第5版，p.140-142，日本看護協会出版会，2019

第VIII章

療養の場の移行支援

1 療養の場の移行とその支援

この節で学ぶこと

1. 継続看護の定義や看護に必要となる視点を学ぶ.
2. 療養者・家族の意思決定の調整を学ぶ.

A. 療養の場所の変化

　日本の人生の最終段階における医療のあり方を考える際の基礎資料として示される「人生の最終段階における医療に関する意識調査」[1]から国民の価値観をみてみると, さまざまな人生の最終段階の状況によって過ごす場所や治療方針には個別性があり, 価値観の多様化や家族構成の変化など, 病院で死を迎えるだけではなく, 自宅死を希望する人や施設で終末期を希望する人が増えつつある状況である.

　療養の場所とは, 疾患の治療（積極的治療から対症療法, 緩和治療なども含む）のために, 自身の心と体を休めながら生活を営む場所であるといえる. 療養の場所の選定には, 年齢, 疾患と治療計画, 家族背景や介護者の有無, 経済面, 療養者や家族の価値観などが影響する. 同じ病気を抱えていても, これから人生を形づくり独立して歩むことも支援する小児と人生の集大成となる高齢者では, 状況や価値観, 医療費負担や家族背景などから療養場所の選定も違ってくるだろう. また, 治療法のある疾患と難病などでも異なってくる. 難病の患者・療養者は自宅療養が主になってくるが, 家族背景や価値観, 地域の社会資源の状況によっては医療機関や施設などを選定し療養するかもしれない. 看護は, これら療養の場所や患者・療養者の背景や状況が変わっても, 同じ看護を提供することが重要である.

B. 継続看護とは

　継続看護（continuing nursing care）とは, 「その人にとって必要なケアを必要なときに必要なところで, 適切な人によって受けるシステム」であると定義づけられている（モントリオール国際看護師協会［ICN］大会, 1969 年）. また, 日本における継続看護とは, 「看護の対象となる人々の療養生活における昨日, 今日, 明日といった継続性と, 療養の場の移動や健康状態の変化にかかわらず, 責任をもって, 一貫した看護が提供されるという看護の質的な継続性とを意味している」[2]と定義されている.

　どこにいても患者や療養者にとって, 自分らしくいられること, 身体や心の苦痛がなく過ごせること, 尊厳を保てる・自尊心を高めること, 家族などの負担にならないこと, 大

切な人と十分な時間を過ごせること，経済的な負担が少ないことが重要であるといえる．看護師は，この継続看護の基本となる看護師間の連携や提供できる能力を兼ね備え，患者・療養者やその家族を支援する必要がある．

C. 切れ目のない医療・療養の提供

　超高齢化に備え，医療・介護需要が急増する将来を見据えて，「時々入院，ほぼ在宅」[3]という標語が有名になったように，平均在院日数の短縮化や病床機能分化・連携など地域完結型医療体制を目指すようになり，高度急性期医療で急性期に特化したサービスだけを提供するのではなく，在宅医療・療養へ連携を強化しながらシフトする動きが増えた．2019 年時点の平均在院日数は，全国の病院報告では 27.5 日[4]であり，年々短縮されているなかで，地域連携クリニカルパス（詳細は p.138，第Ⅲ章 4 参照）などを活用することで，切れ目のない医療・療養を提供することが求められている．

D. 療養の場の主な移行パターン

　療養の場の主な移行パターンとしては，急性期病院で治療後，回復期リハビリテーション病棟や地域包括ケア病棟などに治療や療養，リハビリテーションを継続するために移り，そこで自宅での日常生活の準備や ADL 訓練を実施し，その後自宅へ帰るという，医療機関から暮らしの場への移行があげられる．また，治療や手術後の回復，疾患や状況により，急性期病院から直接緩和ケア病棟や老人介護福祉施設などに移りそこで最期を迎える場合や，自宅から治療や手術のために医療機関に入院する場合もある（図Ⅷ-1-1）．

　回復期リハビリテーション病院の入院期間としては，疾患などにより異なるが手術後や発症後の回復期リハビリテーションを要する状態および算定上限日数として 60～180 日以内とされており，手術や発症後リハビリテーションを実施する期間として定められている．地域包括ケア病棟では，入院後 60 日を限度として診療報酬が定められていることから，入院期間としては 60 日以内になることが多い．

E. 移行パターン別の支援

1 ● 介護保険における移行支援

　在宅療養者においては，さまざまなサービスを利用し状態の悪化防止や維持だけではなく，身体機能が向上し家庭での家事などの仕事や地域社会で行われている行事などに参加することを目的とした移行支援として，「移行支援加算」がある．これは，リハビリテーションをすることで ADL や IADL が向上することにより，他のサービス（指定通所介護，認知症対応型通所介護など）に移行できた場合に加算できるものであり，入院や介護保険施設への入所などへの移行は算定されない．算定はまだ多くないが今後活用されることが期待される．

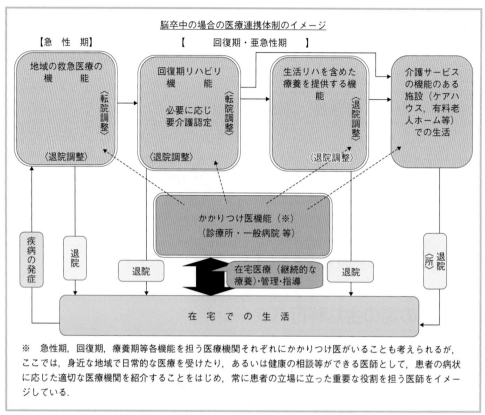

図Ⅷ-1-1　療養の場の移行パターン（例）

〔厚生労働省：平成18年度医療制度改革関連資料　Ⅱ安心・信頼の医療の確保と予防の重視，〔https://www.mhlw.go.jp/bunya/shakaihosho/iryouseido01/taikou03.html〕（最終確認：2023年11月1日）より引用〕

2●転棟，転院および施設から在宅，病院への移行支援

　転棟，転院および施設への移行支援として，療養者や家族の希望に加えて療養者の病状や自立度，経済状況によって，さまざまな場所への意思決定支援が必要となる．一般的に経済的負担が大きい有料老人ホームでは，健康型，住宅型，介護型と自立度によって分かれており，施設によっては看取りまでされていることもある．また，介護老人福祉施設といわれる特別養護老人ホームでも，施設により入所の時点で看取りまでカバーできるような内容となっているところもあり，施設から出ることなく看取りまでする場合もある．しかし，介護老人保健施設は日常生活上のリハビリテーションがメインであり，在宅への移行支援が必要となる．介護老人保健施設に入所する前の経過を確認する必要がある．もし急性期病院からリハビリテーションや自宅退院の準備目的で入所している人であれば，いずれは自宅退院するという目的も決定しており，入所時から社会保障制度の説明や申請状況など把握し，リハビリテーションや自宅退院の環境調整のめどを確認しながら，試験外出・外泊支援が実施できる．そのうえで，退院前には退院前カンファレンスも具体的な利用サービス調整を行いながら実施でき，退院前訪問・退院後訪問など施設職種の自宅訪問を行い，地域のサービス担当者と自宅で直接打ち合わせ・調整を行い退所する場合もある．

　　ただ，入所前に入所目的や退所のめどについてまったく決められていない場合は，入所時から療養者と家族，医療スタッフ間で退所についての目標や今後の療養についての目標の統一を図っていく．介護老人保健施設の入所に対する判定会議は，3ヵ月ごとに行われていることが多いため，期間としても目標をもってかかわることがよい．また，介護老人保健施設は，療養者と家族にとっては自宅療養中のレスパイト施設となりうることも多く，施設の入退院支援部門と地域との連携は重要であるといえる．

3 ● 施設や自宅から病院への移行支援

　　施設の中でも，認知症対応型共同生活介護（グループホーム），在宅介護対応型軽費老人ホーム（ケアハウス）などは，自立度の低下や疾患による病状悪化，医療管理が必要となった場合に，その施設での生活ができなくなり病院や他施設などへ移動する場合もある．また自宅療養中の場合も，状態悪化や治療目的，医療依存度の高い療養者のレスパイト目的で病院に移動する場合もある．

　　病院への移行支援として，受け入れ側は入院目的・期間の確認，緊急時や意思決定支援についての連絡先などを，主な施設や事業所とキーパーソン確認として把握する．また，施設入所中であれば，入院中の扱いは退所か待機かも退院時の移行支援にかかわってくるため確認が必要となるだろう．施設待機扱いでも期間により経費が関係することもあり，患者本人やキーパーソンと確認をしていくことも大切である．基本情報や個人情報については，メールやFAX，郵送などで個人情報の取り扱い方法には十分注意しながら情報共有することが大切である．緊急時であれば，地域サービス関係者がいれば，状態の経過などについても電話でタイムリーに連絡を取り合うことが効果的となる．

　　送り出す側としては，入院にあたっての経緯や，緊急連絡先，入所中の生活状況，ADL，楽しみや嗜好など個人情報，本人・家族を含めた在宅療養への思いや入所目的，入院後の施設の対応状況や医療機関退院時の対応などを申し送る必要がある．

F． 療養の場の移行における意思決定支援

　　急性期病院から暮らしの場などの療養の場への移行支援は，ほとんどが患者・療養者とその家族の意思決定の支援であるといえる．

　　ここでいう患者・療養者の意思決定の支援とは，病気や障害をもった患者・療養者が，今後誰とどのように過ごしていきたいか，病気や障害と向き合いどういった治療を受けていきたいか，発症や受傷前の自分と現在の自分を比較し悲嘆や絶望と一緒に向き合い，未来への希望を支えながら自己決定を支えることである．また，家族の意思決定の支援とは，必要時患者や療養者の意思を代弁したり医療・生活上課題となる情報を伝えながら，患者や療養者と一緒に，今後どうしていきたいのかの決定を支えることである．

　　意思決定を支援していくためには，意思決定をする問題の明確化，問題をとりまく公平な情報提供，問題に対するあらゆる選択肢とそれを選ぶことによる結果の予測，意思決定する人の意向の尊重と決定を支持・共有，意思決定のプロセス中の心理的支援や葛藤やジレンマの解決が必要となる[5]．たとえば，脳梗塞を発症し，身体の一部に障害を残したま

ま自分の思い通りにADLが行えない患者が，急性期治療を終えリハビリテーションが主体的な治療となるとき，患者とその家族は今後の療養場所について決定していく必要がある．しかし，患者や家族は病気のことや今後どうなっていくのか，具体的な日常生活がどのように過ごせるのかなどまったくわからない状況で決定をしなければならない可能性がある．そのため，医師や看護師，理学療法士や作業療法士，言語聴覚士，管理栄養士や薬剤師などといった医療スタッフは，疾患や現在までの経過と今後の回復の見込み，必要となる介護など正確な情報を伝える．また，情報を伝えたうえで，患者と家族，そして医療者との認識のズレがないかを確認する．

　上述のようにリハビリテーションを継続しながら自宅退院するのであれば，このまま引き続き急性期病院でリハビリテーションを継続し自宅退院する方法や，リハビリテーションに特化した回復期リハビリテーション病院への転院後に自宅退院する方法，または自宅退院後に通院リハビリテーションなど外来でリハビリテーションを継続しながら療養をするといった選択肢があるかもしれない．この選択肢による自宅退院までの準備期間やリハビリテーション期間の違いによるメリット・デメリットを患者や家族とともにみつけ，障害受容過程の支援，自宅退院後の支援体制の構築などについてまで話し合いながら，患者と家族の納得のいく方法を決定していく必要がある．

　また，医療機関からの退院時，患者との退院後の療養生活についての情報共有や患者主体の意思についての尊重と支援ができていても，家族とも同様のやりとりが行えているとは限らない．入院中の患者の状況・経過や疾患による今後の予測できることなどの情報不足，患者や医療者から聞いていることと患者を実際見たことによる認識のズレ，家族の退院後の生活に対しての意思決定不足などが原因で，家族が退院後の療養生活についてイメージできずに不安が生じていることもある．ソーシャルネットワーキングサービス（social networking service：SNS）を活用した視覚的な情報共有や患者と家族との面会・会話の活性化など，療養の場所に左右されず統一した看護を工夫しながら実施し，患者とその家族の意思決定を支援していく必要があるだろう．

学習課題

1．療養の場所が変わっても必要となる継続看護について説明してみよう．
2．移行支援内容の特徴を述べてみよう．
3．患者と家族の意思決定の支援で必要となる要素について整理してみよう．

引用文献

1)　人生の最終段階における医療の普及・啓発の在り方に関する検討会：人生の最終段階における医療に関する意識調査報告書, 2018年3月,〔https://www.mhlw.go.jp/toukei/list/dl/saisyuiryo_a_h29.pdf〕（最終確認：2023年11月1日）
2)　日本看護科学学会看護学学術用語検討委員会：継続看護. JANSpedia―看護学を構成する重要な用語集,〔https://scientific-nursing-terminology.org/terms/continuing-nursing-care/〕（最終確認：2023年11月1日）
3)　朝日新聞：1面「医療 '超高齢に備え' 診療報酬改定」, 2014年2月13日
4)　厚生労働省：令和3（2021）年医療施設（動態）調査・病院報告の概況, 結果の概要, p.21,〔https://www.mhlw.go.jp/toukei/saikin/hw/iryosd/21/dl/03byouin03.pdf〕（最終確認：2023年11月1日）
5)　中山和弘, 岩本　貴（編）：患者中心の意思決定支援―納得して決めるためのケア, p.11-42, 中央法規出版, 2011

2 入退院支援

この節で学ぶこと

1. 入退院支援の必要性について学ぶ.
2. 入退院支援のプロセスについて学ぶ.
3. 入退院支援にかかわる職種の役割について学ぶ.

A. 入退院支援の必要性

病気の発症や悪化，後遺症によりこれまでの生き方からの変更を余儀なくされたり，医療技術の進歩により生命維持のために医療が不可欠になっていく中で，生活者としてその人らしく生きることを支えることが非常に大切になってくる. **入退院支援**は，日本では近年新しく発達してきており，高齢化の進展と患者像の複雑化，医療技術の進歩や高騰する医療費による在宅医療推進，価値観の多様化により，医療機関への入退院後にその人らしく生きるための支援として重要視されている. また，2018年度診療報酬改定において，予定入院患者に対する入院決定時（外来）からの支援が評価対象となったこともあり，外来受診からマネジメントを行う patient flow management（PFM）が推進され，療養者がどこにいてもどの段階であっても切れ目のない看護の実現を目指している.

入退院支援の主な要素として，入院前の在宅療養中から住み慣れた地域で療養や生活を継続できるような連携やシステムづくりと，患者や療養者とその家族の自己決定支援，自立支援であるといえる.

B. 入退院支援の流れ

1 ● 入院前

入退院支援は入院前，外来から始まっている. 外来では，疾患や経過，家族背景などがさまざまな人が通院しており，外来看護の役割は，検査や処置など診療の補助，患者や療養者情報の収集や支援を必要とする患者のアセスメントと抽出，地域の関係職種と連携をしながら患者や療養者・家族への療養指導と意思決定支援である.

支援を必要とする患者や療養者情報は，服薬中の薬剤の確認，栄養状態の評価，身体的・社会的・精神的背景を含めた個人情報であり，これらの情報を入院前から外来部門の看護師が早期に聴取しアセスメントを行い，対象者を抽出することで診療報酬が算定されるようになった（**表Ⅷ-2-1**）.

情報の中でもとくに，①入院についての理解（療養者と家族がどう説明を受けて，どの

表Ⅷ-2-1　入院前スクリーニング項目

ア：身体的・社会的・精神的背景を含めた患者情報の把握
イ：入院前に利用していた介護サービス又は福祉サービスの把握
ウ：褥瘡に関する危険因子の評価
エ：栄養状態の評価
オ：服薬中の薬剤の確認
カ：退院困難な要因の有無の評価
キ：入院中に行われる治療・検査の説明
ク：入院生活の説明

[医学通信社（編）：診療点数早見表．2022年4月現在の診療報酬点数表，p.161，医学通信社，2022より引用]

ように理解しているか），②疾患や現在の状態についての理解（どう説明を受けて，どう理解しているか），③入院後どうなりたいと思っているか（療養者と家族それぞれ），④退院後の療養先の希望，⑤現在利用しているサービス業者の連絡先（介護支援専門員［ケアマネジャー］など）については，なるべく早期に外来が把握していることが重要である．

　予定入院の場合は，外来部門の看護師（外来看護師や**退院調整看護師**）は，病状説明に同席できるため，上記①②について，医師の説明内容やそれによる患者や療養者と家族の言動・行動や反応を把握・対応し，情報を地域の関係職種へ情報共有する必要性がある．また，患者や療養者が訪問看護師を利用している場合は，上記③〜⑤について把握し，主に退院調整看護師といった外来部門の看護師と連携し情報共有する必要性がある．たとえば筋萎縮性側索硬化症（ALS）の療養者の場合などは，在宅療養中に使われている福祉用具や医療機器，意思疎通のためのコミュニケーション方法など事前に病院へ情報提供を行うことで，入院直後から療養者や家族の不安を軽減することができるだろう．これらの連携による情報共有は，外来部門の看護師と訪問看護師双方にとって，外来患者を生活者としての視点でとらえやすくなり，入院，治療選択，患者や療養者が“どう生きていきたいか”というその人らしさを支えながら，退院後の療養場所やサービス内容の選択といった，意思決定支援を促進し，退院後も生活の基盤をサポートする体制をより強固にすることができるといえる．

　入院前でとくに注意すべきところは，①〜③の情報について，医療者と患者や療養者・家族との認識のズレがないかどうかである．外来主治医の説明内容や考えと患者や療養者・家族のとらえた内容が違っていたら，その後の入院・治療経過時に患者や療養者・家族から「こんなことになるとは想定していなかった」など治療に対する不安や不満が出る可能性がある．外来部門の看護師や訪問看護師は，①〜③の情報について確認を行い，認識のズレに気づいた時点で医師を含め医療者間で話し合いを実施し，患者や療養者・家族の精神的な面にも配慮し，再度説明していくことが重要である．

　また⑤がある場合，退院調整看護師が主体となり，入院前からケアマネジャーや相談員などと連携を図り，患者や療養者・家族の客観的情報を把握し，入院中も切れないように病棟看護師とケアマネジャーなどとの橋渡しや情報提供を行うことが大切となる．入院前後の患者情報の要約・サマリーなど文章による情報交換は，医療機関と地域間の切れない支援として有効である．必ず患者や家族に同意をとりながら，積極的に院内・院外の関係

表Ⅷ-2-2	退院困難な要因の項目

ア：悪性腫瘍，認知症又は誤嚥性肺炎等の急性呼吸器感染症のいずれかであること
イ：緊急入院であること
ウ：要介護状態であるとの疑いがあるが要介護認定が未申請であること（介護保険法施行令第2条各号に規定する特定疾病を有する40歳以上65歳未満の者及び65歳以上のものに限る）
エ：家族又は同居者から虐待を受けている又はその疑いがあること
オ：生活困窮者であること
カ：入院前に比べてADLが低下し，退院後の生活様式の再編が必要であること（必要と推測されること）
キ：排泄に介助を要すること
ク：同居者の有無に関わらず，必要な養育又は介護を十分に提供できる状況にないこと
ケ：退院後に医療処置（胃瘻等の経管栄養法を含む）が必要なこと
コ：入退院を繰り返していること
サ：入院治療を行っても長期的な低栄養状態となることが見込まれること
シ：家族に対する介助や介護等を日常的に行っている児童等であること
ス：児童等の家族から，介助や介護等を日常的に受けていること
セ：その他患者の状況から判断してアからスまでに準ずると認められる場合

［医学通信社（編）：診療点数早見表．2022年4月現在の診療報酬点数表，p.159，医学通信社，2022より引用］

者と連携をすることが大切である.

　緊急入院の場合は，必要な事前情報が徐々に明らかになることも多く，退院調整看護師やソーシャルワーカーが主となり，患者や療養者・家族，医師や外来看護師，訪問看護師や関係職種に上記①〜⑤を確認しながら，入退院支援を進めていく必要があるだろう.

2● 入院時

　医療機関の病棟管理者（主に看護管理者）は，入院前に得られた情報をもとに退院までの期間を予測・判断する.クリニカルパスで入院する患者は，治療経過が順調に進めばクリニカルパスの期間通りに退院できるはずであり予測しやすいが，途中で問題が発生しクリニカルパスの逸脱を認める場合もある.まずは管理的な視点で，退院支援が必要となりそうな患者であるかを検討し，病棟単位でも退院支援が必要となりそうな対象者を把握できる体制づくりが重要である.

　高齢者の場合，疾患によって後遺症が予想される場合には，退院時支援の対象者の特徴として，入院前に比べてADL低下が予測される.それに伴って，退院後に生活様式の再編が必要となる，独居あるいは同居家族がいても必要な介護を十分に受けられない，退院後の高度で複雑な継続的医療が必要となる，再入院を繰り返すことが危惧されるなどがあげられる.現在では，診療報酬上，退院困難となる要因が規定（**表Ⅷ-2-2**）されており，臨床現場でスクリーニングとして使用されている場合も多い.

　病棟看護師は，退院困難の要因と入院中の経過や家族状況などから，退院支援の対象者を選定し，さらなる具体的な情報を収集し，退院後に向けて問題となりそうな事柄を抽出していく.治療や経過・回復状況など，多職種からの情報も問題抽出やアセスメントに重要であるため，すべて病棟看護師のみで担うのではなく，患者や家族に一番近い病棟看護師が中心となり多職種と連携しながら，患者や家族の同意のもと総合判断・アセスメントを行っていくことが大切である.また，病状の安定が見込まれるできるだけ早期に，患者

の基本的な日常生活能力，認知機能，意欲などについて総合的な評価を行ったうえで，その結果をふまえて入退院支援を実施することが重要視されており，高齢者の場合は高齢者総合的機能評価（CGA）*の活用が重要視されている．

また同時に，退院支援の対象者については，地域連携部門の退院調整看護師やソーシャルワーカーとも連携をしていき，具体的に地域の社会資源などの退院調整の準備もしていく必要があるだろう．

3 ● 入院中

病棟看護師は，患者と家族の意思や希望を確認しながら，退院後の生活をイメージして退院計画を立案していく．どのような家屋状況か（玄関までの距離，自宅内外の移動における障害物の有無，手すりの有無や位置，階段の有無や配置，トイレや風呂の状況，居室の場所など）については，本人と家族の意思にかかわらず変化しないものであるため，早期に把握を行い関係職種（リハビリテーション部門のスタッフや退院調整看護師など）と連携をしてくことも重要である．また，入院状況によりキーパーソンが変化する場合もあり，入院中再確認をしながら，意思確認を進めていく必要がある．

入院中の**退院計画**（看護計画）立案となると，疾患や病状主体の医療モデルで計画立案をしてしまいがちであるが，「生活」という視点（生活モデル）が重要である．病棟看護師は，高度な医療環境で命を救ってもそこで終わりではなく，その後の生活の視点を忘れてはいけない．生活とは，主体的なものであり，価値観・信念も含むものであるといえる．長い人生の中でこの入院期間はほんの一部であるという時間軸も心にとめながら，問題点を整理し計画立案をしていくことが重要である．

計画立案のプロセスとしては，①医療上の問題の整理，②療養生活上の問題の整理，③受容支援・自立支援，④意思決定支援の4段階がある．

a. 医療上の問題の整理

医療上の問題の整理は，退院後継続すると考えられる医療処置や医療管理項目を把握する，患者と家族だけで対応・管理ができるかの検討を行うことである．医療処置については，患者や家族などインフォーマルサポートでの管理ができなければ，退院後の病状や状態悪化につながりやすく再入院となる可能性もあるため，医療職である看護師としては整理と見極めが重要である．

b. 療養生活上の問題の整理

療養生活上の問題の整理は，ADLやIADLが退院時にどう変化するかの検討，患者・家族の心理・環境・社会面についてのアセスメントをして整理していくことである．現在の症状は入院生活においてどの程度悪化するか，または改善するか，生活の場に戻るときの患者・家族の精神面はどうなるか，障害受容過程についてはどうか，継続して療養生活を送るにあたり経済面に問題はないか，主介護者や療養環境について社会資源はあるかといった検討が必要となる．そのうえで，在宅療養を患者・家族が自立できるようにするに

---

*高齢者総合的機能評価（CGA）：高齢者を「生活機能面」「精神・心理面」「社会・環境面」の3つの面から総合的に評価する方法．具体的な評価項目と用いるスケールは多岐にわたるため，スクリーニングを目的とした簡易的な評価法が活用されている．

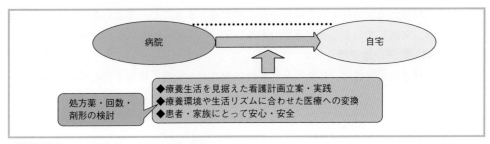

図Ⅷ-2-1　退院計画立案・実践の視点

は，入院中からどうかかわっていくのかといった教育的視点も検討しながら，医療機関にある特殊な医療機材・機器を使用している場合は在宅でも管理がしやすいものへ変更したり，決められた時間の薬剤投与や剤形についても，退院後の療養生活に合わせた変更をしたり，いわゆる療養環境や生活リズムに合わせた医療への変換が必要となるだろう（図Ⅷ-2-1）．療養環境や生活リズムに合わせた医療への変換には，患者・家族による管理方法を共有・実践・指導しながら，自立支援を促し，退院後の管理方法の確立につなげていくことも重要となる．療養環境や生活リズムに合わせた医療の検討は，医師や薬剤師，管理栄養士，理学療法士などリハビリテーションスタッフ，退院調整看護師や訪問看護師からの助言も効果的であるため，多職種と連携をしながら進めていくとよい．この場合は，病棟内の医療者カンファレンスを活用することが望ましい．

c. 受容支援・自立支援

受容支援・自立支援は，患者や家族にとって入院前と同じ状態での退院であれば，自宅療養生活の予測ができ退院に対する不安も少なくなるが，病状や状態が変わり後遺症をもったまま退院する場合や，医療依存度の高いまたは障害をもつ患児を自宅退院させる場合などは，今後の生活の再構築が必要となる．しかし，患者や家族の気持ちの面では，現状を受け止められず，悲嘆に暮れる場合もあるかもしれない．そのため，まずは気持ちのサポート，受容に向けての支援が大切になってくる．患者や家族の思いに寄り添いながら，今までの気持ちや生活面での振り返りを行っていき，患者・家族から「これからこうしていきたい」とか「家に連れて帰りたい」といった，今後の希望や未来について語られるような，気持ちを引き出す支援が大切となる．このかかわりは，看護師だけではなく，多職種との連携も必要となる．たとえば，脳梗塞後遺症のある患者がリハビリテーション中に理学療法士に弱音を吐くかもしれない，また，そこで気持ちを立て直せるかもしれない．入院生活では，関係するスタッフは現在の患者・家族の気持ちの移り変わりも電子カルテなどに情報共有しながら，生活や家族関係の再構築，そして障害への受容に向けて退院計画を実施していくことが重要である．自立支援として医療機関でむずかしいところは，医療機関の安全管理と患者の自立が相反する部分もある点である．転倒・転落や誤薬防止のために，入院患者は危険行動・転倒予防として長距離は車椅子移動，服薬管理は看護師管理となる場合もある．しかし，自宅での生活状況や退院後の家屋状況によっては車椅子が入らない場合もあり，その場合は退院直後から手すり歩行が必要となる場合や，独居のために服薬管理は自己管理が必要となる場合もあるだろう．こちらも看護師だけではなく，

多職種と情報共有をして何が一番この患者・家族にとってよい方法なのかという視点で検討，実践していくことが重要である．

d. 意思決定支援

　意思決定支援は，多職種とともに情報共有・検討・提案された内容を，患者・家族が決定していくプロセスの支援である．医療上の問題，療養生活上の問題についてどうしていきたいのか，現状と今後の予測できる状況について，時には揺れる気持ちに寄り添い，支援していくことが重要である．また，意思決定支援には，「意思形成支援」「意思表明支援」「意思実現支援」があり，どのプロセスまで支援をしているのか情報共有をしながら，医療機関内外での情報提供と検討，継続支援をしていくことが重要である．

　どのような病気や障害があったとしても，入退院支援で重要なのは，意思決定支援であるといえる．医療処置が新たに必要な場合，ADL低下が予測される場合，経済面の困りごとや今後治療法がなくなったときなど，その状況により支援方法はさまざまであるが，まずは患者や療養者とその家族がどうしていきたいのか，何を望んでいるのかを軸に考えて，支援していくことが大切である．

4 ● 退院前

　退院に向けた**退院調整準備**としては，退院約2週間前までには退院後の具体的な社会資源の調整，社会保障制度利用と在宅療養のための体制づくり，退院前カンファレンスが必要となる．退院2週間前というのは目安であるが，地域の社会資源・社会保障制度のサービス調整は行政機関などと行うことも多く，平日日中しかできないこと，情報共有や書類作成，カンファレンスの日程調整に時間がかかることなどから，一定の日数を要する．現在の平均在院日数から考えると，入院後早々に退院調整も進めていく必要性があり，病棟看護師はそれを念頭に置きながら，地域の特徴や現状を把握している退院調整看護師，ソーシャルワーカーと協働して取り組むことが必要である．

　ここで重要なポイントは，社会資源や社会保障サービスにつなげることが目的となっていないかである．つい，支援したいという気持ちが先走り，退院計画の時点から何かサービス導入すれば解決するのではないか，介護保険制度を紹介して介護認定を受けてもらったらよいかという思いと行動をしてしまいがちである．必ず患者・家族のニーズと必要とされるものを検討したうえで，社会資源・社会保障のサービス導入などの具体的方法は，退院指導が進んでから検討してもよいと思われる．病棟看護師だけではなく，退院調整看護師やソーシャルワーカーなどの医療スタッフの意見も聞きながら，検討していくことが大切である．

　具体的なサービス調整方法としては，地域のサービス担当者や訪問看護師と電話連絡や書面での情報共有，来院による面談，カンファレンスがある．この中で効率的な調整方法としては，退院前に実施する地域との合同カンファレンス（以下，**退院前カンファレンス**）があげられる．カンファレンスを開催する前には，退院調整看護師やソーシャルワーカーが主体となり，具体的な日程調整が始まる．まずは，患者・家族に対してカンファレンスの目的の提示が重要である．主体は患者・家族であるため，カンファレンスも一緒につくり上げていくことで，患者・家族のその後の療養生活へのモチベーションの維持向上につ

ながると考えられる．できれば，カンファレンスの検討内容や流れも一緒に検討していくとよい．この確認作業をしておくことで，患者の退院後の見立てや現状の認識のズレがないかなどの把握と，当日の解決方法の検討が可能となる．

　近年，対面による退院前カンファレンスが実施できない現状もあり，オンラインによる会議を実施する医療機関が増えてきている．診療報酬上，カンファレンスによる指導料は対面で算定可能であったが，2021年度診療報酬改定により，オンライン会議でも入院医療機関と退院後の在宅療養を担う医療機関やケアマネジャーまたは相談員と情報交換や指導などを行った場合に加算がとれるようになり，推奨されていることから，今後もオンラインを使った情報交換は発展していくことが期待されている．退院前カンファレンスを実施することで，多職種が同じ方向性を向きやすく，とても効果的な手段であるといえるため，実現可能であれば退院調整が必要となる全患者を対象に実施するのが望ましいだろう．

　退院前カンファレンス実施後は，計画の評価，新たな課題による計画修正などを行い，病棟看護師，退院調整看護師，訪問看護師，医師，薬剤師，理学療法士，ケアマネジャーなどの役割を再確認し，退院日に向けて最終確認と評価を繰り返して関係者で取り組んでいくことが重要となる．たとえば，退院後の療養生活上必要となる動作（入浴や移動・移乗方法など）について，退院までに実施と評価，修正を繰り返していくことなどがあげられる．

　退院日は，入院医療機関としてはスムーズに療養場所に退院できるかどうかで，入院中の退院支援の評価につながる大切な日である．患者と家族は朝から退院への期待と不安があり，また1日中手続きに追われることもしばしばであり，予想外の出来事が起こるとパニックになり思考が停止してしまうこともあるかもしれない．病棟看護師，退院調整看護師は，予想外の出来事については，命にかかわることではない場合は，どの程度患者・家族が対応できるのかを見守りながら，サポートする姿勢も必要であると思われる．また，退院日に訪問看護師やケアマネジャーの自宅訪問も調整していると，送り出す看護師と受け入れる訪問看護師との連携から，継続したケアの対応が可能となる．さらに，退院により過度な不安が増強しないように，困ったことがあった場合の連絡先については再度確認を行い，病棟・外来・地域連携部門，そして地域のスタッフとそれぞれ連携をしながら退院直後の療養生活の安定を支える必要がある．入院中の患者の状態や経過の要約として，医師による診療情報提供書，看護の退院時要約（看護サマリー），理学療法士のリハビリテーションのサマリーなど書面での情報提供も大切であり，できれば退院時には地域のサービス担当者に渡せるようにしておきたい．

5 ● 退院後

　退院後，療養者は自由な時間と空間を満喫できるぶん，入院生活と異なり，医療者がすぐそばにいないことで対応に困ることがあるかもしれない．そのようなときは訪問看護も導入していると頼りになる．訪問看護師は退院日から訪問可能であり，療養者の病状や状態，自己管理のサポートや家族支援を行い，また訪問回数は療養者・家族と検討できる．また，ケアプランが確定していない場合，ケアマネジャーが退院直後に訪問や**サービス担当者会議**を療養者宅で実施し，在宅療養生活を支えるサービス担当者が一堂に集まること

で，再度療養者・家族の思いと今後の生活が安心・安全に過ごせるように話し合いが行われることもある．このように，在宅療養支援状況を確認して，退院調整看護師など医療機関の窓口へ報告することで，次回受診までの状態の悪化の早期発見や予防などにつながっていくのである．

　退院後の初回外来では，入院前から経過を知っている外来看護師がかかわることで，継続したケアと評価がしやすい．また，退院調整看護師とソーシャルワーカーも，継続支援と入退院支援についての評価という視点で外来通院時に面談を行い，その後の通院継続や在宅療養生活継続についての課題はないのかなどアセスメントし，医師や外来看護師，在宅医やケアマネジャー，訪問看護師と情報交換を続けることで，地域完結型医療の一助となるだろう．

学習課題

1．入退院支援の必要性についてまとめてみよう．
2．退院支援の流れ，プロセスについて整理してみよう．
3．受容支援・自立支援，意思決定支援を整理してみよう．
4．退院調整にかかわる看護師（外来看護師，病棟看護師，退院調整看護師，訪問看護師）の役割を整理してみよう．

第IX章

地域・在宅での
エンドオブライフケアと
看取り

学習目標

1. さまざまな死生観を学び，最期までその人らしく生きるための意思表示の方法を理解する．
2. 地域・在宅で人生の最終段階にある人へのエンドオブライフケアを理解する．
3. 地域・在宅における看取りにおいて看護職が行う支援やケアを理解する．

1 さまざまな死生観と死の迎え方

この節で学ぶこと

1. 「死」の定義と判定について理解する.
2. 日常生活の中で培われる「死生観」を考える.

A. 日常の暮らしの中で遭遇する「死」の場面

1 ● 「暮らしの場」「治療の場」と死のイメージ

　「地域・在宅での看取り」の場には，住み慣れた自宅（自分の家や子どもの家など）だけでなく，これまで終の棲家として生活してきた老人福祉施設や有料老人ホーム，サービス付き高齢者向け住宅，認知症対応型共同生活介護（グループホーム）なども含まれる.「治療の場」である医療機関では原則，生活よりも治療を最優先する. しかし，前述したような場は「暮らしの場」であることから，疾患の治癒や症状軽減のための医療行為の実施は必ずしも最優先事項にはならず，日常生活を安定して過ごすことがまず優先される. したがって，医療機関で遭遇する臨死期の患者のように，たくさんの医療機器やモニターに囲まれてはいない. 人工呼吸器，吸引器，在宅酸素供給機器，点滴ポンプなどが使用される場合もあるが，それは治療のためというより，日々の暮らしを継続するために必要な機器として機能している. 極端に表現すると，医療機関の患者にとって「死」は避けたいものであり，それに抗うために戦う（闘病）ことが医師や看護師，そして患者本人の使命となっているイメージがあるが，地域・在宅の場における「死」は，日常生活を坦々と送っているところに突然に訪れる，あるいは徐々に近づいてくるものであり，抗うものというよりはむしろ自然に受け入れるべきものというイメージが大きい.

2 ● 日常の中で訪れる死

　今日の日本では，超高齢者と呼ばれる長寿者が増加している. そのような人々には，最先端医療技術を駆使しても治癒できない，加齢による全身状態の衰弱ととらえることのできる不可逆的な身体機能の低下も起こりやすい. 一方，年齢に関係なく人々の価値観は多様化しており，最後まで老いや病いと戦い続けたい人もいれば，戦いはやめて，あるいは戦わずして，ゆっくり残された人生を穏やかに過ごしたいと思う人もいる. 前者の場合には基本的に医療機関での看取りとなるが，後者の場合には，退院して（あるいは入院せずに）在宅療養，そして在宅での看取りを選択することが多い. 高齢者の中には，「棺桶に片足突っ込んでいる」「お迎えがもうすぐ来る」などと自分を揶揄する人もいるが，余命を宣告されるような状態でなかった元気な高齢者が，加齢に伴う慢性疾患（高血圧，心疾患な

ど）とともに毎日の生活をいつも通り元気に送っていたのに，あるとき突然に死を迎えるということもある．「朝起きてきたら息をしていなかった」「出先から帰宅したら，居間で倒れて亡くなっていた」「随分長湯だなと思っていたら，浴室で亡くなっていた」などという話も珍しくない．このように，超高齢社会では死を意識しないで，最期の瞬間まで日常の暮らしを元気なつもりで送っていた延長線上に突然に死が訪れ，大病の診断名もないまま亡くなる人も少なくない．このような死は「老衰」と診断され，日本では2018年に脳血管疾患を抜いて死因の第3位に浮上して以来，増加の一途をたどり，100歳以上では男女ともに「老衰」が，心疾患を抑えて死因の第1位となっている（p.81，第Ⅲ章2-A参照）．

B. 死の判定と訪問看護のかかわり

　　心拍の停止，自発呼吸停止，瞳孔散大が死の三徴候と生物学的には定義され，この状態が15〜30分持続すると個体の死と判断される[1]．また，脳の機能がすべて不可逆的に停止している状態を「脳死」と呼ぶ．1985年にローマ法王が脳死を「人の死」と認め，日本でも1997年の「臓器移植法」の制定により脳死状態での臓器移植が可能となった．どちらの死に対しても，死亡診断を行えるのは死を確認した医師のみである．したがって在宅で療養者が死亡した際，医師による死亡診断がなされない状況では，看護師がエンゼルケアなど死後の処置を勝手に実施することはできない．ただし，本人や家族が生前から在宅で穏やかに死を迎える，あるいは看取ることを決めている場合には，死亡に主治医が立ち会えなくても，死亡後に生前に診療していた傷病に関連する死亡であると判定できる場合には，医師法第20条本文の規定により死亡診断書を交付することができる[2]．また，最終の診察後24時間以内に患者が死亡し，なおかつ生前に診療していた傷病に関連する死亡であると判定できる場合には，医師法第20条ただし書の規定により，死亡に立ち会っていた別の医師などからの状況の詳細を聴取することができるなどの場合に限定し，死亡後に改めて診察を行うことなく主治医は死亡診断書を交付できる．これらの場合以外では異状死として取り扱われ，死亡後に死体の検案を行うために警察署に届けられることになり，穏やかな死を迎えることができなくなる．自宅や老人ホーム，グループホームなども医療の場とはいえ，医師が常駐していないので，そういった場での看取りを希望している利用者や家族であれば，死亡診断書の交付について事前に主治医と家族とよく相談し，死体の検案を要さないような体制を整えておく必要がある．

　　また2022年度より，遠隔医療を実施している一部の地域において，法医学など一定の研修を修了した看護師に限って，医師の指示のもと情報通信技術（ICT）を用いて死亡診断の補助を行い，臨終の場に立ち会えない医師の死亡診断をサポートできることになった．

C. 葬儀，墓所の多様化

　　日本はかつて土葬が主であったが今では火葬が主となり，葬儀も神式，仏式，キリスト教式など，さまざまな宗教によりなされている．2020年初頭からの新型コロナウイルス感染症（COVID-19）の感染拡大により，不特定多数の人が密に集合する葬儀はこれまでの

ように行われなくなり，親族などのより故人に近い人々のみが少数集合して執り行われる密葬や家族葬も多くなってきている．火葬後に残された遺骨を納める墓所に関しても，神社仏閣の敷地内に設置された墓地以外に，無宗教の墓地，樹木葬，海への散骨など，墓石の下に納骨する以外のさまざまな方法を生前から自分で選択できるようになり，葬儀や埋葬方法も個々の価値観や判断により多様化している．

D.　死生観の変容と死の質（QOD）

　「死生観」とは，「生きること」や「死」に対する個人の考え方である．何のために生きるのか，死んだらどうなるのか，どのように生きるべきか，最期をどう迎えたいかなど死生観はさまざまであるが，日本では，死について日常的に語り合うという文化はまだ十分に醸成されていない．日常生活において，死は忌み嫌われ，避けて生きていたいと誰もが思う事柄であったためである．佐伯[3]は，著書のまえがきの中で「（誰も死を論じることができない）絶対的不可知性が一種の不気味さを産み，その不気味さが嫌悪感を呼び覚ます」「その不気味さの根底にあるものは，『生』が一瞬のうちに断ち切られるというまぎれもない事実であろう」と述べている．しかし世界の冠たる長寿国である日本は，今日「多死時代」と呼ばれる時代に突入し，死亡数が出生数を上回っている．これまで追求し論じられることが多かった QOL に加え，最近では死の質（quality of dying and death：QOD）についても論じられるようになってきた．「死」を考えるということは，「人生の最終段階」について考えることにつながり，ACP（p.233，第Ⅵ章 7-D 参照）について，国民皆が一度じっくり考えてみようという運動が全国的に広まりつつある．

　また世界的気候変動による大規模な自然災害，感染症によるパンデミック，戦争やミサイル発射など，社会情勢の変化により，誰もが自分事として「死」に直面するせざるをえなくなった．「死」を考えることで，「生の意味」が改めて問われ，各自それぞれの立場で自分の「死生観」と改めて向き合う機会が与えられている時代であるともいえよう．

E.　最期まで自分らしく生きるための工夫とその変遷

　人生の最終段階，または終末期と呼ばれるときを迎える際に，自分の生き方や望む医療や拒否する医療処置などについて，意思を明確に表明できればよいが，判断力の低下や意識障害により自らの意思を表明できなくなってしまうことも少なくない．そのような事態を想定して，判断力があるうちに最期のときを希望通りに過ごせるように，事前に書類や言葉で周囲に伝えておくことが重要視されてきた．歴史をたどると，生命維持装置の発達してきた時代に，米国で事前指示（advance directive：AD）の考え方が登場し，それを文書で示すためにリビング・ウィル（生前の意思表明）が文書として作成されるようになった．その後，本人だけでなく周囲との話し合いを継続して実施し，情報はつど更新するという考え方のもと，アドバンスケアプランニング（advance care planning：ACP）が推進されるようになった．

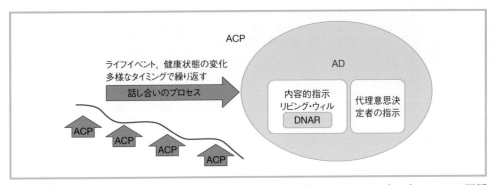

図IX-1-1　アドバンスケアプランニング（ACP）と事前指示（AD），リビング・ウィルの関係

［片山陽子：アドバンスケアプランニングとアドバンスディレクティブの関係図．本人の意思を尊重する意思決定支援—事例で学ぶアドバンスケアプランニング（西川満則，長江弘子，横江由理子編），p.14，南山堂，2016 を参考に作成］

1 ● 事前指示（AD）

　AD は「病態が末期的症状，または意識回復の望みのない昏睡状態，認知機能回復が絶望的な植物状態に陥った場合を想定し，将来の自分におこなわれる行為について，望ましくない医療行為，希望する処置，あるは代理決定者に委任することを事前に医師に指示しておくこと」[4]と定義され，その中には，延命治療を行わないことを記したリビング・ウィルも含まれる．

2 ● リビング・ウィル

　かつて日本尊厳死協会では「尊厳死の宣言書」と呼んでいたが，今日では「人生の最終段階における事前指示書」とされている[5]．判断力が明確にあるときに，自分の終末期のあり方に関する希望をあらかじめ述べておくもので，これにより判断力が失われた状態に陥っても本人の希望に沿った終末期を迎えることができる．死期が迫った場合や意識がない状態が長く続いた場合には，単に死期を引き延ばすためだけの生命維持装置の装着や医療措置を希望しないこと，苦痛に対しては緩和医療を行うことを骨子としている．尊厳ある死を迎えるために，延命治療の拒否を明確に表明するもので，ACP に比べると終末期の医療に特化された狭義の意思表明である．ACP，AD，リビング・ウィルの関係を図示したものが，**図IX-1-1** である[6]．

学習課題

　1．自らの死生観について考えてみよう．
　2．家族や友人などと，ACP について話し合ってみよう．

▌引用文献▌

1）　和田　攻，南　裕子，小峰光博（編）：死．看護大事典，第 2 版，医学書院，2010

2)　厚生労働省医政局・政策統括官：令和5年度版死亡診断書記入マニュアル，p.6，〔https://www.mhlw.go.jp/toukei/manual/dl/manual_r05.pdf〕（最終確認：2023年11月1日）
3)　佐伯啓思：死にかた論，p.4，新潮社，2021
4)　前掲1），アドバンスディレクティブ
5)　日本尊厳死協会：リビング・ウィルとは，〔https://songenshi-kyokai.or.jp/living-will〕（最終確認：2023年11月1日）
6)　片山陽子：アドバンスケアプランニングとアドバンスディレクティブの関係図．本人の意思を尊重する意思決定支援―事例で学ぶアドバンスケアプランニング（西川満則，長江弘子，横江由理子編），p.14，南山堂，2016

2 人生の最終段階にある人々へのケア

この節で学ぶこと

1. 人生の最終段階にある人々はどんな心身状態にあるのかを理解する.
2. 人生の最終段階にある人々への医療と看護のあり方について学習する.

A. 人生の最終段階にある療養者

「人生の最終段階にある療養者」と一口に言っても, 歩んできた人生の背景や置かれた状況はさまざまであり, 各々の立場から死について考えたり, 目前に迫った死を受け入れたり, 葛藤したりすることになる.

1 ● 長い人生を生き抜いてきた高齢者

日本の平均寿命は男女ともに 80 歳を超えているが, 2019 年においては, 健康寿命 (p.81 参照) は男性が 72.68 歳, 女性が 75.38 歳と 80 歳に届いておらず, 健康でない寿命は約 8〜12 年に及んでいる[1]. 日常生活に制限を感じるようになると, 受診したり服薬したりすることが日常となり, 今までできていたことができなくなったと気づく. これまで健康を自負していた高齢者も人生の最終段階に近づいてきたことを自覚すると, 弱気になりがちである.

2 ● 治療法のない疾患や進行性の疾患に罹患した患者

高齢者でなくても, 治療法がない疾患とともに日常生活を送ることになったり, 病状が徐々に進行し, いずれ死にいたると予測されている疾患に罹患した場合には, 誰もが自分の人生の終わりについて考えざるをえない. そして, 人生の最終段階が近づいていることを実感する. がん末期を告知されたり進行性の難病の診断を受けたりした患者などが該当する.

3 ● 突然急性期疾患などに襲われ命の危険を感じる人

世界的な新型感染症などの流行により, 人類は皮肉にも誰もが平等に「人生の最終段階」が身近に迫るかもしれない恐怖心を与えられた. 新たな感染症の場合, 十分な治療法や予防策がなく, 感染したら誰もが重症化して急死する可能性がある. 2020 年初頭より日本でも新型コロナウイルス感染症 (COVID-19) が大流行した際には, 間近に迫っているかもしれない死を想定し, 「人生の最終段階かもしれない今」をどう過ごしたらよいかを考える人も多かっただろう. また, 事故, 事件によって生命を脅かされたり, 自然災害の発生や

異常気象による熱中症や凍傷のリスクもある．さらに他国からのミサイル発射や紛争などのニュースも聞かれるように，予期できない危機が身近で発生する可能性があり，誰もが突然人生の最終段階を迎えうるともいえる．

B. 地域・在宅におけるエンドオブライフケア

1 ● 終末期ケアからエンドオブライフケアへ

　終末期ケアは，2009年に欧州緩和ケア協議会によって「病状の最終ステージで生命の危機に瀕している状態，数日で亡くなる可能性がある状態」と定義された．超高齢社会が急速に進展し長期にわたる高齢期への対応が求められる日本においては，2016年に日本病院協会が「終末期とは，①複数の医師が客観的な情報を基に，治療により病気の回復が期待できないと判断すること，②患者が意識や判断力を失った場合を除き，患者・家族・医師・看護師等の関係者が納得すること，③患者・家族・医師・看護師等の関係者が死を予測し対応を考えることの3つの条件を満たす場合をいう」と定義し，死亡までの日数については言及しなかった．

　近年は，さまざまな機会に誰もが命の危険を身近に感じざるをえない社会情勢の中で，いつ自分の人生に幕が下りようとも，人生を有意義に過ごせるか，そして死にゆく最期のときまでいかに自分らしい尊厳を保持していられるかという，生と死双方の質が同時に問われる時代になり，日本病院協会の定義の中でも「死を予測し対応について考える」ことが重要視されている．「終末期」は「人生の最終段階」という表現に置き換わり，単に病状が末期である人々へのケアという狭義の意味でなく，死にいたるまでの時間がまだある程度残されている人々も含め「人生の最終段階にある人々」へのケアとして，「**エンドオブライフケア**」が求められるようになった．類義語として「緩和ケア」があるが，この言葉の意味も変化し，**図Ⅸ-2-1** のように，死が近づいていない状態であっても，認知症高齢者や心理的苦痛への緩和ケアも含む幅広い概念になっている．

2 ● 高齢者のエンドオブライフケア

　高齢者は，戦争や震災などさまざまな人生の苦難を乗り越え，強く生き抜いてきた歴史をそれぞれに背負っている．人生の最終段階において，彼らは自分の人生を振り返ることも多い．経験した喜びも悲しみもすべて人生の輝きの瞬間としてとらえ，思い出して懐かしむことのできる時間は，かけがえのないときになるだろう．自分の人生の足跡を肯定し，最期に「よい人生だった」と納得して旅立てるように支援することが重要である．そのためには，①本人の意思に沿って過ごす，②心身の苦痛なく穏やかなときを過ごす，③人としての尊厳を最期まで保持する，④後悔を残さない，⑤周囲の人々が不安なく満足できる看取りをするためにサポートすることが大切である．まず高齢者本人の意思を正確に把握し，それに沿うための支援体制を早急に整備し，心身の苦痛を除去して少しでも安楽に過ごせる場や時間をつくり出す．周囲の家族が疲弊したり不健康になったりしないように気を配り，時には家族の代わりにケアを請け負うことも必要となる．高齢者には，先に旅立った親族，親しい友人なども多く，死後の世界に故人らとの再会が待ち受けているとい

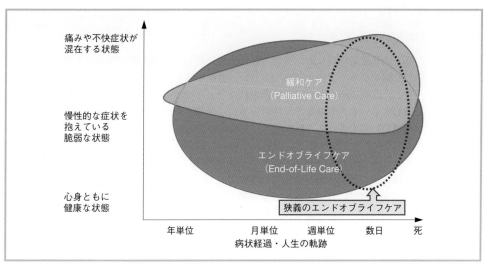

痛みや不快症状が
混在する状態

緩和ケア
(Palliative Care)

慢性的な症状を
抱えている
脆弱な状態

エンドオブライフケア
(End-of-Life Care)

心身ともに
健康な状態

狭義のエンドオブライフケア

年単位　　　　月単位　　　　週単位　　　　数日　　　　死
病状経過・人生の軌跡

図Ⅸ-2-1　エンドオブライフケアの概念—死生観育成から終末期ケアまで

[EAPC update：White Paper on standards and norms for hospice and palliative care in Europe：part 1—Recommendations from the European Association for Palliative Care. European Journal of Palliative Care 16（6）：278-289, 2009 を参考に作成]

う希望をもつこともできるため，亡くなった後の未知の世界への期待についても語れる時間がもてるとよいかもしれない．

3 ● 終末期にある非高齢者へのエンドオブライフケア

　長い寿命を生き抜いてきた高齢者に比べると，これからの人生に夢や希望をもって生きている若い世代や壮年期の人々は，生きることへの望みを簡単に捨てることはできない．行きたかった学校，やりたかった仕事，叶わなかった結婚や出産・子育てなど実現できない希望が山積し，生への執着も強い．そんな人々のエンドオブライフケアでも，原則は高齢者と変わらない．1つむずかしいのは，後悔を残さないための支援である．「十分な人生を生き切った」といえるほど長くない人生に，悔いを残さないためにはどう支援したらよいのだろうか．

　たとえ自分の肉体がこの世から消えてしまっても，残された遺族や友人たちが自分とかかわる時間をもつことができるという希望が，本人そして遺族らのその後の生きる力につながる一手段になりうるかもしれない．成長する子どもに生前からたくさんの言葉を残しておいたり，自分が天国に行ってからの生活を想像し，それを言葉や絵に残したりする人もいる．

　このように，身体的苦痛や病状悪化を防ぐことだけでなく，逝く人と残される人が後悔のない，少しでも満足できるような機会や場を，その人たちの生活や生き方に合わせて意図的に提供することも，エンドオブライフケアを実践する看護職ができることである．

コラム

DNAR と急変時の対応

　多くの急性期病院においては，急変患者に対して命の救済が何よりも重要視され，気道を確保し心臓マッサージや人工呼吸を行い，機能が停止している心臓や肺を蘇らせようと試みる．しかし，最期に胸郭を何回も圧迫されたり人工呼吸を受けたりしたくはない，静かに逝きたいと望む人もいる．そのような意思を事前に医療者に伝えておくこともできる．心肺蘇生をしないでほしいという AD（事前指示）を事前に表明していれば，その患者に対しては，急変時にDNAR（p.233，第Ⅵ章 7-D 参照）が適応され心肺蘇生は行わずに死を迎えることができる．とくに在宅での看取りを決定している人や家族には，このような意思を事前に表明する人も多い．延命のための医療を望まない療養者にも，苦痛を取り除くケアは行う．

　近年医療機関においても，治療効果が期待できずにこのような最期を望む患者・家族に対しては，症状緩和を主体とした医療であるベスト・サポーティブ・ケアへと移行し，積極的治療を行わない選択もなされるようになっている[i,ii]．

引用文献

i ）岩本純子：BSC に移行する時期の病棟カンファレンス．がん看護 25（8）：777-780，2020
ii）兵庫哲平，今井芳枝，板東孝枝ほか：急性期病棟で BSC となった肺がん患者の家族の願い．日本がん看護学会誌 35：360-367，2021

コラム

がん患者の苦痛緩和

　在宅医療の対象者にはがん患者も多い．がんの場合には，最期まで日常生活動作が自立している人も多く，苦痛のない日常生活ができる限り長く送れるための支援がより重要である．

　疼痛の緩和方法については，薬物療法と非薬物療法がある．薬物療法においては，処方医より頻回に訪問する看護師の役割として，処方された薬剤の投与の有無とその効果を正しく把握してすばやく医師に伝え，より効果的な投薬につなげる必要がある．時には主治医からの包括的指示のもと，訪問看護師が事前に指示されたプロトコールに則り，鎮痛薬の量を調整して患者のニーズに応じてタイムリーに投与することもある．非薬物療法では，視聴覚や嗅覚などの感覚器に対して，患者が好む「快」の刺激を与えること，精神科医や臨床心理士・宗教家などによる心理療法や，室内の温湿度や寝具・送風などの環境の調整，深呼吸や回想法などのリラクセーションの実施といった，患者個々の状況に応じさまざまに工夫された方法が用いられている．

学習課題

　1．人生の最終段階にある人々とはどんな人なのかを説明してみよう．
　2．自分が人生の最終段階にいたった際に望む医療や看護について考えてみよう．

引用文献

1）　内閣府：令和 4 年版高齢社会白書（全体版），第 1 章 高齢化の状況，第 2 節 2. 健康・福祉，〔https://www8.cao.go.jp/kourei/whitepaper/w-2022/html/zenbun/index.html〕（最終確認：2023 年 11 月 1 日）

3 地域・在宅における看取り

この節で学ぶこと

1. 死にゆく人やその家族などへの看護職の支援方法について考える.
2. 多様な看取りの場面や多職種連携が求められる看取りにおいて,看護職としての支援方法を考える.

A. 「看取りの場」の視点でとらえた地域・在宅の特徴

　在宅における死は,日常の暮らしの中で生とともに営まれるといっても過言ではない.在宅環境にはバイタルサインや心電図を常時表示するモニターはない.また,24時間監視体制をとる医療職も常駐しない.死が迫っているからといって特別な日々や時間を過ごすのではなく,家族や親族あるいは施設で共同生活を送る入居者や介護職員と普段通りの生活を送る中で,死を受け入れ,そして看取りを行っている.

　生活の場では,最先端の医療機器を使って高度医療を提供することはできないという限界がある.しかしその一方で,医療機関では決められた時間帯にしか会えない家族や介護職員が毎日常駐し,日々の介護を担ってくれる.また,友人・知人・近隣者が頻繁に訪れたり,可愛いペットが周囲を駆け回ったりする日常の風景も継続される.そんな環境においては,「死」と戦う存在というよりも,戦う術や戦う意思をもたずに平穏な日常の暮らしを重視し,その延長にある「地域・在宅看取り」を自然に受け入れていく者として在宅療養者をとらえるほうが適切かもしれない.

B. 地域・在宅での看取りを実現する在宅医療体制

　在宅医療体制は,都道府県の医療計画に基づき地域特性に応じて整備されるものである.地域住民が疾患の治療目的で医療機関に入院後,生活の場に退院する際には在宅医療機関と協働し,急変時には在宅医療にすみやかにつながり必要時には再度入院できる体制をとりつつ,場合によっては住み慣れた場所での看取りも可能にするという機能も確保するという構図である(p.138,第Ⅲ章4参照).

　在宅医療を24時間体制で提供するために,地域には在宅療養を積極的に担う医療機関として,在宅療養支援診療所や在宅療養支援病院がある.これらの機関では24時間連絡体制や往診体制を整備し,訪問看護ステーションと連携して24時間訪問看護の提供が可能な体制をとっていると同時に,緊急時に入院できる病床も確保しているなどの条件を満たしている[1].訪問看護師は,在宅で看取る際に,これらの医療機関の主治医と密な連携をとる

ことになる.

　保健所や市町村あるいは医師会などの関連団体が医療機関と連携することによって，地域における在宅医療の体制整備はより強化される．往診する医師，訪問する看護師はもちろん，地域によっては通信機器を活用して離れた地域の対象者に医療や看護を提供する遠隔医療やテレナーシングと呼ばれる健康状態の監視体制を駆使することによって，在宅での看取りを支える医療体制はさらに盤石になる.

C. 地域・在宅における看取りケア

　ここでは臨死期において看護師が実施するケアについて説明する．臨死期について明確な期間の定義はないが，意識が低下し傾眠傾向となり，経口摂取が困難で尿量が減少し，呼吸が乱れ，頻脈，発熱，血圧の低下，喘鳴などの症状がみられる時期を指す．生命予後が週単位となり，数日から24時間以内の死亡が予測できる時期を指すことが多い.

　地域・在宅で看取る際には，医療機関のように多くの医療職者が集結して延命のために慌ただしく最新の医療処置を提供することはない．新たな世界に向かって旅立つ療養者に寄り添い，できるだけ苦痛のない状態で穏やかに見送れるように，家族・親族・多職種が協力してそれぞれが行えるケアを担う.

1● 死にゆく人への看護ケア

　療養者本人に対するケアでもっとも重要なことは，苦痛を軽減することである．薬物による疼痛緩和だけでなく，寝具類や体位を工夫したり，手を握ったり体をさすったりもする．局所に対するマッサージや罨法など，触覚から「快」の感覚を与えるケアも効果的である．また，耳元で穏やかに話しかけたり，療養者の好きな音楽を聞かせたり，昔の思い出話をしたりして，心地よい聴覚刺激を提供するのもよい．嗅覚刺激では，好ましい香りを与えるアロマセラピーも有効[2]であるとされ，足浴や手浴にアロマオイルを活用することもある．乾燥する口腔内に，水分や好ましい味覚を少量含ませたり，適宜唾液や痰を吸引やガーゼなどによって除去する口腔ケアも必要である.

　療養者をできるだけ1人にせず，看取りの場にいる人々と協力しながら，誰かがそばにいて心地よい時間と空間を提供できるよう工夫する.

2● 家族などへのケア

　臨死期には，看取りの場に療養者以外にも複数の介護者や家族などの関係者が集まっているが，これらの人々も看護の対象である.

　まず，臨死期にいたる前の時期を見計らって，周囲の人々の不安が取り除けるように，臨死期にみられる徴候について口頭や書面で説明することが必要である．療養者は身体機能の低下により目覚めが困難であるため，眠っているようでも無理に起こそうとしないこと，不自然な発声や体の動きも自然な現象であること，食事や水分などの経口摂取はしなくてよいこと，喘鳴により苦しそうにみえても呼吸苦ではないこと，聴覚は最後まで機能していることなどを伝える．さらに体位変換をしたり，手を握る，体をさする，耳元で話

しかけたり音楽を聞かせたりするなど，さまざまな役割をその場にいる人々が安心して担えるように働きかける．

　そして，誰もが療養者との残された時間を悔いなく過ごせるように配慮しなければならない．たとえば「耳は聞こえていますから，耳元で声をかけたりお話ししてあげてください」「安心するので手を握ってあげてください」など，療養者のそばにいる家族や親族，友人らが近寄りがたくて何をすればよいのか迷わないように，看取りの行動を促すことも重要な役割である．時に看護師は，あえて席をはずし，療養者が家族水いらずで最期のときを過ごすことができるように配慮することも忘れてはならない．

D. グリーフケア

　大切な人を失った際に，喪失の悲しみを乗り越え，現実を受け入れていくプロセスを促進するための援助が**グリーフケア**である[3]．

　看護師は，最期まで療養者とともに過ごすことができ，無事に在宅で看取ることができたことに対する感謝を，療養者と遺族にまず伝える．同時に，遺族が看取りの場でそれぞれの役割を果たしたことが，亡くなった療養者を最期まで支えていたことを伝えるとともに，心身の疲労が蓄積している遺族に対する労いや労りの言葉かけを行うことも大切である．家族を看取ったことによって心身の健康を害する遺族もいる．とくに増加している高齢夫婦世帯においては，残された独居高齢者が心身ともに衰弱するリスクが高く注意が必要である．主介護者や遺族の心身状態が急激に悪化することがないよう，療養者本人のケアが終了しても，遺族のその後の見守り体制について検討する必要がある．仏壇や遺影を飾る祭壇など，遺族がいつも故人を偲ぶことのできる場を日常の生活の中に設けてそこに生前同様に故人の好物を供えたり，遺影に話しかけたりすることで，遺族が癒されることもある．また，故人の思い出や日記を本や写真集にまとめたり，ずっと抑えていた悲しみを遺族会で言葉に出したり，時には思いきり泣いたりすることが，遺族自身が癒されたり前進できる機会になる場合もあるだろう．

E. さまざまな場における看取りの実際と多職種連携

1● 自宅での看取り

　療養者本人の自宅における看取りの場合，訪問診療医，訪問看護師，介護サービス従事者，介護支援専門員（ケアマネジャー）などがかかわりながら，最期まで支援を継続することが多い．

2● 施設での看取り

　介護老人保健施設や介護老人福祉施設（特別養護老人ホーム）の場合には，主治医となる医師や嘱託医が存在し，施設の看護・介護職員と協力して看取りが実施される．介護老人保健施設は医療機関であるため，訪問看護師の介入はないが，介護老人福祉施設の入所者ががん末期の場合には，訪問看護師が訪問し看取りまでかかわることもできる．

看護職員が雇用されている認知症対応型共同生活介護（グループホーム）においては，訪問診療医と施設の看護・介護職員によって看取りがなされることもあるが，これらの施設において看護職員の配置は必須ではない．そのため，施設が訪問看護ステーションとの契約関係を結んでいる場合には，契約先の訪問看護師と訪問診療医，介護職員の協力によって看取りが行われ，施設内での看取りの実施に対し看取り加算基準が設けられている．

3● サービス付き高齢者向け住宅での看取り

サービス付き高齢者向け住宅（サ高住）には看護師の常駐は義務づけられておらず，安否確認や生活相談サービス提供が義務づけられている．したがって，自宅同様に訪問診療と訪問看護サービスの利用によって看取りが実施可能となる．医療法人などが運営しているサ高住では，関連機関の医師や看護師により看取りが行われる場合もある．

4● 多職種連携による「地域・在宅看取り」の実現

「生活の場での看取り」は，医師，看護師という医療者だけでなく，介護職や家族・親族も含めたチームによる看取りとなる場合が多い．近年では看取り経験のない介護職との連携についての研究報告も散見され，看取りは医療職だけが担うものではなく，地域の多様な職種がチームとなって担うものに変化してきている．

このように，地域における看取りのチーム体制を整えることができれば「地域・在宅での看取り」はより実現可能なものとなるため，超高齢社会である日本では今後増加すると考えられる．

学習課題

1．地域・在宅での看取りの場面に遭遇する看護師として，必要な技術，姿勢，態度などについて考え，周囲の人々と意見交換してみよう．
2．地域・在宅での看取りにおいて，どのような場面でどのような職種や他の医療機関との連携が必要か，意見交換してみよう．

■引用文献■
1) 社会保険研究所：訪問看護業務の手引 令和4年4月版，p.150-152，2022
2) 横田実恵子，山下真理，佐藤玲子ほか：医療現場におけるアロマセラピーの実態調査―医療現場にアロマセラピーを導入ための理事長諮問審議会からのレポート．日本アロマセラピー学会誌 20（1）：80-86，2021
3) 和田　政，南　裕子，小峰光博（編）：看護学大事典，第2版，p.827，医学書院，2010

在宅看護における
リスクマネジメント

1. 在宅看護における主なリスクの特徴や，それを防ぐためのリスクマネジメントの方法について理解する.
2. 在宅看護における情報管理や感染対策について理解する.
3. 在宅で暮らす療養者や，療養者を支える保健・医療・福祉サービス事業所における自然災害への備えについて理解する.
4. 災害が起こった際の災害サイクルに応じた療養者への支援の方法を理解する.

1 リスクマネジメント

この節で学ぶこと

1. 在宅看護で起こりうるリスクの特徴と，リスクマネジメントの考え方を理解する．
2. 生活の場におけるリスクマネジメントの具体的な方法について理解する．

A. リスクマネジメントとは何か

リスクマネジメントとは，「リスク（危険）をマネジメント（管理・統制）する」活動であり，リスクを減らすことやなくすことが直接的な目的ではなく，「リスクはさまざまに存在することを意識した活動」を行うことが重要である．その活動によって，「リスク発生によって被る・与える損失を予防，もしくは最小限なものとする」ことが，リスクマネジメントの目的[1]である．療養者本人や家族の命を守り，安全・安楽にその人らしく生きることができること，また職員の命をも守り，安心してサービス提供ができるようにすることなど，関係するあらゆる人々のリスクを考慮する．さまざまに存在するリスクを予測し，それを予防し，また，起こった場合には被害を最小限に抑えることができる予防策と対応策が重要である．

B. リスクマネジメントをめぐる最近の状況

1970年代ごろより，日本の医療現場において医療事故対策および安全管理への取り組みの推進がさまざまに進められてきた．在宅においても，介護保険法において，事故発生時の「連絡等必要な措置を講じること」（厚生労働省）が義務づけられたり，2010年4月の診療報酬改定では，「安全管理体制の整備」を行うことで訪問看護管理療養費が引き上げられることとなった．医療機関だけでなく在宅においても，リスクマネジメントがサービス提供の基本として位置づけられるようになってきた．それに伴い，インシデント・アクシデントレポートを書くことにより，リスクマネジメントが事業所内で実施されるようになってきている．

C. 在宅療養者や家族にとってのリスク

身体機能や認知機能が低下した在宅療養者は，日常生活の中で転倒・転落，誤嚥・窒息，熱傷などの事故発生のリスクがある．在宅療養者の生活においては，段差の有無や置いてある家具といった自宅環境，料理の際に用いる火の使用方法や食べ方などの生活習慣も人

によってさまざまであることをふまえた療養者の家屋環境の整備や，日常生活における安全管理が重要である．

1●転倒・転落のリスク

転倒・転落の原因には，在宅療養者の内的要因として，筋力・バランス感覚低下，視力や認知機能の低下，服薬によるふらつきや眠気などがある．外的要因としては，敷居や畳・カーペットの縁・布団などの小さい段差，照明，床上の滑りやすいもの（新聞紙・マット類など）はリスク要因になる．段差は解消し，照明で必要な場所を十分に照らしたり，床上のものを取り除いたりする．また，立位や歩行時だけでなく不安定な坐位や臥位であっても転倒して身体を強打する可能性もあるので，どんな体位でも安定して保持できること，さらに転倒・転落しても重大事故につながらないように周囲をクッションなどで囲むことといった工夫が必要となる．

2●誤嚥・窒息のリスク

誤嚥や窒息の原因としては，咀嚼機能や嚥下機能の低下などにより嚥下が困難になること，食品でないものを飲み込んだりすることがある．食品の大きさや形態などがリスク要因になる．在宅療養者の咀嚼・嚥下機能に合わせて食べやすい食品を選び，嚥下しやすい大きさに切ったり，とろみをつけたり，嚥下がうまくできるように食事の介助をする．また，食事の際には嚥下体操を行い，嚥下しやすい姿勢をとれるような工夫をする．窒息した場合の対応策を知っておくことも大切である．

3●熱傷のリスク

熱傷の原因には，在宅療養者が調理時に火や熱湯および熱した調理用具に触れる，仏壇のろうそくや線香が倒れる，ストーブの火が燃え移るなどがある．予防対策としては，電化製品などは安全なものを選ぶ，介助者とともに使用するなど，方法を工夫する．

4●医療処置・機器に関する事故のリスク

在宅療養者は図X-1-1のように，身体のさまざまな部位にカテーテルやチューブなどといった医療器具を装着していることもある．これらには共通して，抜去または閉塞という事故が起こりうる．また，直接療養者の生命にかかわるものとそうでないものがあるので，その違いをわかりやすく家族や介護職に伝え，看護師の不在時に抜けてしまったときの対処法，閉塞が疑われる徴候とその観察方法を，文字や図で示し伝えておくことが必要である．また，困ったときには我慢せずいつでも看護師に連絡することができると伝えておくことによって，医療器具に不慣れな介護職や家族も安心して療養生活が継続できる．人工呼吸器や在宅酸素療法などを行っている場合には，誤作動が生じた場合や停電時には，機器を提供している業者への緊急連絡により早期に対応し安全が確保されることもある．機器を提供している業者との連携も重要である．

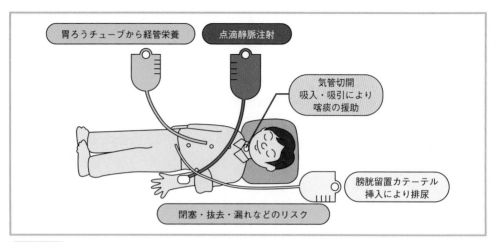

図Ⅹ-1-1　さまざまなカテーテル類

5 ● 温度差による病状悪化のリスク

　近年地球の温暖化が加速し，夏季には熱中症の危険率がメディアを通して地域別に報道される．熱中症は自宅での発症が多く，在宅療養者，とくに認知症や寝たきり高齢者にとっては毎年夏場の脅威となっている．

　熱中症の予防対策としては，室温や衣服の工夫による体温調整，水分摂取を適切に実施できる環境を整えることなどがある．発熱や頭痛，意識の低下などの症状の出現時には，体を冷やすこと，水分を摂ることを第一とするなど，具体的な対処方法を周知することが重要である．また，近年「暑さ指数」*が重視されており，猛暑日にはその地区の暑さ指数を知ることも大切である．

　冬場には気温が低下することにより発作が誘発されるリスクもある．高齢者や高血圧，心疾患や糖尿病の患者は脳卒中発作のリスクが高いので，入浴時や早朝のトイレ歩行時など気温の急激な変化による血圧の変動が起こらないように，温度環境や服薬の遵守，見守り体制の整備が必要となる．

6 ● 感染のリスク

　療養者から，あるいは家族やケア提供者からもたらされる可能性のある感染症がある．インフルエンザ，結核，新型コロナウイルス感染症（COVID-19），疥癬などの感染症のほか，ペットから感染する疾患やアレルギーもある．脆弱な療養者は感染のたびに衰弱し，ひいては生命の危機に陥る場合もあるので，感染を防ぐことがまず重要である．詳細は本章3（p.296参照）を参考にされたい．

---

*暑さ指数：熱中症を予防することを目的として1954年に米国で提案された指標で，体の熱収支に与える影響の大きい①湿度，②日射・輻射など周辺の熱環境，③気温の3つを取り入れている．日本では，暑さ指数を用いた予測により熱中症の危険性がきわめて高くなると予測された場合，環境省・気象庁が「熱中症警戒アラート」を発表している．

D. 在宅看護時に起こりうるリスク

　訪問看護で起こる事故やヒヤリハットの内容には，訪問日時の間違え，移動時の交通事故，緊急訪問時の駐車違反，体位変換・移乗時の転落・転倒，ケア中のけが・誤嚥，用具の故障・破損・誤用，薬剤の誤用・取り違え，容体の急変・発作，緊急対応の遅れなどが考えられる．在宅看護には，看護師自らが対象の生活の場に出向き，原則1人で看護を実施するという特徴があるため，療養者本人に対するリスクだけでなく，看護師自身のリスク，さらには大きな災害に遭遇するなど幅広いリスクを想定する必要がある．

1●看護行為に伴う医療事故のリスク

　看護師が訪問中に起こりうる医療事故もある．車椅子移乗，歩行介助など移動の介助の際には，不適切な介助による転落や打撲，擦過症などのリスクがある．入浴介助の際にも，滑りやすい環境であることや，浴室と脱衣所の温度差による血圧の変動や入浴による疲労のために，転倒・転落のリスクもある．在宅では原則1人で訪問し看護するため，看護技術として療養者個々に合わせ確実な移乗方法や入浴介助方法を検討し，習得しておかなければならない．また，このようなリスクが予想される場合には，看護補助者と同行したり，複数名訪問看護を検討するなどの対策を講じ，看護師が1人で無理をしないことが大切である．

　薬剤に関しては，保管方法にも注意が必要である．注射薬や坐薬・貼付薬などは，冷所保存・遮光など管理に注意を要することも多く，室内に放置しておくことによって変質してしまわないように，適切な保管方法がなされているかというところまで在宅では確認する必要がある．

　在宅医療機器を使用している療養者においては，電源が入っているか，コードがはずれていたり絡まっていたりタコ足配線になっていたりしないかなど，機器が正常に作動し故障していないことや危険性の有無を毎回確認し，誤作動，危険な使用法を回避することが大切である．また，医療機器業者と連携して，緊急時の連絡先を周知し定期点検を実施すること，災害時や停電時にも正常に作動できるようバッテリーの充電や自家発電機の準備を万全に行っていることも確認しておく必要がある．

2●訪問に伴うリスク

　訪問看護師には，療養者宅に移動することによるリスクがある．予定の訪問時刻に間に合うように急ぐことも少なくない．その途中で，車や自転車，バイクによる交通事故や駐車違反の発生リスクが懸念される．予定時刻に遅れる可能性がある場合には，遅れることを事前に電話で連絡し，安全に療養者宅に向かえるように心がけたい．また，訪問時に車両などを停める場所を事前に確保しておくことが必要である．事業所は損害賠償保険に加入したり，自動車類の定期点検やメンテナンスを怠らないようにする．

　療養者や家族などからの暴行やハラスメントのリスクもある．在宅療養者の年齢，疾患，性格，家族歴，療養環境，認知レベルなどもさまざまであり，訪問先の対象者から，身体的・心理的な苦痛を受けたり，時には軟禁されたりする可能性もないとはいえない．この

ようなリスクが事前にわかっている場合には，看護師がチームで担当したり看護補助者を同伴して訪問したり，複数名訪問看護を検討したりするなどの対策を講じてリスクを回避する．また，リスクを感じたら看護師は我慢して訪問せず，訪問できない理由を管理者やスタッフに伝え，担当を交代する，防犯ブザーを携帯するなどの対応策を事業所内で検討する必要がある．看護師自身のリスクを回避することについても，管理者はとくに意識しておく必要があるだろう．

　また，イヌ・ネコなどのペットに噛みつかれる，引っかかれるなどして，看護師が負傷する場合もあるので，訪問時にペットから身を守ることも必要なことである．

3 ● 情報管理に関するリスク

　看護師には守秘義務が求められるが，反面，療養者に在宅ケアを提供するためには，チームでの情報の共有が必要となる．情報漏えいなどが起こらないように，情報の入力や保管などには細心の注意を払う（p.292，本章 2 参照）．

4 ● 事業所の評判に関するリスク

　事業所の評判についてもリスクが起こりうる．リスクを予防，また，リスクに対処するためには，在宅療養者や家族などの利用者の声を聴きながら，ケアの質の維持，最新技術の獲得などを心がけていくことが重要である．

5 ● 在宅看護における感染のリスク

　療養者がチューブ類を装着している，皮膚粘膜が露出している部位があるなど，体内と外界とがつながるところがある場合に感染リスクは高くなる．主なものとしては，気管カニューレや胸腔ドレーンによる呼吸器などの感染症，膀胱留置カテーテルによる尿路感染症，点滴チューブや中心静脈栄養チューブによる敗血症，胃ろうチューブ挿入部位や褥瘡などの皮膚創傷部位からの感染がある．訪問看護師は療養者の全身を観察し，どの部位に感染リスクがあるのかをまずアセスメントする．感染予防のためには，チューブ類が挿入されている部位の消毒を訪問時に必ず実施する．また，定められたチューブ類の交換頻度を厳守し，交換時には滅菌操作を徹底する．万が一感染症状（発熱，発赤，疼痛，腫脹，患部などの出血・膿・変色などの症状）がみられた際には，まず可能性のある感染を疑い十分な観察，消毒・冷罨法などを行ったうえで主治医に報告し，医師の指示のもとに抗炎症薬や抗菌薬の投与を実施することで，感染症の悪化防止につなげなければならない．

　また，感染源を有する看護師が訪問し療養者と接触することによって，免疫力の低下している療養者に感染症が伝播することもある．メチシリン耐性黄色ブドウ球菌（MRSA）やCOVID-19，インフルエンザなど，看護師自身が発症していなくても他の利用者や周囲の人，家族などから伝播した菌やウイルスを潜在的に有していることもある．看護師は自分が感染源となる菌やウイルスを有していないかを常に気にかけ，リスクがある場合には訪問の順番や担当者を変えたりして，感染リスクのある訪問を控えることが必要である．

E.　大規模災害のリスク

　日本では近年，地震，水害などの自然災害が毎年各地で発生している．訪問看護を行う地域のハザードマップを確認したり消防署などと連携して，活動地域に特徴的な災害リスクをまず把握する．災害への備えについては，療養者の問題として避難所の確認や必要物品の備蓄，移動手段の検討などはもちろんのことだが，看護師は災害時にもその後にも必要とされる大切な人材でもあるため，訪問看護師として，災害時に自分をどう守るかということもシミュレーションしておく必要がある．さらに事業所としては，災害マニュアルを作成し，発災時の業務継続計画（BCP）を策定する．普段から訪問車のガソリンを満タンにしておいたり，停電時や水害時にも閲覧できるようカルテ類の保管を工夫したり，普段から地域の避難訓練に参加して近隣との関係をつくり，連携体制を強化しておくことも大切である（p.302，本章4参照）．

学習課題

1．在宅で起こりうるリスクをいくつかあげ，その原因と予防方法について，看護師になったつもりで療養者や家族にわかりやすく説明してみよう．
2．在宅看護におけるリスクマネジメントの視点として，重要と考えるポイントを具体的にあげてみよう．

■引用文献■
　1）宮崎和加子（編）：在宅ケア リスクマネジメントマニュアル，第2版，p.18，日本看護協会出版会，2016

2 情報管理

この節で学ぶこと

1．在宅看護を提供する際に必要な情報管理について理解する．

　看護師は，保健師助産師看護師法第42条の2においても職業倫理としても，厳しい守秘義務が求められているが，質の高い在宅ケアを提供するためには療養者をとりまく家族や近隣の人，保健・医療・福祉従事者，行政職などとチームを組むための情報の共有が必須である．そのため，知りえた秘密を守ることと情報の有効活用は，時としてジレンマを引き起こすこともある．適切に情報管理が行われていないと，たとえば療養者が看護師に内緒で伝えたことを，療養者の同意なく家族や訪問介護員（ホームヘルパー）に伝えたことが療養者に伝わってしまい，秘密を漏らしたと信用を失ってしまうようなことが起こる．そこで，療養者自身のプライバシーも含む個人情報管理を確実にするためには，看護師が知りえた情報を，適切なケアを提供するために誰と共有する必要があるのかを契約時などに明記し，療養者本人あるいは家族の同意を得るという行為が必要となる．

A. 個人情報の保護に関する法律

　「個人情報の保護に関する法律」[1,2]（以下，「個人情報保護法」）は，情報化の急速な進展により，個人の権利利益の侵害の危険性が高まったこと，国際的な法制定の動向などを受けて，2003年5月に公布され2005年4月に全面施行された．その後，デジタル技術の進展やグローバル化などの経済・社会情勢や，個人情報に対する意識の高まりなどに対応するため，個人情報保護法はこれまでに2015年改正（2017年施行），2020年改正（2022年施行），2021年改正（2022年4月一部施行）と3度改正された．2021年改正法は，「デジタル社会の形成を図るための関係法律の整備に関する法律」に関連するもので，これまでに別々に定められていた民間事業者，国の行政機関，独立行政法人などのルールを集約・一体化し，地方公共団体の制度もこれに統合することで，全国的な共通ルールを定めようとするものである．

　個人情報保護法の目的は，個人情報を取り扱う事業者の遵守すべき義務などを定めることにより，個人情報の適正かつ効果的な活用が新たな産業の創出ならびに活力ある経済社会および豊かな国民生活の実現に資するものであることその他の個人情報の有用性に配慮しつつ，個人の権利利益を保護することである．

B.　個人情報とは

　　個人情報保護法において「**個人情報**」とは,「生存する個人に関する情報であって,その情報に含まれる氏名,生年月日その他の記述などにより当該情報が誰の情報であるかを識別することができるもの（他の情報と容易に照合することができ,それにより個人が誰であるかを識別することができることとなるものを含む）」と定義されている.身体の一部の特徴を電子計算機のために変換した符号や,サービス利用や書類において対象者ごとに割り振られる符号に該当し,政令・規則で個別に指定されたもの,たとえば指紋認識データ,顔画像データ,旅券番号,免許証番号,マイナンバー（個人番号）などは**個人識別符号**と呼ばれ,「個人情報」に該当する.

　　また個人情報のうち**要配慮個人情報**は,本人に対する不当な差別,偏見その他の不利益が生じないように取り扱いにとくに配慮を要する個人情報のことで,たとえば,人種,信条,社会的身分,病歴,犯罪の経歴,犯罪により害を被った事実などを含む個人情報の取得には,原則として本人の同意が必要となる.また**匿名加工情報**は,特定の個人を識別することおよびその作成に用いる個人情報を復元することができないように加工された個人情報のことで,一定の規律（安全管理措置・公表・本人を識別する目的で他の情報との照合禁止など）の下で利活用が可能となる.

C.　個人情報取扱事業者が守るべきルール

　　個人情報取扱事業者とは,個人情報を,紙媒体・電子媒体を問わず,データベース化してその事業活動に利用している者のことをいう.2015年改正（2017年施行）以降,取り扱う個人情報の数が5,000人以下の小規模事業者も対象とされ,法人・営利・非営利の別は問わず,個人事業主やNPO,自治会などの非営利組織も下記の義務を守らなければならない.なお,用語として「個人情報データベース等」とは,特定の個人情報を検索することができるように体系的に整理・構成された,個人情報を含む情報の集合物のことである.「個人データ」とは,「個人情報データベース等」を構成する検索可能な個人情報のことである.「保有個人データ」とは,個人データのうち,個人情報取扱事業者が本人から請求される開示・訂正・削除などに応じることができる権限を有するもののことである.

　　個人情報や個人データを取り扱うときの基本ルールは下記の4点である.

1 ●取得・利用

・利用目的の明確化・利用目的による制限：個人情報を取り扱うときは,利用目的をできる限り具体的かつ明確にする.事前に決めた利用目的以外に個人情報を利用することはできない.

・個人情報の適正な取得・利用目的の通知,公表：偽りその他不正な手段によって個人情報を取得してはいけない.個人情報を取得したときは,すみやかに利用目的を本人に通知する.本人から直接書面（電磁的方式を含む）で個人情報を取得するときは,あらかじめ本人に利用目的を明らかにする.変更前の利用目的に関連すると合理的に認められ

る範囲内であれば，利用目的を変更することができる．
- ・個人情報の正確性の確保：利用目的の達成に必要な範囲で，個人データを正確かつ最新の内容に保つように努める．

2●保管・管理

- ・個人情報の安全管理措置・従業者，委託先の適切な監督：個人データの漏えいや滅失または毀損を防ぐために必要かつ適切な安全管理措置を講じる．たとえば，紙で管理している場合は，鍵のかかるキャビネットに保管する，パソコンで保管している場合は，ファイルにパスワードを設定する，セキュリティ対策ソフトを導入するなどである．また，安全に個人データを管理するために，従業者や委託先に対し必要かつ適切な監督を行う．不要となった個人データは遅滞なく消去する．2022年4月からは，漏えいなどが発生し，個人の権利・利益を害するおそれが大きい場合に，個人情報保護委員会への報告および本人への通知が義務化された．

3●提　供

- ・個人情報を第三者に提供する場合の制限：あらかじめ本人の同意を得ないで，他の事業者などの第三者に個人データを提供しない．ただし一定の条件に合致する場合は，本人の同意を得ずに第三者に提供することができる．一定の条件とは，法令に基づく場合（例：捜査に必要な取調べや捜査関係事項照会への対応など），人の生命，身体または財産の保護に必要で，本人の同意を得ることが困難である場合（例：急病や災害，事故の場合など），公衆衛生・児童の健全育成にとくに必要で，本人の同意を得ることが困難である場合（例：疫学調査，児童虐待防止の情報提供など），国の機関などに協力する必要があり，本人の同意を得ることにより当該事務の遂行に支障を及ぼすおそれがある場合（例：税務調査，統計調査に協力する場合）である．さらに，第三者に個人データを提供した場合は「いつ・誰の・どんな情報を・誰に」提供したか，第三者から個人データの提供を受けた場合は「いつ・誰の・どんな情報を・誰から」提供されたかを確認・記録する必要がある．記録の保存期間は原則3年である．

4●開示請求などへの対応

- ・利用目的等の公表・個人情報の開示，訂正，利用停止：事業者の氏名または名称，保有個人データの利用目的，開示などに必要な手続き，苦情の申出先などについて本人にわかる状態（公表）にする．保有個人データの開示を求められたときは遅滞なく開示を行い，内容に誤りがあるときは，本人からの求めに応じて訂正，追加，削除を行う．
- ・苦情の処理：個人情報の取り扱いについて苦情の申出があった場合は，適切かつ迅速な処理に努める．苦情を適切かつ迅速に処理するため，苦情受付窓口の設置，苦情処理マニュアルを作成して備えつけるなど，必要な体制を整備する．

D. 指定訪問看護事業者としての情報管理

　　指定訪問看護事業者は，医療・介護関係法令[3]により，主治の医師からの指示書，訪問看護計画書，訪問看護報告書，居宅サービス計画，サービスの提供の記録，苦情の内容などの記録を作成・保存する義務があり，必要時には利用目的を明確にして，他の事業者などへ迅速・適切に情報提供を行い有効活用する必要がある．その際には，守秘義務が求められている看護師の集団であるだけではなく，個人情報保護法を遵守するべき個人情報取扱事業者であるという自覚をもち，情報管理に関する知識を従業員などに徹底する必要がある．

　　また，紙媒体だけでなく IT 機器を活用した電子媒体で患者情報を取り扱う場合，情報の入力・保管・出力のどの段階においても情報の漏えい（個人データが外部に流出すること），滅失（個人データの内容が失われること），毀損（個人データの内容が意図しない形で変更されることや，内容を保ちつつも利用不能な状態になること）があってはならない．持ち運び可能な IT 機器の紛失・盗難についても，事業者として厳重に取り決めをしておくことが必要である．

学習課題

　1．あなたの身近では，情報管理が適切に行われているか確認してみよう．

▌引用文献▐

1）内閣府大臣官房政府広報室：政府広報オンライン「個人情報保護法」をわかりやすく解説　個人情報の取扱いルールとは？，〔https://www.gov-online.go.jp/useful/article/201703/1.html#c1〕（最終確認：2023 年 11 月 1 日）
2）個人情報保護委員会：はじめての個人情報保護法，〔https://j-net21.smrj.go.jp/news/tsdlje0000012r9h-att/211109_hajimetenokojinjouhouhogohou.pdf〕（最終確認：2023 年 11 月 1 日）
3）個人情報保護委員会・厚生労働省：医療・介護関係事業者における個人情報の適切な取扱いのためのガイダンス，〔https://www.ppc.go.jp/personalinfo/legal/guidelines/#iryokanren〕（最終確認：2023 年 11 月 1 日）

3 感染対策

この節で学ぶこと

1. 感染対策の基本である標準予防策と，病原体の感染経路に応じて実施する経路別予防策，具体的な感染対策の方法について学ぶ.
2. 高齢者に多い感染症と，それらの発生を防ぎ周囲に感染を広げないための対策について学ぶ.

A. 感染防止の原則

1 ● 感染対策の概要

　感染症は，感染源，感染経路，感受性宿主の3つがそろったとき，すなわち感染源が感染経路によって感受性宿主に到達したときに発生する（**図Ⅹ-3-1**）. 感染源は，病原体を含む患者の排泄物・分泌物，これらに汚染された手指，物品などで，何が感染源となるかは，病原体が感染症を起こした人からどのように体外に排出されるのか，病原体が環境中でどの程度生存できるのかと関係している.

　感染経路は，感染源が次の感受性宿主に到達する経路である. 感染経路は，直接，あるいは手指や物品・環境などを介して間接的に感染源と感受性宿主が接触することによって伝播する**接触感染**，咳やくしゃみなどの飛沫によって伝播する**飛沫感染**，飛沫から水分が蒸発した飛沫核によって伝播する**空気感染**（飛沫核感染），血液や体液中に存在する病原体

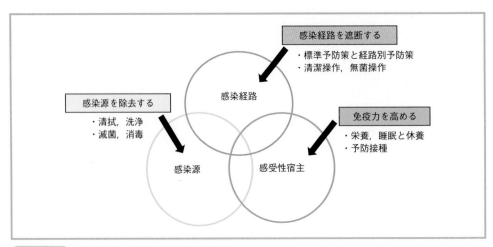

図Ⅹ-3-1 感染症の成立と感染防止の原則

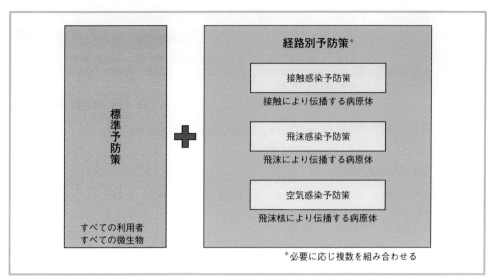

図X-3-2　感染対策の概要

が針刺しや切創，粘膜との接触によって伝播する**血液・体液感染**などに分類される．

　感受性宿主とは，その病原体に対する免疫がなく，その病原体への感染によって感染症を発症する人で，感染症を発症するかどうかは病原体の病原性の強さと宿主の防御能のバランスによって決まる．

　感染対策の原則は，感染源に対しては清拭・洗浄や滅菌・消毒で「感染源を除去すること」，感染経路に対しては**標準予防策**と**経路別予防策**，清潔操作・無菌操作によって「感染経路を遮断すること」，感受性宿主に対しては栄養，睡眠と休養，予防接種によって「免疫力を高めること」である（**図X-3-1**）．これらの中でも感染経路を遮断することはもっとも有効な対策であり，実際の感染対策の中心となる．医療資源が限られ，家族も利用者のケアを行う在宅では，感染対策の原則をふまえたうえで，利用者の実情に合わせて実施可能な方法を検討する．

2● 標準予防策と経路別予防策

　在宅看護における感染防止の基本は標準予防策であり，病院・施設と同じである．これに感染症の病原体の感染経路によって接触感染予防策，飛沫感染予防策，空気感染予防策を追加する（**図X-3-2**）．それぞれの経路別予防策の対象となる代表的な病原体・感染症を**表X-3-1**に示した．病原体の感染経路は必ずしも1つとは限らないので，必要に応じて複数の経路別予防策を組み合わせる．飛沫が付着した物品から手指を介して接触感染を起こすような病原体に対しては，標準予防策に加えて飛沫感染予防策と接触感染予防策の両方を行う．また，同じ微生物でも感染症を起こしている部位（たとえば肺炎か腸炎か）によって，適切な経路別予防策を選択する．さらにこれらの対策を家族が実施できるようにわかりやすく伝え，必要な物品が確保できるようにする．

a. 標準予防策（スタンダードプリコーション）

　標準予防策とは，すべての利用者の血液・体液，排泄物，汗を除く分泌物，傷のある皮

表Ⅹ-3-1　各経路別予防策の対象となる代表的な病原体・感染症

経路別予防策	対象となる病原体・感染症	
接触感染予防策	細　　菌：黄色ブドウ球菌，薬剤耐性菌感染症，*Clostridioides difficile* による腸炎 ウイルス：ノロウイルス・ロタウイルスによる胃腸炎，ウイルス性の結膜炎 その他：疥癬	
飛沫感染予防策	細　　菌：髄膜炎菌感染症，インフルエンザ菌（Hib）感染症，A群溶血レンサ球菌感 　　　　　染症，百日咳 ウイルス：インフルエンザ，風疹，流行性耳下腺炎（おたふくかぜ），新型コロナウイ 　　　　　ルス感染症	
空気感染予防策	細　　菌：肺結核 ウイルス：麻疹，水痘・帯状疱疹	

いずれの病原体・感染症も主な感染経路に対する経路別予防策を示した．必要に応じ，複数の予防策を組み合わせて行う．

表Ⅹ-3-2　在宅における標準予防策の具体的な内容

項　　目	内　　容
手指衛生	ケアの前後で流水と石けんによる手洗い，または擦式手指消毒薬による消毒
個人防護具の使用	感染源に触れるときは手袋，必要に応じてマスクやガウン・エプロン，ゴーグル・フェイスシールドを着用
咳エチケット	・利用者が咳をしている場合はマスクを着用 ・可能であれば利用者にもマスクを着用してもらう
ケアに使用した器具・器材の取り扱い	・使い捨ての器具・器材は廃棄する ・血液・体液，分泌物，排泄物で汚染された器具・器材は皮膚，粘膜，環境面を汚染しないよう取り扱う
環境整備	高頻度接触表面の清拭，周囲の環境の整理整頓，清掃
リネンの取り扱い	血液・体液，分泌物，排泄物で汚染された場合は，周囲を汚染しないように取り扱い，十分にこれらを洗い流してから個別に洗濯

膚，粘膜を感染源と考えて，感染源を伝播させないように取り扱うというものである．在宅において実施する標準予防策の具体的な内容を**表Ⅹ-3-2**に示す．

　手指衛生は在宅においても標準予防策の基本であり，WHOの「私の手指衛生5つの瞬間（my five moment for hand hygiene）」[1]で推奨されているタイミングで実施する．目に見える汚れがない場合には，擦式の手指消毒薬による消毒でもかまわないが，目に見える汚れが付着した場合，嘔吐物や排泄物の処理後，ノロウイルスのようにアルコールの効果が期待できない病原体に対しては必ず石けんと流水による手洗いを行う．

　感染源に接触する可能性のある場合には手袋，マスク，ガウンやエプロン，ゴーグル・フェイスシールドといった個人防護具（personal protective equipment：PPE）を用いる．**表Ⅹ-3-3**にそれぞれの個人防護具の着用が必要な場合を示す．着るときは手指衛生をしてからガウン・エプロン→マスク→ゴーグル・フェイスシールド→手袋の順で着用し，脱ぐときは手袋をはずした後に一度手指衛生を行い，ゴーグル・フェイスシールド→マスク→ガウン・エプロンの順で脱着し，最後に必ず手指衛生を行う．

　在宅では，個人防護具はビニールエプロンをポリ袋で代用するなど，家庭にあるものをうまく利用する，無菌操作と清潔操作で使い分けるといった工夫も必要である．

表X-3-3　個人防護具の種類と着用

種　類	着用が必要なとき
手袋	• 血液・体液，分泌物，粘膜，傷のある皮膚に触れるとき • 血液・体液，分泌物，排泄物で汚染されている部位や器具や環境面に触れるとき
マスク ゴーグル・フェイス シールド	• 血液・体液，分泌物，排泄物などの飛沫を浴びる可能性のあるケアや処置をするとき • ゴーグル・フェイスシールドはこれらの飛沫が眼まで飛散する可能性がある場合に使用
ガウン・エプロン	• 血液・体液，分泌物，排泄物などの飛沫を浴びる可能性のあるケアや処置をするとき

b. 接触感染予防策

　接触感染予防策では，ケア・処置時に手袋，ガウン・エプロンを着用する，物品を利用者専用にする，病原体が付着している可能性のある高頻度接触表面（手指が頻繁に触れるドアノブやベッド柵など）の清掃・消毒を徹底する．保菌状態のときには標準予防策で対応可能であっても，感染症を発症して大量の滲出液がみられる場合や下痢・便失禁があるなど，排出される微生物の量が多いときには，環境を汚染し接触感染のリスクが高まるので，接触感染予防策の適応となる．

c. 飛沫感染予防策

　飛沫感染予防策では，飛沫を吸い込まないように，あるいは飛沫を飛散させないようにマスクを着用する．飛沫は水分を含んでいて重く，すぐに落下するため，感染が伝播する範囲は患者の周囲数メートルで，特別な空調や換気設備の必要はないとされている．しかし，口から排出される飛沫の大きさはさまざまで，マイクロ飛沫と呼ばれる微細な飛沫は長時間にわたって空中を浮遊する可能性があることが指摘されている．したがって，マスクの着用だけでなく，三密（密閉・密集・密接）を避け，室内の換気を頻繁に行う必要がある．

d. 空気感染予防策

　空気感染は飛沫核感染ともいい，飛沫から水分が蒸発して軽くなった飛沫核と呼ばれる微粒子や，空気中を漂う病原体を吸い込むことによって感染する．飛沫核は軽いため気流に乗って運ばれ，感染はより広い範囲に及ぶ．また空気感染を起こすような病原体は，環境中で長期間生存可能なものが多い．空気感染予防策ではN95マスクという，飛沫核を通さないマスクをぴったりと隙間なく着用する．N95マスクを使用できない場合は，医療用のサージカルマスクを使用する．また，免疫をもつスタッフがケアや処置を行う．

3● その他の感染対策

　処置やケアを行うときは，清潔な操作から行う．複数の家庭を訪問するときは，医療依存度の高い人，感染に対して抵抗力の弱い人を最初に，感染症のある利用者を最後に訪問するよう計画を立てる．家族に対しては，感染源を持ち込まないよう外出時のマスク着用，帰宅後の手洗いを依頼し，ワクチンで予防可能な感染症に対するワクチン接種を勧める．
　エアコンのフィルターや加湿器は，真菌（カビ）が繁殖するので，定期的に洗浄する．

B.　在宅の高齢者に多い感染症とその感染対策

1●肺　炎

　在宅の高齢者の肺炎の大部分は，加齢や脳梗塞などによる摂食・嚥下機能の低下・障害を背景に発生する誤嚥性肺炎である．誤嚥性肺炎に対しては，口腔ケアや摂食・嚥下訓練，誤嚥を防ぐ食事形態・食事介助といった予防が重要である．また，心不全による肺のうっ血も肺炎の原因となる．感染による肺炎としては，肺炎球菌による細菌性肺炎がもっとも多く，ワクチン接種が推奨されている．高齢者の肺炎は発熱や咳といった典型的な症状を示さない場合も多いため，普段と異なる様子があるときは肺炎の可能性を疑い，医療機関につなげる．

2●尿路感染症

　尿路感染症の予防には，水分を十分に摂取することで尿量を維持し，尿の自浄作用によって尿路の細菌を洗い流すこと，陰部洗浄などで陰部を清潔に保つことが重要である．在宅で尿道留置カテーテルを使用している場合は，その必要性について定期的に評価し，不要になったらすみやかに抜去する．留置を継続する場合には，体位や採尿バッグの位置に注意して尿の逆流を防止し，採尿バッグの尿を廃棄する場合は標準予防策に従って実施する．原因菌は大腸菌が多いが，カテーテルを留置していたり尿路の疾患があると，多彩な細菌が検出されるようになる．排尿障害のある高齢者では，尿中に細菌が検出されているにもかかわらず尿路感染の症状を示さない，無症候性細菌尿という状態を呈することがある．排尿痛や発熱，尿の性状など，尿路感染症の徴候に注意する．

3●ウイルス性胃腸炎

　手指衛生は流水と石けんによる手洗いを行う．ノロウイルスによる胃腸炎では，嘔吐物が乾燥するとエアロゾルが発生するため，嘔吐物を処理するときは飛び散らないようペーパータオルなどで外側から中央に向けて優しく拭き取る．汚染された器具や環境表面の消毒には，次亜塩素酸ナトリウムを適切な濃度に希釈して使用する．

4●その他の感染症

　そのほかに在宅の高齢者にみられる感染症としては，インフルエンザ，結核，帯状疱疹，疥癬がある．それぞれ標準予防策に表Ⅹ-3-1に示す経路別予防策を追加して実施する．

コラム

新型コロナウイルス感染症をふまえた訪問看護師の役割

　2019年末に中国の武漢市から発生が報告された新型コロナウイルス感染症（COVID-19）は，全人類に未知の恐怖を与え，時には命を奪い，日常生活を大きく揺るがすものとなった．感染経路はエアロゾルによる飛沫感染と認識されており，集団感染を引き起こすリスクが高いことから「密閉・密集・密接」の三密を避ける[i]ことが予防策としてもっとも重視されている．

　この新型コロナウイルスは2020年早々に日本にも侵入した．4月以降は都市部を中心に複

数の都道府県が緊急事態宣言を発し，その後も長期間にわたり「まん延防止等重点措置」（通称「マンボウ」）が実施された．東京オリンピックは1年延期され，2021年夏にさまざまな規制の中で開催されたことも記憶に新しい．ワクチン接種者が増加し死者数・重症者数が抑制されると，「新たな生活様式」[ⅰ]が叫ばれコロナ禍以前の生活をとり戻そうとしてきた．その後，2023年5月8日に5類感染症となり，季節性インフルエンザと同様の扱いとなったが，当面はこれまで通り感染対策が必要である．

　2020年にCOVID-19が拡大した当時，感染のリスクが高い，面会できないなどの理由で，外来・入院を敬遠し在宅医療を希望する患者が増加したことが報告されている[ⅱ]．また，2020年4月時点の調査結果によると，緊急事態宣言が発令された7都道府県に所在する477訪問看護事業所のうちの約4割が感染疑いの利用者に訪問していたことが報告され，その数は他の介護保険サービスより高く，訪問看護師は最前線でのケア提供者であった[ⅲ]と記されている．

　訪問看護師は，感染症の流行状況によらず，医療の専門職として感染防止に有効な手洗いやマスクの装着方法などを習得し，訪問後の医療器具や個人防護具（PPE）などの消毒・廃棄の方法も会得しておかなければならない．また，看護師自身の感染防止行動だけでなく，家庭内で感染源となるものとそれらの具体的な取り扱い方，三密を避けるなどの環境整備，ゾーニング，PPEの具体的な取り扱い方など，感染対策と日常生活上のさまざまな注意点について，療養者や同居者，関連する介護・医療職種に指導する役割も求められる．

　療養者が感染症に罹患し，そのまま自宅で療養を継続することもある．重症化させないための観察ポイントの周知，異常の早期発見が可能な体制整備と，すみやかに救急医療につなぐための連携体制も維持しておかなくてはならない．療養者の主治医だけでなく，地域の医療機関や保健所などの行政機関の医師，看護師とも連携を密にとり，地域の医療情報を確実に把握しながらすばやく活動する必要がある．

引用文献

ⅰ）厚生労働省：新型コロナウイルスを想定した「新しい生活様式」の実践例を公表しました，「新しい生活様式」の実践例，〔https://www.mhlw.go.jp/stf/seisakunitsuite/bunya/0000121431_newlifestyle.html〕（最終確認：2023年11月1日）
ⅱ）太田雅也，桶川隆嗣：特別対談—新型コロナウイルスと在宅医療について．杏林医学会雑誌51（4）：271-277，2020
ⅲ）山岸暁美：COVID-19 訪問看護の今とこれから．日本在宅救急医学会誌5（1）：17-23，2021

学習課題

1．在宅療養者で考えられる感染症発症のリスクについてまとめてみよう．
2．在宅ケアにおけるスタンダードプリコーションの具体的な方法についてまとめてみよう．

引用文献

1）World Health Organization：WHO Guidelines on Hand Hygiene in Health Care, p.123，〔http://www.who.int/publications/i/item/9789241597906〕（最終確認：2023年11月1日）

4 地域・在宅における災害対策と備え

この節で学ぶこと

1．過去に発生したさまざまな自然災害による人々の暮らしへの影響を理解する．
2．自然災害発生を想定し，日常からの備えの必要性を理解する．

A．地域・在宅療養者への災害対策の必要性

　　世界の約7%の活火山を有するといわれる日本は，火山帯が多く走り，四方を海で囲まれている細長い国である．そのような地形に加え，近年地球規模の気候の変化に伴い，毎年のように各地で大規模な自然災害が起こっている．地殻変動による地震とそれに伴う火災，地盤沈下，温暖化による山火事，台風や竜巻の襲来，豪雨とそれに伴う土砂災害など，自然災害を知らせるニュースは枚挙にいとまがない．

　　1995年の阪神淡路大震災以降，看護師の基礎教育カリキュラムにも「災害看護学」が位置づけられ，看護師は災害に関する知識や支援方法について学ぶことになった．日本災害看護学会では，「災害看護とは，災害が及ぼす生命（いのち）や健康生活への被害を極力少なくし，生活する力を整えられるようにする活動」と定義している[1]．

　　地域・在宅においては，医療機関内における災害対策とは異なる知識も必要となる．地域・在宅に暮らす看護の対象となる療養者は，入所施設を含めた自宅だけでなく，日常的に利用している施設やサービス事業所（通所または短期入所施設）において日常生活を過ごすことも多い．したがって，自宅周辺だけでなく生活している地域が有しているさまざまな災害リスクをまず把握しておく必要がある．また，災害がいつ発生するかによっても状況は異なる．たとえば寝静まっている深夜から早朝にかけての時間帯，日中人々が活動している時間帯，夕方から就寝まで多くの人が帰宅し家庭でくつろいでいる時間帯など，暮らしの中のさまざまなシチュエーション別の対策も想定しておく必要があるだろう．地震，火災，大雨や大雪，台風や竜巻など複数の災害の危険が想定される場合には，それぞれに対する対策も必要となる．

　　自然災害の種類は，**表Ⅹ-4-1**に示すようなものがある．ここでは，自然現象が原因となる自然災害に特化して，地域・在宅における災害看護の概略について説明する．

B．地域・在宅における自然災害への備え

　　さまざまな自然災害が身近な地域で起こっている今日，災害が起こってからではなく，起こる前，すなわち平常時から対策をとる必要がある．地域の保健医療行政を担う第一線

表X-4-1　自然災害の種類

地震とそれに伴う津波，火災，山崩れ，土石流	地下のプレート（岩盤）がさまざまな方向に移動することによってズレが生じ，プレートの境目が破壊された衝撃で揺れが発生する．海溝型地震，断層型地震，火山性地震がある 海で地震が起こった場合，海底が揺れ動くことにより海水に生じる動きを津波と呼び，海の深さによってかなりの速度を生じる動きとなる 地震によって出火したり，炎が燃え広がったりすることで火災が起こる．また，地盤の変動により山崩れや土石流も起こりやすくなる
風水害（台風・大雨・洪水・高潮）	低気圧圏内の最大風速が 17 m/秒以上の風を台風と呼ぶ．気象庁では 50 mm 以上 80 mm 未満/時の降雨を「非常に激しい雨」，80 mm/時以上を「猛烈な雨」と呼び，大雨による河川の氾濫や土砂災害も発生する．大雨や多量の雪溶けにより川があふれたり堤防が崩れる洪水が起こる．気圧の低下や強風の影響で海面の水位が上昇すると高潮となる
竜巻	積乱雲の底から漏斗状に雲が垂れ下がる細長い強い渦巻きで，地上や海面に到達する．海水や砂を空中に巻き上げていき，その勢いで家屋を破壊することもある
火山爆発・火砕流	火山の噴火によって，地下に発生したマグマが地上にあふれ出し，山が爆発して火砕流が起こり，有毒ガスや火山灰が周囲一帯にまん延する
干ばつ	長期にわたり雨が降らず日照りが続くことによって，農作物が育たなくなる状態
山火事	気温の上昇により，山林内で自発発火が起こって火災となり，山が燃える現象

の機関である保健所や保健センターにおいて，公的立場の看護職として位置づいているのは保健師である．したがって保健師は，自然災害への備えにもっとも精通している看護職であるため，地域・在宅における災害時の看護実践に保健師との連携は不可欠であるといえる．

1 ● 地域のハザードマップを理解する

　特定の地域に特化した自然災害発生リスクを知るためには，自治体ごとに作成しているハザードマップを入手する．自治体のホームページでも閲覧することができる．地震に関して予知するのは困難だが，台風や大雨による河川の氾濫や土砂災害のリスク，火山が噴火した場合の災害範囲などは，今日，自治体が独自にデータを保有しているので，それらの情報と同時に，過去に発生した災害についても調べておくとよい．また，自治体の防災に関する情報サイトなどにもアクセスして，必要とされている備えについて知識として得ておくことも重要である．行政から発信されている防災情報などにも必ず目を通しておくことが大切である．

2 ● 地域で実施される防災訓練に参加する

　自治体や勤務している職場での防災訓練には必ず参加し，地域住民や職場の人と交流しながら，臨場感をもった訓練を経験しておくことが有事の行動につながる．関連する地域の他機関や他職種の人々との顔のつながりをつくり，新たな防災への取り組み状況など有益な情報を入手する機会にもなる．

3 ● 要支援者への備えの充実を図る

　地域・在宅を活動の場としている看護職がもっとも支援すべき住民は，要配慮者である．

要配慮者とは,災害時にとくに配慮を要する要介護者,障害者,高齢者,外国人,乳幼児,妊婦などを指す.なかでも,避難する際に支援を要する人は避難行動要支援者とされ,市町村には,本人の了解を得て個別避難計画を作成することが努力義務とされている[2].災害の種類によって備える内容も一部異なるが,地域で暮らす人は以下のような点について平常時から備えておくことが重要である.

a. 避難場所の確認

避難場所がどこかを確認し,そこまでどのような手段で移動できるのか,シミュレーションしておく.夜間か日中かによっても手段は異なるので詳細に決めておく.また,福祉避難所(p.310参照)はどこなのかということも確認しておく必要がある.

b. 備蓄品の確保

必要な備蓄品のチェックリストを作成し,食品であれば消費期限が切れていないかなど,定期的に備蓄の確認を行う.また,避難時に持ち出すもの,自宅に置いておくものの区別もしておく.

c. ライフラインの確保

電気,ガス,水道,通信手段,移動手段に必須となるガソリンなどのライフラインが途絶えたときに,どのように対処するのか,何日なら大丈夫なのかをシミュレーションしておく必要がある.場合によっては,バッテリーや自家発電機の設置,水やガスボンベ,充電器の常備も考えておく.また,家族や近親者の連絡先を確認しておく,車には常にガソリンを補充しておくことを習慣づけることも大切である.

d. 薬剤の常備

療養者は日常的に服薬が欠かせない人が多い.地域の医療機関が機能しない場合や受診が困難になることも想定して,生命の危機に陥らないために,薬剤を備蓄しておく必要性があるのか,備蓄は困難か,災害時にどこから調達が可能かなど,個々に応じた手段について,療養者や家族と主治医を交えて話し合っておく必要がある.

e. 医療機器の故障・破損への対処

在宅療養者は,日常生活に欠かせない医療機器を自宅で使用している場合もある.人工呼吸器,酸素供給装置,腹膜透析の機器,点滴類などである.災害時には,地域の医療機関に移送すれば優先的に療養者を保護できる体制があるのか,あるいは代替の機器をすぐに調達できるルートが確保されているのかということも,機器を取り扱う業者や地域の中核病院,保健所に確認しておく必要がある.

C. 保健・医療・福祉サービス事業所の備え

地域住民側からみた備えについては前述した通りである.その一方で,被災住民を支援する側が,災害後にも活動を継続するための体制づくりも重要である.

1 ● 業務継続計画(BCP)の作成

自然災害時や感染症のまん延時など地域住民の暮らしが平常と異なる様相を呈する健康危機状態の際には,疾患や障害を有する看護の対象者は健常者以上に生活のしづらさを感

じる状況に陥りやすい．そんなときに住民の健康生活を守ることを第一義とする看護職は自治体で働く保健師であるが，地域看護活動は看護師や助産師もそれぞれの立場で担うことになる．

　災害時にも看護職としての役割を果たすためには，平常時と同様に業務を継続しなければならない．そのため，2022年度から指定訪問看護事業者に対する業務継続および早期再開に向けた計画の作成などが義務づけられることになった．業務継続計画（business continuing plan：BCP）（p.187参照）を立案し，感染症と災害の2項目に係る業務計画を記載する．そして年1回以上，定期的に研修を開催し，計画に基づいた訓練（シミュレーション）も年1回以上定期的に実施することとされている．計画立案のための参考資料として，ガイドラインや動画が厚生労働省のホームページに掲載されている．

2● 避難所における支援体制の整備

　被災直後から避難所における支援は必要となるが，その際，被災地域の文化に精通している看護職らによる即時の支援は，外部から到着する支援者に比べ大変心強いものとなる．災害により失った地域の資源や機能（医療機関，薬局，介護サービス事業所など）を地域内でどう補うことができるか，個々のニーズに応じて対応できるよう，地域内での準備体制を備えておく必要がある．

3● 仮設住宅における支援体制の整備

　長期的支援を要する災害の場合，被災から2〜3ヵ月のうちに仮設住宅が建設される．仮設住宅は，被災住民にとっては新たなコミュニティである．心身両面の健康リスクを有した被災者が暮らす仮設住宅では，日常の生活を多方面から支援するために，仮設住宅の完成直後から医療・福祉などの専門職とボランティアなどが連携して，長期にわたる支援が可能となる体制を準備しておくとよい．

▌引用文献▌
1)　日本災害看護学会：災害看護とは，〔http://www.jsdn.gr.jp/pdf2020.pdf〕（最終確認：2023年11月1日）
2)　e-Gov法令検索：災害対策基本法，〔https://elaws.e-gov.go.jp/document?lawid=336AC0000000223〕（最終確認：2023年11月1日）

D. 災害サイクルに応じた支援

1● 災害サイクルに応じた支援

a. 災害サイクルとは

　災害の発生から時間的経過に応じた対応を経て，次の災害に備える一連の過程を災害サイクルという．図X-4-1に示すように，発災を起点として，超急性期→急性期→亜急性期→慢性期（復旧・復興期）→準備期（静穏期）→（次の災害の発生）[1]のように表現される．時期の区切り方やその命名は多少の違いがあることもあるが，考え方は同様であり，おおむね5段階に区切られている．地震，津波，台風などの自然災害ではその経過には多くの類似点があるため，災害サイクルというとらえ方が医療・訪問看護活動によく活用さ

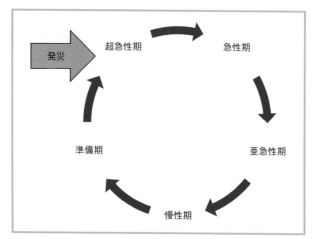

図Ⅹ-4-1　災害サイクル

れている．災害各期のことはフェーズと呼ばれることがある．

b. 訪問看護における災害サイクルに応じた支援

(1) フェーズ1：超急性期

超急性期とは災害が発生して数日以内の時期を指す．このフェーズでは状況の把握と迅速な情報収集を行う．主な内容は以下の通りである．

① 訪問看護ステーションの施設点検

ステーションのガス，電気，水道の配管・配線の点検，パソコンの動作確認を行う．被害が大きく活動がむずかしい場合は，その旨を関係者や行政に連絡する．

② スタッフの安否確認

訪問看護ステーションのスタッフは，連絡が可能な状況であればすみやかに自己の安否をステーションに連絡する．ステーションでは，参集できたスタッフの当面の役割確認を行う．

③ 利用者の安否確認と訪問優先度の検討

利用者の安否確認を漏れなく行うには，発災前から安否確認表を準備しておくことが重要である．発災後に利用者ごとに安否や避難場所などの情報を書き込んでいく．大規模な災害の場合には利用者が避難所に移動している場合も多く，この時期には探し回って所在がわかることもある．

医療機器（人工呼吸器，在宅酸素，吸引機など）を装着した利用者，家族や同居者の介護力の低い利用者，認知症のある利用者などを優先して訪問する．

④ 他機関との連携

主治医，地域医師会，医療機関，関連施設などとの連携，近隣の訪問看護ステーションとの相互協力体制を整える．その他，介護保険関連事業者や行政とも連携し，地域の被災状況や情報収集を行う．

(2) フェーズ2：急性期，フェーズ3：亜急性期

発災3日後から1週間程度が急性期，その後1ヵ月程度までの期間が亜急性期の目安で

ある．急性期には，利用者に向けた活動を再開し，人的支援・物流支援が不足する環境下で活動を行う．また，ライフラインや交通機関の復旧に伴って避難所が縮小・閉鎖され，避難所間の移動や仮設住宅への引っ越しが行われ，環境の変化が激しい時期が亜急性期である．

① ステーションの施設設備の復旧と機能の回復

ステーションの建物が損壊して修理に時間がかかる場合には，復旧までの間，場所の移転を検討する．

② 利用者に対する訪問看護

訪問看護を再開する．利用者が避難所に移動している場合には避難所に訪問する．被災したことによる直接的・間接的な利用者の異変をチェックし，療養している場での療養継続の可能性をアセスメントする．必要に応じて主治医や介護支援専門員（ケアマネジャー）と連絡をとって入院の手続きなどを行う．不足する物品（たとえば清潔な水など）の調達に応急的な工夫を凝らす必要も生じる．また利用者だけでなく，利用者の家族のけがなどの手当ても念頭に置いた多めの資材の持参も役に立つ．災害時には他のボランティアが利用者宅を訪問することも想定されるため，利用者連絡票を目立つところに置くなどボランティアとの情報の共有への配慮も必要である．

③ スタッフの確保と健康管理

直接的・間接的な被災によるスタッフの心身の状況に配慮し，臨機応変に役割分担を見直す．さらに応援ボランティアがステーションに配属される場合には，さらなる役割分担の調整を行う．

大規模災害時にはスタッフも被災者でありつつ任務に就いている場合も考えられ，無理な職務に就かせぬよう互いに配慮し，時には休ませることなども必要である．

(3) フェーズ4：慢性期

発災後1ヵ月以降3年くらいまでの期間であり，開設されていた医療救護所はほぼ閉鎖され，通常の診療が開始される時期である．被災後の地域コミュニティの再構築が進み，自宅が被災した者が，仮設住居として復興住宅への引っ越しが完了する時期でもある．

① ステーション施設・設備の復旧

ステーションが被害を受けていれば建物，備品の修理や復旧を行う．また，応急的に行ってきた訪問看護活動の記録やカルテなどを整理し，データとして保存する．都道府県から届いている通知をしっかりと確認し，スタッフにも周知する．

② さまざまな場所で療養する利用者への訪問看護

避難所で療養生活を送る利用者，仮設住宅に落ち着いて暮らす利用者，自宅に戻った（あるいは自宅で継続して暮らす）利用者など，さまざまな場所で暮らす利用者がいる時期である．それぞれの場所を訪問し，療養が継続できるように支援する．

避難所や福祉避難所の場合は，避難所の管理者と連携して日用品を整え，また避難所に駐在している医療職がいれば連携して医療物品を整える．

仮設住宅では，新たな人間関係が近隣と形成されるかどうかが大きな課題となることが多い．民生委員や徐々に立ち上がってくる自治会との連携を図り，利用者がストレスなく生活できるように支援する．

③ スタッフの確保と他機関との連携

この時期は被災したスタッフの生活再建の時期でもあるため，勤務の軽減などに配慮し，業務分担の見直しやスタッフの補充など大局的に業務管理を行う．利用者の転居や施設入所などにおいては主治医と連携する．被災地外からの災害ボランティアなどの支援がある場合には物資の調達や保管を相談し，関係自治体と連携して体制をつくることにも積極的に参加する．

（4）フェーズ 5：準備期

被災から復興し，次の災害に備えて準備を行う時期である．ステーション備えつけの災害対策マニュアルの見直し，整備を行う．また，防災訓練の実施などによるスタッフの防災意識の高揚，危機対応力の向上などのために報告書の作成や研修会などへの参加を奨励する．また，災害の発生に備えて活動地域のハザードマップの更新やガソリンの補充を行うほか，日常的に消防署や保健所，保健センターとの連携の強化に努めておくことが大切である．

■引用文献■

1)　全国訪問看護事業協会（編）：訪問看護ステーションの災害対策―マニュアルの作成と活用，第 2 版追補版，p.5，日本看護協会出版会，2021

E. 災害時に発動される体制，法・制度

1 ● 災害経験を生かした対策の組み立てと関係機関の連携

災害はその原因，規模，時間経過，地域性との関係，被災者救助に必要な技術など，多様性があり，それぞれの経験を対策に反映することが求められる．また，局地的な災害であっても多方面から支援することの重要性が認識され，災害への対策は国や各自治体および関連機関と連携した体制が整えられてきた．それらは災害対策基本法に集約されている．

2 ● 災害対策基本法

災害対策基本法は，1961 年に制定された防災に関する法律である．そのきっかけは，1959 年に日本へ上陸し甚大な被害をもたらした伊勢湾台風であるが，その後改正を繰り返して現在の形となっている．災害被害を抑えるため，国，都道府県，市町村，そして住民，さらには関連組織がそれぞれの立場で防災への取り組みや救助活動を行うことを義務づけたものである．その概略を**表Ⅹ-4-2**に示した．また，下記には在宅看護サービス利用者との関連上重要な内容を取り上げる．

a. 避難行動要支援者名簿および個別避難計画の作成

東日本大震災時の教訓により，2013 年に市町村長に避難行動要支援者名簿の作成が義務化された．また，同じく市町村長に要支援者の個別避難計画作成が努力義務化された．名簿情報は，消防機関，都道府県警察，民生委員，市町村社会福祉協議会，自主防災組織その他の避難支援などの実施に携わる関係者に対し，本人の同意を得て（とくに必要性が高い場合には同意不要）提供される．避難行動要支援者への対応は，さらなる改善が継続中

表X-4-2　災害対策基本法の概略

主項目	関連する組織	主な取り組みの内容
基本理念		①災害発生を常に想定しておく　②国，地方公共団体，公共機関の役割分担と相互の連携協力を確保し，住民の防災活動を促進する　③科学的知見および過去の災害からの教訓によって改善を図る　④災害発生時には人材・物資などを適切に配分する　⑤被災者の年齢，性別，障害の有無などをふまえて適切に援護する　⑥すみやかな災害からの復興を図る
防災に関する組織と責務	国・都道府県・市町村	防災に関する計画の作成・実施，相互協力
	指定公共機関※1	※1内閣総理大臣が指定する．公共的機関（日本銀行，日本赤十字社，日本放送協会，医師会その他），公益的事業を営む機関（電気，ガス，輸送，通信その他）合計約100機関
	指定行政機関※2	※2内閣総理大臣が指定する．国の行政機関のうち，防災行政上重要な役割を有するもの．内閣府，警察庁，消防庁，防衛省などの約20機関
	住民等	自らの災害への備え，生活必需品の備蓄，自発的な防災活動への参加など
防災に関する会議と役割	中央防災会議（内閣府に設置）	防災基本計画を策定 災害時には特定※3・非常※4・緊急※5対策本部を設置 ※3被害が限定的な災害　※4死者・行方不明者100人規模の災害 ※5もっとも深刻な災害
	地方防災会議（各都道府県・市町村に設置）	自治体ごとに地域防災計画を策定 災害時には対策本部を設置/本部長は首長/災害対策本部会議を開催
避難場所（市町村長が指定）	指定緊急避難場所	危険が切迫した状況（津波，洪水など）において緊急に避難する施設または場所
	緊急避難所	避難した住民など，家に戻れなくなった住民などを一時的に滞在させる場所

である．

b. 災害医療

　国，日本赤十字社，国立病院機構および地方公共団体には，医薬品，医療資機材などの備蓄，災害拠点病院などの選定（基幹災害拠点病院を都道府県に1ヵ所，地域災害拠点病院を医療圏ごとに1ヵ所），災害派遣医療チーム（DMAT）などの編成が課せられ，災害時に必要となる医療に備えている．災害が発生すると，**図X-4-2**のように現地の災害拠点病院，救護所（市町村が避難所内あるいは拠点病院の近くに設置）・避難所などにおいて医療が提供される[1]．必要に応じて被災地域外からDMAT・災害派遣精神医療チーム（DPAT）・日本医師会災害医療チーム（JMAT），日赤救護班の派遣や被災地外医療機関への患者搬送が行われる．

(1) 災害医療コーディネーター

　災害時に被災地の保健医療ニーズの把握，保健医療活動チームの派遣調整などに係る助言および支援を行う者である．都道府県から任命される．

(2) 防災教育，防災訓練

　法では，防災教育，防災訓練により災害に備えることが決められている．国の機関，地方公共団体，指定公共機関，指定行政機関の長が，災害予防責任者としてその役を担っている．

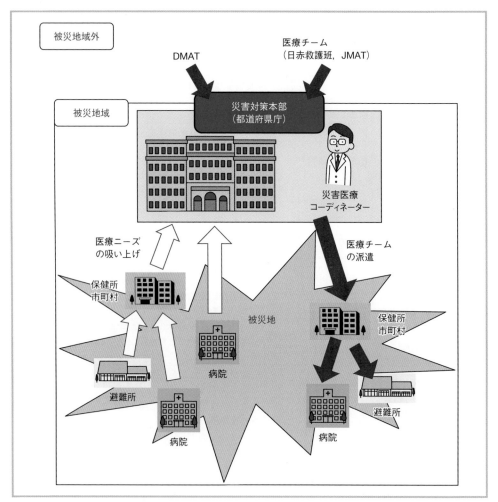

図X-4-2　発災時の支援体制の略図

3 ● 災害救助法

　災害救助法は1947年に制定された．災害対策基本法の制定とともに一部が移管され，その結果，この法は発災後の応急的な救助に対応し，被災者の保護と社会秩序の保全を図る法となった（**図X-4-3**）．救助の内容は**表X-4-3**に示した．都道府県には災害救助基金の積み立て，食料，飲料水，毛布その他の生活必需品の備蓄を課している．

a. 福祉避難所

　一般避難所のほかに，高齢者，障害者，妊産婦，乳幼児，病弱者などの特別な配慮を要する者に対する福祉避難所が開設される．福祉避難所には簡易洋式トイレや必要な消耗機材費などが用意されている．

b. 在宅避難

　危険を見極め，不安がなければ自宅に在宅避難することができる．その場合でも避難所などにあるマンホールトイレ（断水中でも使用可）の利用や食糧受給を受けることが可能である．

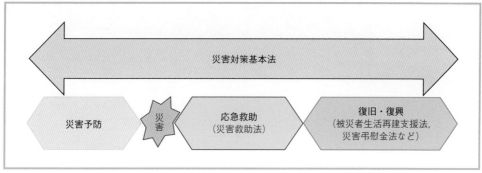

図Ⅹ-4-3　災害救助法の災害対策法制上の位置づけ
［内閣府：災害救助法の概要（令和 2 年度），p.2，〔https://www.bousai.go.jp/taisaku/kyuujo/pdf/siryo1-1.pdf〕（最終確認：2023 年 11 月 1 日）より引用］

表Ⅹ-4-3　災害救助法による救助の種類

救助の種類	
・避難所の設置	・被災者の救出
・応急仮設住宅の供与	・住宅の応急修理
・炊き出しその他による食品の給与	・学用品の給与
・飲料水の供給	・埋葬
・被服，寝具その他生活必需品の給与・貸与	・死体の捜索・処理
・医療・助産	・障害物の除去

4 ● 自衛隊の派遣

　自衛隊は災害時に都道府県知事の要請（緊急を要する場合は要請を待たずに）により派遣される．捜索・救助，水防，医療，貿易，給水，輸送などのさまざまな活動を行う．

■引用文献■
1)　厚生労働省医政局指導課：災害医療について，p.6，〔https://www.mhlw.go.jp/seisakunitsuite/bunya/kenkou_iryou/iryou/iryou_keikaku/dl/shiryou_a-4.pdf〕（最終確認：2023 年 11 月 1 日）

学習課題

1. 自分の住む地域で発生が想定される自然災害について考え，それに備えて日ごろから心がける必要があることは何か，周囲の人と話し合ってみよう．
2. 仮設住宅に住む療養者に訪問看護を行う際の留意点を考えてみよう．
3. DMAT，DPAT の活動について詳しく調べてみよう．

索　引

和文索引

あ

アドバンスケアプランニング（ACP）
　233, 274
アドボカシー　228

い

家制度　44
生きがい　51
医行為　191
移行支援　259, 260
意思決定支援　232, 261, 268
医制　16
一次予防　39
医療介護総合確保推進法　25, 132
医療格差　58
医療圏　78
医療事故　289
医療処置管理看護プロトコール　194
医療ソーシャルワーカー（MSW）
　145
医療提供施設　78
医療的ケア児　179
医療的ケア児及びその家族に対する
　支援に関する法律　168
医療法　191
医療保険制度　95, 96
　　──による訪問看護　164, 166
インフォーマルな集団　47

う

ウイルス性胃腸炎　300

え

遠隔看護　140
遠隔診療　141
エンゼルプラン　76
エンドオブライフケア　278, 279

お

往診　138
オレンジプラン　75
オンライン診療　141

か

介護医療院　79
介護給付　107
介護支援専門員　133, 145, 169
介護者　249, 250
介護福祉士　118, 145
介護報酬　173
介護保険サービス　106, 110
介護保険制度　100

　　──による訪問看護　165, 166
介護保険法　24
介護保険料　100
介護予防ケアプラン　106
介護予防ケアマネジメント　110
介護予防サービス　101, 109
介護予防サービス計画　106
介護老人福祉施設　172
介護ロボット　141
核家族　44
拡大家族　43
家族　43, 240
家族援助方法　255
家族機能　245
家族システム　248
家族像　241
価値観　228
学校保健安全法　94
活動　223
通いの場　126
看護師　16, 145
看護小規模多機能型居宅介護　171
看護婦養成所　17
感染症　11, 21, 296
感染症法　93
感染対策　296
がん対策基本法　92
がん登録推進法　92
管理栄養士　145

き

規範　48, 240
基本チェックリスト　125
基本的ADL（BADL）　36
基本的人権　227
共助　50, 135
業務継続計画（BCP）　187, 305
居宅サービス　108
居宅サービス計画　106
居宅サービス計画書　188
居宅等　191

く

空気感染　296
空気感染予防策　299
暮らし　2, 30
暮らしの保健室　156
クリニカルパス　138
グリーフケア　283
グループホーム　172

け

ケア機能　245
ケアプラン　106, 169
ケアマネジャー　133, 145, 169
継続看護　258
軽度認知障害（MCI）　85
経路別予防策　297
血液・体液感染　297
限界集落　31
健康格差　39
健康管理　221
健康寿命　81, 82
健康診断　129
健康増進法　91
健康日本21（第二次）　90, 91
健康日本21（第三次）　92
健康保険法　97
言語聴覚士（ST）　145
検診　129
健診　129
権利擁護　228

こ

後期高齢者医療制度　98
後期高齢者の質問票　125
合計特殊出生率　66, 67
公衆衛生　114
公助　50, 135
厚生相談所　117
厚生労働大臣が定める疾病等　167
高齢化社会　22, 66
高齢化率　66, 68
高齢者医療確保法　91, 98
高齢社会　66
高齢者虐待　229, 230
高齢者虐待防止法　230
国際生活機能分類（ICF）　40, 41,
　223
国民医療費　98
国民皆保険　96
国民健康づくり対策　72
国民健康保険　97
国民健康保険法　97
互助　50, 135
個人化　46
個人識別符号　293
個人情報　293
個人情報保護法　292
個人防護具（PPE）　299
子育て支援　122

子育て世代包括支援センター　124
こども家庭庁　168
子どもの権利条約　119
子どもの貧困　121
個別避難計画　308
コミュニティナース　156
ゴールドプラン　75
ゴールドプラン21　75

さ
災害医療　309
災害看護　302
災害救助法　310, 311
災害サイクル　305
災害対策　187, 302
災害対策基本法　308, 309, 311
在宅医療　138
　——提供体制　140
在宅医療・介護連携推進事業　139
在宅看護　2
　——変遷　20
在宅という場　214
在宅療養指導管理料　193
作業療法士（OT）　145
佐藤智　26
里親　242
サービス担当者会議　170, 188, 269
サービス付き高齢者向け住宅　172
サルコペニア　86
参加　223
産業保健　128
三次予防　39
産婆　16

し
死因　69, 82, 83
　——別死亡率　70
支援関係　216
自己決定権　232
自殺総合対策大綱　93
自殺対策基本法　93
事実婚　241
自助　50, 135
死生観　272, 274
次世代育成支援対策推進法　121
施設サービス　117
施設サービス計画　106
自然環境　53
自然災害　303
事前指示（AD）　233, 274
事前約束指示　194
市町村保健センター　74, 88
指定介護予防サービス事業者　184
指定居宅サービス事業者　184

指定難病　94
指定訪問看護事業者　184
指定訪問看護制度　24
児童虐待　130
児童虐待防止法　120
児童相談所　116
児童福祉法　120
ジニ係数　60
死の質（QOD）　274
死亡診断　273
死亡率　68
　死因別——　70
　新生児——　64, 65
　粗——　68, 69
　乳児——　21, 64, 65
社会　31, 32
社会福祉　114
社会福祉協議会　117
社会福祉士　118, 145
社会保障　61
社会保障制度　114
終末期ケア　278
手指衛生　298
手段的ADL（IADL）　36
出生数　66, 67
守秘義務　292
受療率　83, 84
障害高齢者の日常生活自立度（寝たきり度）判定基準　102
障害者総合支援法　77
障害者福祉サービス　115
小児等在宅医療連携拠点事業　168
情報通信技術（ICT）　140
助産師　16, 145
所得格差　59
所得の再分配　59
自立　221
自立支援　222
新エンゼルプラン　76
新オレンジプラン　75
進化　8
新型コロナウイルス感染症（COVID-19）　300
人口　12, 64, 65
新ゴールドプラン　75
人生会議　233
新生児死亡率　64, 65
人生の最終段階　277
診療報酬　97, 173

す
健やか親子21　121
健やか親子21（第2次）　90, 122

スタンダードプリコーション　297
ステップファミリー　241

せ
生育基本法　121
生活機能　40
生活習慣　38
生活習慣病　124, 125
生活の場　216
生活不活発病　223
生活保護法　98
生産年齢人口　64
精神科訪問看護　165, 167
精神科訪問看護指示書　165
精神保健福祉士（PSW）　118, 145
精神保健福祉法　93
成年後見制度　229, 230
世帯　44
世帯構造　45
接触感染　296
接触感染予防策　299
セルフケア　221
セルフケア機能　246, 248

そ
組織　47
粗死亡率　68, 69
ソーシャル・キャピタル　50
尊厳　227
村落共同体　54

た
退院計画　266
退院調整看護師　264
退院調整準備　268
退院前カンファレンス　268
多職種　235
多職種協働　239
多職種連携　239
ダブルケア　153
玉ねぎモデル　206
多様性　227

ち
地域医療構想　80
地域医療支援病院　79
地域完結型　138
地域共生社会　154
地域ケア会議　133
地域支援事業　127, 128
地域創生　54
地域包括ケア　25
地域包括ケアシステム　132, 133, 150
　——構成要素　134
地域包括支援センター　135, 136,

　　150
地域保健　89
地域保健法　73, 88
地域密着型介護予防サービス　110
地域密着型サービス　101, 109
地域リハビリテーション　225
地域連携クリニカルパス　138, 139
「小さな拠点」づくり　33
チーム医療　150
超高齢社会　66, 132
直立姿勢　10

て

手順書　194
テレナーシング　140

と

特定機能病院　79
特定健康診査　73, 91
特定行為　194
特定疾病　101
特定保健指導　73, 91
特別訪問看護指示書　169
特別養護老人ホーム　172
匿名加工情報　293

な

ナースプラクティショナー（NP）
　195, 199
難病相談支援センター　94
難病法　94

に

二次予防　39, 129
日常生活動作（ADL）　36
乳児死亡率　21, 64, 65
入退院支援　263
ニュータウン　56
尿路感染症　300
認知症　85, 86
認知症高齢者の日常生活自立度判定
　基準　103
認知症対応型共同生活介護　172
認定こども園　123

ね

ネグレクト　130
寝たきり老人　22
年齢調整死亡率　69

の

脳死　273
ノーマライゼーション　77, 115

は

肺炎　300
売薬　16
廃用症候群　223
ハザードマップ　303

バーセルインデックス　37
発達課題　247
パートナー　252
早川一光　26
ハラスメント　187

ひ

非正規雇用　59
ひとり親家庭　119, 241
避難行動要支援者名簿　308
被保険者　100
飛沫核　299
飛沫感染　296
飛沫感染予防策　299
ビュートゾルフ　205
病院完結型　138
被用者保険　97
標準予防策　297, 298

ふ

ファミリーナースプラクティショ
　ナー（FNP）　195, 199
フォーマルな集団　47
福祉8法　74
福祉事務所　116
福祉避難所　310
福祉用具専門相談員　145
プライマリヘルスケア　39
フレイル　86
フレイル健診　124
文化　32, 48

へ

平均在院日数　83
平均寿命　13, 64, 65
平均余命　81
ヘルスプロモーション　39

ほ

保育所　123
訪問介護員　118, 145
訪問看護計画書　162, 189
訪問看護契約　188
訪問看護サービス　162
訪問看護事業所　170
　──数　175
訪問看護指示書　162, 163, 186
訪問看護ステーション　24, 170, 175,
　183
訪問看護制度　162
　──確立　19
訪問看護報告書　169, 189
訪問看護利用者　176
訪問診療　138
訪問頻度　219
保健・医療・福祉制度の変遷　71

保健師　17, 145
保健施策　72
保健師助産師看護師法　191
保健所　74, 88
保健婦　17
母子保健活動　72
母子保健法　90, 120
ホームヘルパー　118, 145

ま

まちの保健室　156

み

未熟児療育医療　98
ミスマッチ病　12
看取り　281
看取りケア　282
民間療法　15
民生委員　118, 145

め

メンタルヘルス　127

や

ヤングケアラー　256

ゆ

有料老人ホーム　172

よ

要介護　103
　──原因疾患　85
要介護区分　104, 105
要介護状態等区分　102
要介護認定　101, 106
要介護・要支援認定者数　111
要支援　103
養子縁組　242
要支援認定　101
養生　15
幼稚園　123
要配慮個人情報　293
要保護児童対策地域協議会　130
予防活動　39
予防給付　101, 107
予防接種法　94

ら

ライフサイクル　11
ラヒホイタヤ　209

り

理学療法士（PT）　145
リスクマネジメント　286
リハビリテーション　225
リビング・ウィル　275
利用者　2
療養の場所　258
臨死期　282

れ

レスパイトケア　253

ろ

老人訪問看護制度　24
老人保健事業　73
老人保健法　24
ロコモティブシンドローム　86

欧文索引

A

ACP（advance care planning）　233,
　274
AD（advance directive）　274
ADL（activities of daily living）　36

B

BADL（basic ADL）　36
Barthel Index　37

B

BCP（business continuity plan）　187,
　304
Buurtzorg　205

C

COVID-19　300

D

DNAR（do not attempt resuscitation）
　233, 280

F

FNP（family nurse practitioner）　195,
　199

G

GP（general practitioner）　200

I

IADL（instrumental ADL）　36
ICF（nternational Classification of
　Functioning, Disability and Health）
　40, 41, 223

ICT（information and communication
　technology）　140

L

lähihoitaja　209
LGBTQ＋　243

M

MCI（mild cognitive impairment）　85

N

NP（nurse practitioner）　195, 199

P

PPE（personal protective equipment）
　299

Q

QOD（quality of dying and death）
　274
QOL（quality of life）　36

R

rehabilitation　225

看護学テキスト NiCE

地域・在宅看護論I　総論（改訂第3版）
地域における暮らしと健康の理解を深める

2012 年 2 月 1 日	第 1 版第 1 刷発行	編集者　石垣和子，上野まり，
2016 年 1 月 20 日	第 1 版第 6 刷発行	德田真由美，辻村真由子
2017 年 1 月 5 日	第 2 版第 1 刷発行	発行者　小立健太
2023 年 4 月 5 日	第 2 版第 7 刷発行	発行所　株式会社 南 江 堂
2024 年 1 月 25 日	改訂第 3 版発行	〒113-8410 東京都文京区本郷三丁目 42 番 6 号

☎(出版) 03-3811-7189　(営業) 03-3811-7239
ホームページ https://www.nankodo.co.jp/
印刷・製本 三報社印刷

Ⓒ Nankodo Co., Ltd., 2024

定価は表紙に表示してあります．
落丁・乱丁の場合はお取り替えいたします．
ご意見・お問い合わせはホームページまでお寄せください．

Printed and Bound in Japan
ISBN 978-4-524-23127-0